U0293536

临床常见导管应用与护理

LINCHUANG CHANGJIAN DAOGUAN YINGYONG YU HULI

主　编　王丽芹　张　燕　何　珂
副主编　张春霞　薛娟敏　李夏南　孟　萌
编　者（以姓氏笔画为序）

王　艳	王　倩	王　蒙	王丽芹	田　玲
成　宇	成玉靖	朱　丹	任　鸽	刘　冰
刘　丽	刘卓玲	刘姗姗	关海南	纪欢欢
李　丽	李卫华	李夏南	杨　慧	杨荔慧
杨晓红	吴金金	何　珂	张　燕	张春霞
张彩霞	陈　旭	陈　瑜	陈立英	周　静
孟　萌	郭宏晶	董红梅	董晓霞	韩　洋
窦　蓉	薛海静	薛娟敏		

河南科学技术出版社

郑　州

内容提要

　　临床工作中，插入和留置导管既可作为诊断、观察疾病的窗口，也是治疗过程中常用的辅助治疗措施。因此，各类导管的安全管理和护理显得尤为重要。本书将临床常见的 70 余项导管的应用，按专科分章节，分别从置管的目的、适应证、禁忌证、常用固定方法、并发症及应对措施、健康宣教等方面做了详细介绍，如消化系统疾病常用的胃造瘘管、结肠造瘘管、三腔喂养管、胆囊造瘘管，循环系统疾病常用的心包引流管、动脉鞘管、肱动脉测压管，神经系统疾病常用的脑室引流管、硬膜外引流管，骨关节疾病常用的关节腔引流管、负压吸引管等。本书可供临床护士及护理院校学生参考使用。

图书在版编目（CIP）数据

　　临床常见导管应用与护理 / 王丽芹，张燕，何珂主编 . —郑州：河南科学技术出版社，2023.3
　　ISBN 978-7-5725-1120-2

　　Ⅰ . ①临… 　Ⅱ . ①王…②张…③何… 　Ⅲ . ①导管治疗 – 护理学 　Ⅳ . ① R473

　　中国国家版本馆 CIP 数据核字（2023）第 022623 号

出版发行：河南科学技术出版社
　　　　　　北京名医世纪文化传媒有限公司
　　　　　　地址：北京市丰台区万丰路 316 号万开基地 B 座 115 室　邮编：100161
　　　　　　电话：010-63863186　010-63863168
策划编辑：张利峰
文字编辑：刘新瑞
责任审读：周晓洲
责任校对：龚利霞
封面设计：龙 岩
版式设计：艺澜轩
责任印制：程晋荣
印　　刷：河南省环发印务有限公司
经　　销：全国新华书店、医学书店、网店
开　　本：850mm×1168mm　1/32　**印张**：14　**字数**：320 千字
版　　次：2023 年 3 月第 1 版　　2023 年 3 月第 1 次印刷
定　　价：65.00 元

前　言

随着医疗技术突飞猛进的发展，各种导管在临床中广泛使用，既作为观察窗口，用于疾病诊断和治疗，也是抢救危重患者的重要途径。随着临床危重患者人数的增加，留置各类导管的患者也在逐年增加，导管的安全管理显得尤为重要，传统单一的导管固定方法已经不能满足临床需求。一旦出现非计划拔管，除了增加患者痛苦、经济支出外，严重者还会出现生命危险。因此，导管有效固定及维护成为当下护理工作中不可忽视的重要内容。

本书作者结合工作实际，组织临床经验丰富的一线护士长及护理骨干编写。开篇整体介绍临床导管发展史、分类、护理原则，根据不同专科特色，梳理了静脉治疗、呼吸系统、消化系统、循环系统、神经系统、骨关节疾病、泌尿系统、整形专科、甲状腺及乳腺疾病相关导管，从概述、目的、适应证、禁忌证、常用固定方法、并发症及应对措施、注意事项及健康宣教方面进行了系统、规范的介绍，为了保证读者可以清晰明了学习固定方法，常用固定方法部分采用图文并茂的形式，方便读者理解，提高学习效率。本书最后根据临床工作实际，从预防导管滑脱角度介绍了住院患者导管滑脱预防及管理制度、不良事件上报制度、镇静药物选择与效果评价，以及临床常见约束工具的选择与使用，帮助护理人员开拓思维，综合应对临床中导管滑脱问题，掌握不良事件相关制度要求，为保证护理安全、提升护理内涵质量提供了依据与参考。

本书内容全面，重点突出，图文并茂，具有较强的临床实用性及指导价值，但由于我们水平和能力有限，书中不足之处，恳请各位专家、广大护理同仁提出宝贵意见，以便下次修订时及时更正补充。

2022 年 4 月

目　　录

第 1 章

概　　述

维护临床各种导管，保障患者疾病治疗生命线的畅通，护士责无旁贷。护士在规范导管固定，减少并发症、延长使用寿命中，起着重要作用。每一根临床导管都是保障疾病治疗的生命线，护士是落实规范的主体，导管维护人员应经过专业理论知识与技能培训，应具备敷料更换与导管固定的技巧与能力。

非计划拔管已成为临床的常见问题，不仅影响治疗的正常进行，而且增加患者的痛苦和费用，因此防范非计划性拔管的必要性和重要性越来越被认同。临床工作中非计划性拔管已成为评价护理质量的重要指标，脱管率最高的鼻胃管和危险性最高的气管插管，尤其受到临床重视。

目前临床常用的导管有很多，它们分别具有不同的功能，常作为治疗和观察病情的手段及判断预后的依据。作为临床护士，必须要做到管理好这些导管，使其各在其位，各司其职。导管的安全与否，直接关系到病情的转归乃至生命的长短。

临床导管应用的历史虽然悠久，但得到飞速发展则是在近代，尤其是20世纪以后。因此，导管护理是一门崭新的技术，导管的安全和固定中还有许多问题有待于进一步研究和探索。

第一节　临床导管发展史

人类在其历史发展长河中，总是在不断地探索人体自身的奥秘，尝试着运用各种技术去直视地观察人体的内部构造，从而为进一步的治疗疾病提供基础。

医用导管用于临床疾病的诊治，并非首创于现代医学。据史书记载，中国率先设想尝试运用导管深入人体的内部，唐代时期的孙思邈，用葱首创导尿，为尿潴留的患者解除痛苦。早在古埃及和古罗马，人们就曾应用天然芦苇的管茎扩张尿道，治疗尿道狭窄，公元前400年开始使用导管灌肠。16世纪以后，气管插管术开始用于救治白喉所致的通气障碍。放置肛管、导尿管，也逐渐成为医疗中的常见处置。20世纪以来，用鼻胃管胃肠减压，已成为消化道手术后的常规措施。随着临床导管术的广泛应用，医师对医用导管的要求也越来越高，推进了医用导管的发展和完善，随之而产生了各种特殊类型的导管，如单腔导管、双腔导管、前端带囊的导管、三腔二囊导管等。制作导管的材料也不断优良化，由金属制品过渡为橡胶管、硅胶管，以及各种类型的塑料管等。医用导管现已成为医师进行各种疾病诊治的有力工具。

随着技术的发展，临床各类导管在结构、软硬度、粗细、材料及长短等方面开始出现不同，但临床导管的共同特点不曾改变，即通过特殊的导管器械，直接进入人体内部，既可作为观察窗，又能达到诊断和治疗疾病的目的。因此，临床导管的发展必须以特殊的导管、操作技术及辅助器材等为基础。在现代医学领域，导管愈来愈多地被应用于临床，造福于人类。

第二节　临床导管的分类

针对临床导管的分类，国内外目前尚无比较规范统一的分类方法，还没有学者对此进行系统、深入的研究，各家的分类依据也是纷杂多样，笔者根据自身的临床经验，提出以下几种分类方法。

一、按导管作用分类

1. **供给性导管**　指通过导管将氧气、能量、水分或药液补充到体内。在危重抢救时，这些导管被称为"生命管"。如氧气管、鼻饲管、输液管、输血管等。

2. **排出性导管**　指通过专用性导管引流出液体、气体等。常作为治疗、判断预后的有效指标。如胃肠减压管、留置尿管、各专科常见引流管等。

3. **监测性导管**　指放置在体内的观察哨和监护站，对病情变化进行实时监测。不少供给性或排出性导管也兼有此作用。如上腔静脉导管既可测量中心静脉压，用于指导危重患者的治疗，在紧急情况下也可快速大量补液。Swan-Ganz 漂浮导管的主要目的是为了测定右心房、右心室、肺动脉的压力，肺毛细血管楔压及测定心排出量，主要达到输出的目的，但危急情况下也可以通过导管输注药物来救治患者，又达到输入的目的。

4. **综合性导管**　具有供给性、排出性、监测性的功能，在特定的情况下发挥特定的功能。如胃管就同时具有上述 3 种功能。

二、按置管专科分类

1. **普通导管**　是指所有临床科室都有可能用得到的导管。

如氧气管、导尿管、外周静脉输液管、胃管、肛管等，它们的使用技术要求简单，使用科室相对广泛。

2.专科性导管　是指专科性要求较高、使用范围相对较窄的专科导管。如外科手术后放置的不同身体部位的引流管、造瘘管，五官科应用的各种冲洗管、引流管，危重患者监护病房使用的各种测压管、气管插管、气管切开管，心内科使用的各种心导管等。

三、根据置入的部位分类

1.皮下引流管　皮下隧道式腰大池外引流管、感染性手术经皮下放置皮下引流管预防切口感染。

2.体腔内引流管　胸、腹腔引流管，关节腔引流管等。

3.器官内腔引流管　尿管、胃管、脑室引流管等。

4.血管腔内引流管　外周静脉导管、中心静脉导管、经外周中心静脉导管、腔静脉导管等。

四、根据导管的风险程度分类

1.高危导管　风险系数较高，非计划拔管后可能危及患者生命，一旦发生须立即处理，且处理时创伤较大的一类导管，如气管插管、透析管、漂浮导管、心包引流管、动脉留置针等。

2.中危导管　风险系数较高，非计划拔管后不至于危及生命安全，但有可能发生严重并发症，须立即处理的一类导管，如各类造瘘管、腹腔引流管、深静脉置管等。

3.低危导管　风险系数较低，非计划拔管后不至于危及生命或引起并发症，需要处理的一般性导管，如普通氧气管、胃管、导尿管等。

第三节　临床导管护理原则

在近代临床各类导管得到突飞猛进的发展，尤其是 20 世纪以后，各类导管在临床开始广泛应用，随着临床导管种类的增多，临床导管的护理也随之变得尤为重要。住院患者，尤其是危重患者身上留置导管种类繁多，且分别具有不同的功能，常作为治疗和观察病情的手段及判断预后的依据。而导管护理管理及置管期间的安全直接关系到住院患者的预后，甚至关系到手术的成败、患者的康复。如何对导管进行妥善固定，如何保持导管位置正确，防止导管扭曲、脱落，是保持导管安全的首要条件。不恰当的导管护理也会带来诸如感染、静脉炎等并发症及脱管等不良事件。因此，临床导管的护理是医护工作中的一项重要的内容。

临床导管护理原则：妥善固定，保持通畅，无菌操作，防止反流，标识明显，心理护理。

1. 妥善固定原则　导管置入体内均是为了治疗或者诊断疾病，一般会在人体内存留一段时间才会拔出。留置导管期间，导管固定技巧有以下 3 个步骤。①固定前先清洁皮肤上的油脂，在固定导管前，特别是鼻胃管固定时先用温水毛巾清洁面颊部；穿刺点皮肤消毒时，务必要待消毒液完全干燥再进行固定。②选择合适的材料进行有效固定，无论是选择胶带固定还是辅助器具固定，达到固定牢固、患者舒适的目标，才是有效固定的方法。③高举平台法二次固定，高举平台法就是将胶带中间位置粘贴在导管的正中，并 360° 包裹导管，使导管高于皮肤 0.5cm，再将两边的胶带粘贴于皮肤上。临床护理时需要特别注意导管的妥善固定，防止患者活动时牵拉导管，引起患者的不适感，更应防止导管滑脱，以保证留置导管的良好效果。

2. 保持通畅原则　无论哪种管道临床置管后，在应用期间均应随时评估，保持导管通畅，以保证发挥其治疗、诊断或观察疾病的作用。

3. 无菌操作原则　临床上绝大多数的导管置入是有创的，操作中坚守无菌原则，以预防在护理过程中发生医源性的院内感染。

4. 防止反流原则　无负压的引流管放置位置要合适，不宜高于或平于引流管口，以防止反流引起感染。

5. 标识明显原则　根据导管分类，按要求进行标识粘贴。方便护士在繁忙的工作中快速识别各种导管，有效规避护理风险，增强护士风险意识。

6. 心理护理　留置导管期间，患者舒适度有所改变，临床治疗过程中要耐心听取患者的自身感受，消除患者的紧张、恐惧等情绪。向患者介绍疾病的相关知识，协助患者取得家庭和社会的支持，稳定患者的情绪。

第 2 章
临床常见静脉治疗导管固定及护理

第一节　颈内静脉置管

一、概述

颈内静脉置管是通过颈内静脉经导管插入上腔静脉，利用导管来测定各种生理参数，同时也可以为各种治疗提供直接便利的静脉通路，是重症患者、大手术和救治危重患者不可或缺的重要途径。

二、目的

1. 迅速开通大静脉通道，便于输液、输血等抢救治疗。

2. 监测中心静脉压，指导补液。

3. 静脉输注低渗、高渗及刺激性溶液（高能营养、化疗药物等）。

4. 需长期补液及（或）外周静脉条件差的患者。

5. 静脉造影或经静脉的介入治疗：如进行血液透析或血浆置换过滤、静脉支架的放置等。

6. 肿瘤患者常通过中心静脉进行化疗，为了保护外周血管并防止化疗药物外渗而引起的皮肤坏死。

三、适应证

1. 长期输液。

2. 需要在超短时间内输入大量液体。

3. 毒性或刺激性药物和溶液的输入。

4. 需测中心静脉压者。

5. 静脉高营养治疗。

6. 外周静脉不好的患者。

四、禁忌证

1. 广泛上腔静脉系统血栓形成。

2. 穿刺局部有感染。

3. 凝血功能障碍。

4. 不合作、躁动不安的患者。

五、常用固定方法

【方法】

无菌贴膜固定。

【要求】

牢固，美观，舒适，无菌，通畅。

【操作前准备】

1. 评估

（1）评估患者的意识、病情、活动能力、合作程度。

（2）颈静脉置管的部位，周围皮肤情况等。

（3）安静、整洁的环境。

2. 准备

（1）护士：着装整洁，洗手，戴口罩。

（2）物品：3M 换药包、弯盘、胶布、无菌治疗巾、快速手消液（图 2-1）。

（3）环境：清洁、舒适，适合无菌操作。

（4）体位：患者取平卧位，头偏向对侧。

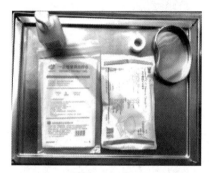

图 2-1　物品

【操作流程】

1. 换药

（1）一手固定导管，另一手揭去透明敷贴，注意勿将导管拔出体外。

（2）用快速手消液洗手。

（3）戴手套。

（4）消毒：从穿刺口由内向外消毒皮肤及导管表面，消毒范围大于敷料范围，15cm×15cm，规范消毒，待干。

（5）贴透明敷贴：抚平整块透明敷贴，排出敷贴下空气，勿拉伸敷贴粘贴，避免皮肤张性损伤。

（6）外露导管用胶布交叉固定，防止导管滑脱、受压或扭曲，固定部位避开凹陷处。

2. 标识 标记敷料更换日期及时间，7 天更换 1 次。如穿刺点有渗液或汗液致敷贴松动，应及时更换（图 2-2）。

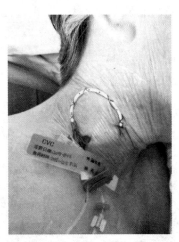

图 2-2 标识

六、并发症及应对措施

1. 预防脱管 用无菌透明敷贴外固定，可有效防止导管移位、扭曲、受压及脱出，使患者感到活动便利，同时要避免因患者翻身或不自主动作导致导管接头脱落。

2. 预防感染 参照 2007 年美国健康促进协会（Institute for Healthcare Improvement，IHI）建议和美国 CDC2011 年 CRBSI 预防指南的建议，CVC 集束干预策略主要包括 5 项措施，即手部卫生，穿刺导管时提供最大无菌屏障、使用氯己定消毒皮肤，更换正压接头时或使用前用乙醇棉片用力擦拭导管接口 15 秒以上，选择最理想的置管位置及每日检查患者是否需要保留导管。对接头处的各项操作，如输液、给药及输液泵衔接操作时，严格无菌操作，防止医源性感染。注意观察穿刺点局部皮肤有无红、肿、热、痛、渗血及脓性分泌物等，穿刺点定时消毒，无菌敷料隔日更换 1 次，夏季或高热多汗患者需每日更换。若被污染立即更换，同时用聚维酮碘或 75% 乙醇消毒穿刺点及周围皮肤，要注意局部保护。熊剑秋等经研究表明，中心静脉置管部位更换敷料间隔时间与感染率密切相关，建议如选择透明敷料 7 天更换 1 次，纱布敷料 2 天更换 1 次。

3. 预防空气栓塞　空气栓塞是一种严重并发症，可以立即引起死亡，常发生于静脉压较低、输液时液体输完或导管接头脱落时。因此，一定要及时更换液体，并仔细检查输液系统的各个连接点，进行必要的妥善固定，使其不漏气、不易脱落。在更换输液导管时应先关闭静脉留置管，确保导管各连接完善并无漏气现象后，再打开导管的阻断阀。

七、注意事项

1. 保持穿刺部位局部清洁干燥，避免穿刺口周围感染。

2. 透明敷贴 7 天更换 1 次。如敷贴有卷曲、松动，瘙痒，穿刺口有渗血、渗液等情况时，应及时告知护士，勿擅自处理。

3. 观察导管有无扭曲、受压，连接有无漏液现象，进针部位有无皮下水肿、疼痛。

4. 利用深静脉置管监测中心静脉压时，应加强患者及家属的心理护理，增强心理的安全感。

5. 向患者及家属解释深静脉置管的重要性，深静脉置管是血液透析患者的生命线，应该专管专用，透析期间不要用导管输液、采血。注意防止交叉感染及血行感染，延长使用。

八、健康宣教

1. 给患者讲解颈内静脉置管的目的、操作过程，减轻患者焦虑。

2. 给患者讲解更换贴膜的知识。

3. 告诉患者若留置期间有不适，应及时告知医护人员。

4. 给患者讲解颈内静脉置管固定的方法。

5. 告诉患者留置颈内静脉置管的重要性及脱管的危害，躁动患者必要时给予约束。

第二节　锁骨下静脉置管

一、概述

锁骨下静脉置管是通过锁骨下静脉经导管插入上腔静脉，利用导管来测定各种生理参数，同时也可以为各种治疗提供直接便利的静脉通路，是重症患者、大手术和救治危重患者不可或缺的重要途径。

二、目的

1. 迅速开通大静脉通道，便于输液、输血等抢救治疗。

2. 监测中心静脉压，指导补液。

3. 静脉输注低渗、高渗及刺激性溶液（高能营养、化疗药物等）。

4. 需长期补液及（或）外周静脉条件差的患者。

5. 静脉造影或经静脉的介入治疗：如进行血液透析或血浆置换过滤、静脉支架的放置等。

6. 肿瘤患者常通过中心静脉进行化疗，为了保护外周血管并防止化疗药物外渗而引起的皮肤坏死。

三、适应证

1. 长期输液。

2. 需要在超短时间内输入大量液体。

3. 毒性或刺激性药物和溶液的输入。

4. 需测中心静脉压者。

5. 静脉高营养治疗。

6. 外周静脉不好的患者。

7. 放置起搏导管。

四、禁忌证

1. 躁动不安不易配合的患者。

2. 呼吸急促而不能取平卧位的患者。

3. 胸膜顶上升的肺气肿患者。

4. 锁骨或第 1 肋骨骨折的患者，血气胸患者。

5. 局部皮肤感染者。

6. 严重血小板减少或凝血功能障碍者。

五、常用固定方法

【方法】

无菌贴膜固定。

【要求】

牢固，美观，舒适，无菌，通畅。

【操作前准备】

1. 评估

（1）评估患者的意识、病情、活动能力、合作程度。

（2）锁骨下静脉置管的部位，周围皮肤情况等。

（3）安静、整洁的环境。

2. 准备

（1）护士：着装整洁，洗手，戴口罩。

（2）物品：3M换药包、弯盘、胶布、无菌治疗巾、快速手消液（图2-3）。

（3）环境：清洁、舒适，适合无菌操作。

（4）体位：患者取平卧位，头偏向对侧。

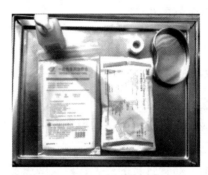

图2-3 用物

【操作流程】

1. 换药

（1）一手固定导管，另一手揭去透明敷贴，注意勿将导管拔出体外。

（2）用快速手消液洗手。

（3）戴手套。

（4）消毒：从穿刺口由内向外消毒皮肤及导管表面，消毒范围大于敷料范围，15 cm×15cm，规范消毒，待干。

（5）贴透明敷贴：抚平整块透明敷贴，排出敷贴下空气，勿拉伸敷贴粘贴，避免皮肤张性损伤。

（6）外露导管用胶布交叉固定，防止导管滑脱、受压或扭曲，固定部位避开凹陷处。

2. 标识　标记敷料更换日期及时间，7 天更换 1 次。如穿刺点有渗液或汗液致敷贴松动，应及时更换（图 2-4）。

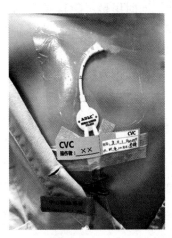

图 2-4　标识

六、并发症及应对措施

1. 预防脱管　用无菌透明敷贴外固定，可有效防止导管移位、扭曲、受压及脱出，使患者感到活动便利，同时要避免因患者翻身或不自主动作导致导管接头脱落。

2. 预防感染　参照 2007 年美国健康促进协会（Institute for Healthcare Improvement，IHI）建议和美国 CDC2011 年 CRBSI 预防指南的建议，CVC 集束干预策略主要包括 5 项措施，即手部卫生，穿刺导管时提供最大无菌屏障、使用氯己定消毒皮肤，更换正压接头时或使用前用乙醇棉片用力擦拭导管接口 15 秒以上，选择最理想的置管位置及每日检查患者是否需要保留导管。对接头处的各项操作，如输液、给药及输液泵衔接操作时，严格无菌操作，防止医源性感染。注意观察穿刺点局部皮肤有无红、肿、热、痛、渗血及脓性分泌物等，穿刺点定时消毒，无菌敷料隔日更换 1 次，夏季或高热多汗患者须每日更换。若被污染立即更换，同时用聚维酮碘或 75% 乙醇消毒穿刺点及周围皮肤，要注意局部保护。熊剑秋等经研究表明，中心静脉置管部位更换敷料间隔时间与感染率密切相关，建议选择透明敷料则 7 天更换 1 次，纱布敷料 2 天更换 1 次。

3. 预防空气栓塞　空气栓塞是一种严重并发症，可以立即引起死亡，常发生于静脉压较低、输液时液体输完或导管接头脱落时。因此，一定要及时更换液体，并仔细检查输液系统的各个连接点，进行必要的妥善固定，使其不漏气、不易脱落。在更换输液导管时应先关闭静脉留置管，确保导管各连接完善并无漏气现象后，再打开导管的阻断阀。

七、注意事项

1. 保持穿刺部位局部清洁干燥，避免穿刺口周围感染。

2. 透明敷贴 7 天更换 1 次，如敷贴有卷曲、松动，瘙痒，穿刺口有渗血、渗液等情况时，应及时告知护士，勿擅自处理。

3. 观察导管有无扭曲、受压，连接有无漏液现象，进针部位有无皮下水肿、疼痛。

4. 利用深静脉置管监测中心静脉压时，应加强患者及家属的心理护理，增强心理的安全感。

5. 向患者及家属解释深静脉置管的重要性，深静脉置管是血液透析患者的生命线，应该专管专用，透析期间不要用导管输液、采血。注意防止交叉感染及血行感染，延长使用。

八、健康宣教

1.给患者讲解锁骨下静脉置管的目的、操作过程，减轻患者焦虑。

2.给患者讲解更换贴膜的知识。

3.告诉患者若留置期间有不适，应及时告知医护人员。

4.给患者讲解锁骨下静脉置管固定的方法。

5.告诉患者留置锁骨下静脉置管的重要性及脱管的危害，躁动患者必要时给予约束。

第三节　股静脉置管

一、概述

股静脉置管是通过静脉经导管插入股静脉，利用导管来测定各种生理参数，同时也可以为各种治疗提供直接便利的静脉通路，是重症患者、大手术和救治危重患者不可或缺的重要途径。

二、目的

1.迅速开通大静脉通道，便于输液、输血等抢救治疗。

2.监测中心静脉压，指导补液。

3.静脉输注低渗、高渗及刺激性溶液（高能营养、化疗药物等）。

4.需长期补液及（或）外周静脉条件差的患者。

5.静脉造影或经静脉的介入治疗：如进行血液透析或血浆置换过滤、静脉支架的放置等。

6.肿瘤患者常通过中心静脉进行化疗，为了保护外周血管并防止化疗药物外渗而引起的皮肤坏死。

三、适应证

1. 长期输液。

2. 需要在超短时间内输入大量液体。

3. 刺激性药物和溶液的输入。

4. 需测中心静脉压者。

5. 静脉高营养治疗。

6. 外周静脉不好的患者。

7. 间接测量腹内压。

四、禁忌证

1. 躁动不安不易配合的患者。

2. 呼吸急促而不能取平卧位的患者。

3. 局部皮肤感染者。

4. 严重血小板减少或凝血功能障碍者。

5. 严重肥胖、大量腹水等腹内高压影响静脉回流。

五、常用固定方法

【方法】

无菌贴膜固定。

【要求】

牢固，美观，舒适，无菌，通畅。

【操作前准备】

1. 评估

（1）评估患者的意识、病情、活动能力、合作程度。

（2）股静脉置管的部位，周围皮肤情况等。

（3）安静、整洁的环境。

2. 准备

（1）护士：着装整洁，洗手，戴口罩。

（2）物品：3M 换药包、弯盘、胶布、无菌治疗巾、快速手消液（图 2-5）。

（3）环境：清洁、舒适，适合无菌操作。

（4）体位：患者取平卧位，穿刺肢体外展。

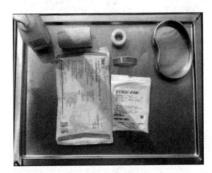

图 2-5　用物

【操作流程】

1. 换药

（1）一手固定导管，另一手揭去透明敷贴，注意勿将导管拔出体外。

（2）用快速手消液洗手。

（3）戴手套。

（4）消毒：从穿刺口由内向外消毒皮肤及导管表面，消毒范围大于敷料范围，15cm×15cm，规范消毒，待干。

（5）贴透明敷贴：抚平整块透明敷贴，排出敷贴下空气，勿拉伸敷贴粘贴，避免皮肤张性损伤。

（6）外露导管用胶布交叉固定，防止导管滑脱、受压或扭曲，固定部位避开凹陷处。

2. 标识　标记敷料更换日期及时间，7 天更换 1 次。如穿刺点有渗液或汗液致敷贴松动，应及时更换（图 2-6）。

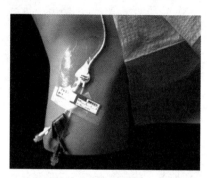

图 2-6　标识

六、并发症及应对措施

1. 预防脱管　用无菌透明敷贴外固定，可有效防止导管移位、扭曲、受压及脱出，使患者活动感到便利，同时要避免因患者翻身或不自主动作导致导管接头脱落。

2. 预防感染　参照 2007 年美国健康促进协会（Institute for Healthcare Improvement，IHI）建议和美国 CDC2011 年 CRBSI 预防指南的建议，CVC 集束干预策略主要包括 5 项措施，即手部卫生，穿刺导管时提供最大无菌屏障、使用氯己定消毒皮肤，更换正压接头时或使用前用乙醇棉片用力擦拭导管接口 15 秒以上，选择最理想的置管位置及每日检查患者是否需要保留导管。对接头处的各项操作，如输液、给药及输液泵衔接操作时，严格无菌操作，防止医源性感染。注意观察穿刺点局部皮肤有无红、肿、热、痛、渗血及脓性分泌物等，穿刺点定时消毒，无菌敷料隔日更换 1 次，夏季或高热多汗患者需每日更换。

若被污染立即更换，同时用聚维酮碘或 75% 乙醇消毒穿刺点及周围皮肤，要注意局部保护。熊剑秋等经研究表明，中心静脉置管部位更换敷料间隔时间与感染率密切相关，建议选择透明敷料则 7 天更换 1 次，纱布敷料 2 天更换 1 次。

3. 预防空气栓塞 空气栓塞是一种严重并发症，可以立即引起死亡，常发生于静脉压较低、输液时液体输完或导管接头脱落时。因此，一定要及时更换液体，并仔细检查输液系统的各个连接点，进行必要的妥善固定，使其不漏气、不易脱落。在更换输液导管时应先关闭静脉留置管，确保导管各连接完善并无漏气现象后，再打开导管的阻断阀。

4. 静脉血栓形成 静脉血栓形成是静脉的一种急性非化脓性炎症，并伴有继发性血管腔内血栓形成的疾病。选用质地较软的导管，避免导管过硬引起血管内膜的损伤（因血液流经此处时血小板易凝集形成血栓），置管时间不宜过长。穿刺成功后应将导管内的气体抽出并注入盐水，以防固定导管时血液在导管内凝固。

七、注意事项

1. 保持穿刺部位局部清洁干燥，避免穿刺口周围感染。

2. 透明敷贴 7 天更换 1 次，如敷贴有卷曲、松动，瘙痒，穿刺口有渗血、渗液等情况时，应及时告知护士，勿擅自处理。

3. 观察导管有无扭曲、受压，连接有无漏液现象，进针部位有无皮下水肿、疼痛。

4. 利用深静脉置管监测中心静脉压时，应加强患者及家属的心理护理，增强心理的安全感。

5. 向患者及家属解释深静脉置管的重要性，深静脉置管是血液透析患者的生命线，应该专管专用，透析期间不要用导管输液、采血。注意防止交叉感染及血行感染，延长使用。

八、健康宣教

1. 给患者讲解股静脉置管的目的、操作过程，减轻患者焦虑。

2. 给患者讲解更换贴膜的知识。

3. 告诉患者若留置期间有不适，应及时告知医护人员。

4. 给患者讲解股下静脉置管固定的方法。

5. 告诉患者留置股静脉置管的重要性及脱管的危害，躁动患者必要时给予约束。

第四节　经外周静脉置入中心静脉导管

一、概述

经外周静脉置入中心静脉导管（peripherally inserted central catheter, PICC），是指经外周静脉（贵要静脉、头静脉、肱静脉等）穿刺置入，导管头端送达上腔静脉的导管。20世纪80年代后期，PICC 在成人患者中的应用越来越广泛，用于中长期化学治疗、肠外营养输注或抗菌治疗。20世纪90年代后期，PICC 引入我国，并迅速发展，广泛用于肿瘤化疗、成人术后肠外营养通路和早产儿营养通路的建立等方面。

二、目的

1. 为患者提供中、长期的静脉输液治疗。

2. 静脉输注高渗性、有刺激性的药物，如化疗、胃肠外营养（PN）等。

3. 避免重复穿刺静脉。

三、适应证

1. 有缺乏血管通道倾向的患者。

2. 需长期静脉输液、反复输血或血制品的患者。

3. 输注刺激性药物，如化疗等。

4. 输注高渗性或黏稠性液体，如肠外营养液、脂肪乳等。

5. 其他，如家庭病床患者等。

四、禁忌证

1. 缺乏外周静脉通道，无合适穿刺血管。

2. 穿刺部位有感染或损伤。

3. 插管途径有放疗史、血栓形成史、外伤史、血管外科手术史。

4. 接受乳腺癌根治术和腋下淋巴结清扫的术后患侧。

5. 上腔静脉压迫综合征。

五、常用固定方法

【方法】

1. Stalock 及其他导管固定装置（思乐扣）辅助固定。

2. 摆放外露导管形状胶贴固定。

3. 自制改良法: 使用袜套辅助固定,使用弹力绷带辅助固定,使用胶布、各类胶带。

【要求】

安全，固定，节约，延长导管留置时间，防止针刺伤。

【操作前准备】

1. 评估

(1) 评估患者的意识及病情，配合程度。

（2）PICC 周围皮肤有无压痛、肿胀、血肿、感染等，PICC 置入侧肢体的活动情况。

2. 准备用物　见图 2-7。

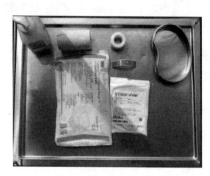

图 2-7　用物

【操作流程】

1. Stalock 及其他导管固定装置（思乐扣）辅助固定

（1）用乙醇或按照相关规定对穿刺点及固定部位进行消毒。

（2）用皮肤保护剂擦拭固定部位，等待完全干燥。

（3）敷贴放置固定垫，将缝合孔进行固定。

（4）按住固定垫下表面和导管，锁死固定器。

（5）撕下固定垫背后的纸，将固定垫贴在皮肤上。

（6）贴上透明贴膜，填写维护信息的标题并贴在贴膜上，以免出错。

（7）拆除时，用拉伸的方法去掉透明贴膜，将乙醇棉片浸润溶解固定垫下表面，直至固定垫可顺利从皮肤上揭开。

（8）将固定垫折叠，用示指稳住导管，另一手打开锁扣。

（9）从锁扣上移开导管，更换固定器或直接拔管。

2. 摆放外露导管形状胶贴固定　外露导管摆放形状应根据

穿刺点的位置、外露导管的长度、患者手臂肌肉的平整紧实度来设计，禁止垂直一字形摆放，以防因各种原因造成贴膜松动引起导管移位，应将外露导管呈 L、S、U 或双 U 形摆放，以缓冲外力或活动时对导管的牵拉（图 2-8 至图 2-11）。

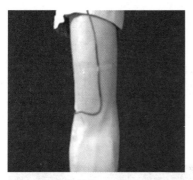

图 2-8　L 形

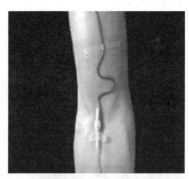

图 2-9　S 形

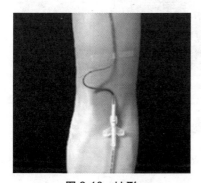

图 2-10　U 形

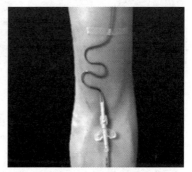

图 2-11　双 U 形

应注意以下内容。

（1）贴膜下外露导管摆放应呈圆弧形，避免形成锐角，特别是柔软性较差的聚脲氨酯类导管，如果形成夹角，在临床使用过程中会出现输液速度减慢甚至不滴的现象，夹角处导管也会破损，输液时产生渗漏。

（2）外露导管末端固定处应避开手臂关节处、肘窝、腋窝，防止手臂关节活动时牵拉外露导管造成导管损伤，更换贴膜后应让患者弯曲手臂，观察活动时有无导管弯折，如出现弯折应及时纠正。

（3）粘贴透明敷料时应以穿刺点为中心，轻轻垂放贴膜，做到无张力粘贴。粘贴透明敷料后，应沿导管摆放的形状进行指捏塑形，以加固导管和贴膜之间的粘贴性。最后用双手大鱼际由中心向边缘按压，排尽空隙，使贴膜与皮肤充分贴合（图2-12）。

3. 自制改良法　见图2-13。

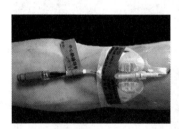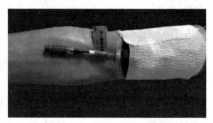

图 2-12　固定　　　　　　图 2-13　自制改良法固定

六、并发症及应对措施

（一）置管时常见并发症及应对措施

1. 送管困难

（1）原因分析

①选择头静脉穿刺，导管进入上腔静脉。

②选择的血管细小，血管的静脉瓣多与导管型号不匹配。

③患者过度紧张致血管痉挛。

④穿刺鞘与皮肤之间夹角过大，脱出血管。与患者体位

有关。

（2）应对措施

①选择粗直、静脉瓣少的血管进行穿刺。

②正确摆放置管体位。

③在腋窝处扎止血带后送管，一边输液一边送管。

④热敷。

⑤耐心帮助患者保持舒适和放松。

2. 导管异位

（1）原因分析

①患者的体位不当。

②患者的血管异位。

③在头静脉穿刺。

（2）应对措施

①避免在头静脉穿刺。

②摆好患者的体位再穿刺。

③导管异位进入颈内静脉时，可用 5 ～ 10ml 生理盐水快速冲管。

④尽力挽救，异位距离大时应拔管。

3. 心律失常

（1）原因分析：与导管尖端刺激上腔静脉神经丛及患者的体位有关，或测量长度不准。

（2）应对措施：准确测量静脉的长度，避免导管过长，退出导管少许。

4. 渗血、血肿

（1）原因分析

①穿刺不当。

②选择血管不当。

③有出血倾向的患者。

④穿刺部位活动过度。

（2）应对措施：避免活动过度，加压止血，更换敷料，停止服用阿司匹林。

5.刺激神经

（1）原因分析

①穿刺过深而刺激神经所致。

②穿过静脉瓣刺激瓣膜神经。

（2）应对措施

①避免穿刺过深而刺激神经。

②避免在静脉瓣处进针。

6.空气栓塞

（1）原因分析

①拔去导丝后未及时上肝素帽。

②未及时更换液体。

（2）应对措施

①拔去导丝后注意抽回血，及时上肝素帽。

②定时巡视病房，及时更换液体。

7.穿刺入动脉

（1）原因分析：穿刺位置错误。

（2）应对措施：拔管，加压包扎止血。

（二）置管后常见并发症及应对措施

1.机械性静脉炎

（1）原因分析

①选择导管的型号和血管的大小不当。

②导管置入困难。

③导管未达到预期的位置。

④穿刺侧肢体过度活动。

（2）应对措施

①热敷或超短波治疗，2～4 次 / 日。

②休息，抬高患肢，鼓励患者适度活动肢体。

③避免激烈运动。

④若 3 天后未见好转或更严重，应拔管。

⑤金黄散外敷、喜辽妥药膏外涂。

2. 血栓性静脉炎

（1）原因分析

①造成血管内膜损伤。

②穿刺时操作损伤血管的内膜。

③封管的方法不规范，导致血栓形成。

④ PICC 导管较长又长期漂浮在血管中，会使血液形成涡流而产生微血栓。

（2）应对措施

①暂停输液，热敷。

②尿激酶溶栓。

③成人导管 4F，儿童 3F，定时测量臂围。

④拔管。

3. 化学性静脉炎

（1）原因分析：刺激性药物，渗透压超出正常范围，不合理的药物稀释，快速输注，留置时间，导管尖端的位置。

（2）应对措施：确认导管尖端的位置，充分的血液稀释，合理的药物稀释，滤过器的应用，戴无粉手套，严重者拔管。

4. 导管漂移

（1）原因分析：与导管过细、患者活动过度，以及血管收缩、体位改变引起胸腔压力改变等因素有关。

（2）应对措施：根据导管尖端的位置进行处理。

5. 导管感染

（1）原因分析

①与无菌技术有关。

②与不及时换药有关。

③与患者的身体状况有关。

④与留置时间的长短有关。

（2）应对措施

①口服抗生素。

②加强换药。

③做细菌培养，必要时拔管。

④严格手卫生消毒，每日判断导管保留的必要性。

6. 拔管困难

（1）原因分析

①留置时间较长和静脉壁黏附。

②血管痉挛和血管收缩。

③感染、静脉蜂窝织炎引起肿胀。

④静脉血栓。

（2）应对措施

①稍等片刻，热敷。

②用 X 线确定导管位置，分析原因。

③也可用硝酸甘油和利多卡因混合液涂擦局部，再尝试拔管。

7. 导管堵塞

（1）原因分析

①封管方法不正确。

②不合理的输液速度和顺序。

（2）应对措施

①采取正确的封管技术预防，高渗液体与等渗液体交替输入，输高营养物质后及酸碱药物之间立即用生理盐水冲管。

②检查导管是否打折，患者体位是否得当，确认导管尖端的位置。

8. 导管脱出

（1）原因分析：由于聚酯纤维套一般需 3 ～ 4 周才能被结缔组织包裹固定，当手臂屈伸或固定不当时，肌肉带动导管在穿刺点内外来回进出。

（2）应对措施：定时观察导管的长度，严禁脱出的导管部分再往体内回送。

9. 导管破裂或断裂

（1）原因分析

①体外部分断裂：撤导丝时划伤导管，不正确的固定或换药不当，高压注射所致。

②体内部分断裂：送导管时镊子损伤导管，损伤的导丝滑破导管所致。

（2）应对措施

①体外部分断裂：拔管、修剪。

②体内部分断裂：快速反应处理，加压固定导管，用手指按压导管的远端或立即上臂腋部扎止血带,患者制动,确定位置,行静脉切开术或介入手术。

③往体内送导管时建议使用专用镊子，不要夹得太紧，注射液体压力不要过大，正确固定，严禁使用 10ml 以下的注射器推药。

七、注意事项

1. 穿刺前应了解静脉情况，避免在瘢痕及静脉瓣处穿刺。

2. 操作者注意与患者建立良好的关系，稳定患者的情绪，做好解释，使患者放松，以确保穿刺时静脉处于最佳状态。

3. 穿刺进针角度为 15°～ 30°，直刺血管或在皮下滑行 1 ～ 2cm 再直刺血管，见回血后降低角度进针少许，再送套管。

4. 注意避免穿刺过深而损伤神经，避免穿刺入动脉。

5. 穿刺时避免来回穿刺，以免损伤静脉内膜或外膜而发生机械性静脉炎或渗漏。

6. 送管至肩部时，嘱患者头转向穿刺侧，下颌尽量靠肩，防止导管进入颈静脉；送管时用力要均匀、缓慢，禁止暴力送管。

7. 退针芯之前，务必先松开止血带，套管尖端加压后再撤出针芯。

8. 不能用镊子过紧钳夹导管和大力撤导丝。

9. 对有出血倾向的患者要小心，注意加压止血。

10. 置管过程中应严密观察患者病情变化。

11. 封管实践标准：首选单次使用的小剂量装 - 预充式注射器。最小剂量要求：管腔内容积的 2 倍。PICC（4F）+ 延长装置容积 ×2=2.66ml。对于采血或者输液而言，需要更大容量的冲洗液。

八、健康宣教

1. 患者带管期间仍可从事一般性的日常工作和家务劳动，但需要避免使用置管侧手提过重的物体及一些反复屈曲手臂的动作。可以洗澡，但应避免盆浴、泡浴、游泳等。沐浴前用塑料保鲜膜在穿刺处缠绕 2 ～ 3 圈，上下边用胶布贴之以保护贴膜不受潮而发生卷边、松脱或贴膜下液体积聚。

2. 携带 PICC 患者治疗间歇期应每隔 3 ～ 7 天（BD）或 7

天（巴德），到当地医院请专业护士对导管维护 1 次，包括检查穿刺侧上肢局部的皮肤情况，测量臂围，冲洗管腔，更换贴膜或更换肝素帽等（具体频率根据制造商的产品指南），并将结果写在 PICC 维护记录登记表上。

3. 日常患者应注意观察穿刺点周围有无红、肿、热、痛或有无液体渗出现象，并按照护士指导的方法测量上臂围，记录每次的数值。

4. 如对透明贴膜过敏时，可用纱布加网套或弹性绷带缠绕固定，但应相应缩短固定敷料的时间间隔，一般 48 小时更换 1 次。

5. 保护管道外露的部位，以免损伤导管或将导管拉脱出体外。如出院后出现以下情况，请及时回原插管医院或就近在当地医院寻求帮助：穿刺点渗血持续，反复按压无效；敷料受污染，或因潮湿而卷边、松脱等；冲洗导管时有阻力，输液时伴上肢的疼痛或输液不通畅，时断时续等；穿刺点处有渗血、脓性分泌物，局部出现红、肿、热、痛等甚至活动障碍；导管外移、脱出；有寒战、发热现象；置管侧上臂围增加＞ 2cm 等。

6. 发生紧急情况的处理：假如发生导管断裂或破损，应在导管断裂处上或靠近穿刺点处将导管折起，并用胶布固定，立即到医院行进一步处理，应将断裂部分的导管一同带到医院。

7. 导管维护：最少每周更换敷料（大小 10cm×10cm）和肝素帽 1 次，松脱、汗湿、有分泌物时随时更换。平时手臂注意保护，适当活动，睡觉时避免受压，最好适当抬高(垫小枕头)。冲管方法：10ml 生理盐水，用脉冲式冲管法，冲一下停一下。封管法：0 ～ 10U/ml 肝素盐水，先以脉冲式封管，将药液推注剩余 0.5ml 时，以边推注药液边退针的方法拔出注射器。

第五节　外周静脉留置针

一、概述

外周静脉留置针是由不锈钢的芯、软的外套管及塑料针座组成。穿刺时将外套管和针芯一起刺入血管中，当套管送入血管后，抽出针芯，仅将柔软的外套管留在血管中进行输液的一种输液工具。

二、目的

1. 减轻患者反复穿刺的痛苦。

2. 随时打开静脉通道及早用药，提高抢救率，有利于临床用药和紧急抢救，为危重患者的抢救开辟绿色静脉通道。

3. 减轻护士的护理工作量。

三、适应证

1. 输液时间长、输液量较多的患者。

2. 老年人、儿童、躁动不安的患者。

3. 输全血或血液制品的患者。

4. 需做糖耐量试验及连续多次采集血标本的患者。

四、禁忌证

1. 连续使用发泡剂治疗。

2. 使用肠外营养。

3. 使用 pH < 5 或者 pH > 9 的灌注液。

4. 使用渗透压高于 600mmol/L 的灌注液。

五、外周静脉留置针型号及选择

1. 型号　见表 2-1。

表 2-1　外周静脉留置针型号

名称	国际型号	国内型号	流速	临床应用
留置针 Y 型	18G	12#	65ml/min	快速 / 大剂量输液，常规手术 / 输血
留置针 Y 型	20G	9#	48ml/min	常规手术 / 输血，常规成人输液
留置针 Y 型	22G	7#	31ml/min	常规成人 / 小儿输液，小儿静脉
留置针 Y 型	24G	5.5#	20ml/min	常规小儿静脉

留置针（G，Gauge）（国际型号）有 24、22、20、18、16、14。
颜色（国际标准）有黄色、蓝色、粉色、绿色、红色。

2. 选择原则　在满足输液需要的同时，选择最短、最细的导管。所选择的静脉必须能够容纳导管的长度并至少是导管粗细的 2 倍以上以保障充分的血流，并满足静脉输液治疗。

六、常用固定方法

外周静脉留置针的常用固定方法需遵循：一个中心，5 个要点。

【操作前准备】

1. 评估　穿刺是否成功，液体输入是否通畅；穿刺处周围皮肤有无红肿、硬结、破溃及淤青。

2. 物品准备　透明贴膜、输液接头固定贴、留置针标识、外周静脉留置针、胶带（图 2-14）。

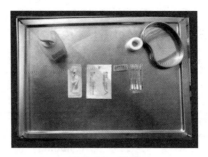

图 2-14 物品

【操作流程】

1. 1 个中心　贴膜以穿刺点为中心进行固定。

碘伏消毒皮肤，待干 30 ～ 45 秒（切记消毒剂要自然待干），穿刺。穿刺成功后，注意 U 形无张力持贴膜，无张力垂放，对准穿刺点进行固定。贴上贴膜后，按照留置针走行对贴膜进行塑形固定（图 2-15）。塑形手法：右手大拇指及示指顺着针的底座中心向下或向上按压，轻捏透明敷料下的导管接头突出部位及隔离塞，使透明敷料与接头、隔离塞和皮肤之间充分黏合。用指腹轻轻按压整片敷料，使皮肤与敷料充分接触。塑形之后撕掉贴膜上的外层塑料保护膜，边撕边框边按压。

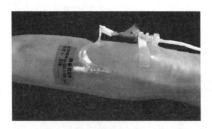

图 2-15 固定

2. 5 个要点

（1）贴膜封闭隔离塞：建议用无菌贴膜封闭隔离塞，使留置针穿刺点处于封闭状态，减少穿刺点感染的机会。也可以用记录胶带小标贴将隔离塞加强固定。

（2）延长管 U 形固定，Y 形接口向外。避免对留置静脉造成压迫。

（3）肝素帽位置须高于导管尖端：延长管 U 形固定，将肝素帽固定在留置针软管尖端上方，输液结束将封管夹夹在靠近穿刺点位置。以上各个要点综合，可阻止血液回流，减少留置针回血、堵管等置管并发症，延长留置时间。

（4）固定时使用高举平台法：肝素帽及 Y 形接口采用高举平台法固定，其目的是为了减少输液器材与皮肤之间的摩擦，避免压力性损伤的发生，同时减少输液过程中因重力作用导致牵拉引起贴膜卷边的发生。

（5）封管夹靠近穿刺点：研究显示，封管夹的位置影响留置效果。封管夹在静脉留置针的远段（延长管后 2/3 段）夹管，导管回血及堵塞发生率明显高于在静脉留置针的近段（延长管前 1/3 段）夹管，提示不同夹闭部位是导致留置针发生不同程度的回血、堵塞的因素之一。

建议输液结束后，常规正压、脉冲式、带液拔针、带液夹闭封管夹封管后，应将封管夹夹闭在静脉留置针与延长管交界处或距延长管起始 1cm 处。

七、并发症及应对措施

1. 静脉炎　静脉炎是由物理、化学及感染等因素对血管内壁的刺激而导致血管壁的炎性表现，常表现为局部的红、肿、热、痛、紧绷及胀感，沿着注射部位的血管会产生条索状的红线，触诊时有发热、发硬的感觉。可具体分为机械性静脉炎、化学性静脉炎、细菌性静脉炎、血栓性静脉炎、拔针后静脉炎。

（1）等级：INS（国际静脉组织）将静脉炎分为以下5个不同的等级。

0级：没有症状。

1级：输液部位发红伴有或不伴有疼痛。

2级：输液部位疼痛伴有发红和（或）红肿。

3级：包括2级、条索状物形成、可触摸到条索状的静脉。

4级：包括3级、可触及的条索状静脉长度＞1in（1in=2.54cm）、有脓液流出。

（2）产生静脉炎的原因：与导管针的材质、长度和管径大小有关。此外，还与操作人员的技术不佳、不适当的穿刺部位、导管留置时间过长、固定方法不当、输入液体的酸碱度太强或由于药物不相容而造成沉淀、患者血管条件差等因素有关。

（3）外周静脉炎的预防措施

①严格执行无菌操作。

②选择粗直、弹性好的静脉，选择套管柔软的留置针，避免在靠近神经、关节部位处穿刺，尽量不用下肢静脉。位置便于固定，力争一次穿刺成功。

③在应用对血管刺激性较强的药物前后应用生理盐水冲管，以减少静脉炎的发生。

④留置期间指导患者不宜过度活动穿刺侧肢体。

⑤每次输液前后，均应观察穿刺部位和静脉走行有无红、肿，询问患者有无疼痛与不适。

（4）外周静脉炎的护理措施

①立即拔管，抬高患肢，以促进静脉回流缓解症状。

②局部外用药物，如喜辽妥软膏、硝酸甘油贴、山莨菪碱等外涂，以及硫酸镁或土豆片湿敷。

③新型敷料如水胶体透明贴等也有较好的效果。

2. 渗出和外渗　药物渗出是指静脉输液过程中，非腐蚀性药液进入静脉管腔以外的周围组织。药物外渗是指静脉输液过程中，腐蚀性药液进入静脉管腔以外的周围组织。

（1）原因：针头脱出与持续滴注导致的血管通透性增高是发生外渗的原因。局部机械性压迫、酸碱平衡失调及药物的直接作用是导致药液外渗后组织坏死的原因。

（2）预防措施

①熟练的穿刺技术、认真负责的责任心是避免药物外渗的基础。

②妥善固定导管，输液期间加强巡视，告知患者有不适及时报告。

③避免肢体过度活动，必要时可适当约束。

④对于高危药物，应直接选择弹性好、管径大、血流好的血管进行穿刺，并适当稀释药物，静脉化疗药物输注前后都应先滴注适量的生理盐水。

⑤对于需要长期输注的患者，提倡使用 CVC、PICC、输液港等，尤其是化疗药物。

（3）护理措施

①发生外渗后停止在原部位静脉滴注，抬高肢体，针对不同的药物进行局部外敷和局部拮抗封闭疗法。

②一般冷敷适用于化疗药物（奥沙利铂及长春新碱等除外）及一些非缩血管性药物所致的渗漏；热敷适用于血管收缩药所致的渗漏。

③湿敷药物常选用山莨菪碱，适用于高渗液、阳离子溶液及血管收缩药引起的渗漏；氢化可的松冷盐水局部湿敷适用于化疗药物引起的渗漏；硫酸镁一般只用于血管通透性高引起的外渗。

④局部拮抗封闭常用的药物有 0.25% ～ 1% 普鲁卡因（奴夫卡因）、1% 普鲁卡因加氢化可的松、维生素 C 等。

3. 穿刺点感染　注射部位出现疼痛、肿胀、发热等表现，穿刺点有脓性分泌物，体温上升等。

（1）原因：无菌技术操作不当；所使用的物品受到污染；出汗、渗血、渗液等未及时更换敷贴。

（2）预防措施

①严格执行手卫生及无菌技术。

②固定适当，敷贴有卷边、松动、潮湿等及时更换。

（3）护理措施：发生感染时，局部先涂消毒剂，等候 2 分钟后再拔针，并用无菌敷贴按压。必要时收集渗出液送检。遵医嘱用药及对症处理。

4. 皮下血肿　注射部位周围皮肤颜色改变，呈青色，局部可有肿胀。

（1）原因：操作手法不熟练，针头穿过血管壁，拔针后按压方法不正确，导致血液外漏。尤其是老年人、血管脆性大、过度消瘦及凝血功能障碍或使用抗凝药的患者。

（2）预防措施

①熟练掌握穿刺技术，穿刺时动作应轻巧、稳、准。

②如一侧穿刺不成功，可改为对侧穿刺，禁止在原穿刺点反复穿刺。

③拔针后在注射部位加压，按压时间至少 3 ～ 5 分钟。

（3）护理措施：小血肿无需特殊处理；大血肿早期可冷敷，48 小时后再用热敷促进淤血吸收。

5. 导管堵塞　输液时滴速减慢或不滴。

（1）原因：注射部位选择不当致导管弯曲、折叠；输液微粒堵塞导管；输液结束回血未及时处理等。

（2）预防措施

①选择粗直的血管，避免在屈肘、关节部位以免导管弯曲。

②注意无菌操作，正确抽吸药液，避免微粒污染。输液终端滤器是解决微粒危害的理想措施。

③选择合适的封管液浓度及用量，正确的冲封管。采取正压封管，即边推注封管液边夹紧留置针塑料管上的夹子，夹子尽量夹在塑料管的近心端。

④输液期间加强巡视，避免回血堵管。

（3）护理措施：发生堵管时，切忌使用注射器推液。正确的方法是将肝素帽或正压接头拧下回抽，以免将凝固的血栓推进血管内导致其他并发症的发生。

6. 胶布灼伤　局部发红，贴胶带的部位有烧灼感或痒感，当撕除胶布时有皮肤的损伤。

（1）原因：对胶布或贴膜过敏；贴了太多的胶布或张力粘贴胶布。

（2）预防措施：避免使用过多胶布；避免张力性粘贴胶布。

（3）护理措施：涂上皮肤保护剂；更换胶布品种，选择低致敏胶带。在患部涂上无菌药膏促进皮肤损伤愈合。

7. 导管脱出

（1）原因：固定不规范。

（2）预防措施

①妥善固定导管，延长管应 U 形固定，以利于导管受外力牵拉时有一定的余地。

②在更换敷料时应小心揭开敷料。

③加强宣教，指导患者置管侧肢体勿负重或过度活动。

④护理措施：如已滑脱，局部按压至不出血。神志不清者，加约束带约束另一上肢，以免把针头拔出。

8.神经损伤 肢体出现麻木、刺痛感，相应关节功能受限，或穿刺血管时患者感到剧痛，难以忍受，过后出现神经支配相应部位的麻木、无力、功能障碍等外周神经损伤的症状。

（1）原因：穿刺针刺伤神经；约束带或绷带太紧；使用固定板时未加衬垫等。

（2）预防措施

①使用固定板时需适当地加衬垫，并适当固定，避免浅表神经受压。

②熟悉手部神经与血管的解剖结构与走向，进针的深度应根据患者体形及血管显露情况而定，尽可能一次成功；当患者出现剧痛时，更换穿刺部位，避免损伤外周神经。

（3）护理措施：发生神经损伤后，通知医师，患肢不宜过多活动，可用理疗、红外线、超短波照射，也可给予维生素 B_{12}、维生素 B_1 肌内注射等。

9.全身并发症

（1）导管栓塞：导管破损并脱落进入循环系统，可移至胸腔，位于肺动脉或右心室。

预防措施：不可将针芯再次刺入导管内，避免在导管附近使用剪刀或其他利器。

（2）空气栓塞：静脉输入过多气体。

预防措施：排气，使用螺旋连接口，加压输液有专人看守。

用 10U/ml 肝素封管，每日接新液体时观察留置针处皮肤有无红肿、条索状；通管不畅时，观察有无小血栓阻塞，或有无脱管、折叠；观察固定的胶带和 3M 贴膜有无浮起、卷边、松脱，夹板四周皮肤有无破损或压疮，如有异常及时处置；视透明敷贴的污染情况（内有渗液、渗血、出汗、空气等情况）随时更换。

八、注意事项

1. 使用静脉留置针时，必须严格执行无菌技术操作规程。

2. 密切观察患者生命体征的变化及局部情况。每次输液前后，均应检查穿刺部位及静脉走行方向有无红肿，并询问患者有无疼痛与不适。如有异常情况，应及时拔除导管并做相应处理。对仍需输液者应更换肢体另行穿刺。

3. 对使用静脉留置针的肢体应妥善固定，尽量减少肢体的活动，避免被水沾湿。如需要洗脸或洗澡时应用塑料薄膜将局部包裹好。能下地活动的患者，静脉留置针避免保留于下肢，以免由于重力作用造成回血，堵塞导管。

4. 每次输液前先抽回血，再用无菌生理盐水冲洗导管。如无回血，冲洗有阻力时，应考虑留置针导管堵管，此时应拔出静脉留置针。切勿使用注射器强力推注，以免将凝固的血栓推进血管，造成栓塞。

5. 封管实践标准：首选单次使用的小剂量装-预充式注射器。最小剂量要求：管腔内容积的 2 倍。

外周留置针容积(20G)×2=2.20ml。对于采血或者输液而言，需要更大容量的冲洗液。

九、健康宣教

1. 用药结束后可轻轻按摩四肢末梢血管和轻搓手背、足背，促进静脉血液回流。

2. 婴幼儿可用干净小毛巾或宽松棉布袜子包套在留置针外，减轻家长担心患儿睡觉时翻身留置针有摩擦滑出的心理负担，冬季又起到保暖作用；留置针在头部时，哺乳、睡觉避免朝针侧；留置针在下肢时，抱孩子时一手穿过腘部把双足分开，睡时双腿间置小衣服、小软垫分开两足，避免踢到留置针；告知年长儿留置针留置肢体避免过度活动，诱导婴幼儿留置针留置肢体减少拍打，避免过久站立或爬行。

3. 穿脱衣裤时先穿留置针侧肢体，先脱无留置针侧肢体；留置针留置肢体不沾水。

第六节　钢　　针

一、概述

一次性静脉输液的钢针，俗称为头皮针，目前仍是国内基层医院普遍使用的穿刺工具。通过钢针将药物输送进血管，可以起到静脉滴注的作用，也可用于静脉抽血。

二、目的

主要是进行静脉输注，仅供重力式输液。

三、适应证

1. 短期或单次给药，适于输液量少，输液治疗小于 4 小时，时间在 3 天以内的患者。

2. 静脉输注刺激性小的溶液或药物。

3. 溶液处于或接近正常 pH 范围。

4. 合作的患者。

四、禁忌证

1. 腐蚀性及刺激性强、高浓度电解质的药物。

2. pH 低于或高于正常范围的药物。

3. 化疗药及严禁外渗的药物。

4. 肠外营养药物。

五、常用固定方法

【方法】

蝶形交叉固定法。

【操作前准备】

输液贴（图 2-16）。

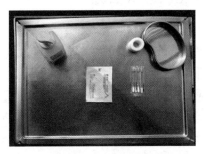

图 2-16 用物准备

【操作流程】

1. 稳妥贴好第 1 条胶布是关键，穿刺成功后用左手示指固定针柄于穿刺部位，用第 1 条胶布将针柄粘贴牢固。

2. 用第 2 条带棉纱的输液贴粘贴在针体并遮住针眼。

3. 第 3 条胶布从针柄下交叉固定于针柄两侧，把头皮的塑料管向上自然弯曲成一小圆形后用第 4 条胶布固定。

4. 第 4 条胶布将头皮针塑料管固定成 S 形。目的是使针头以外增加了两个固定点。固定点多，针的稳定性就好，以防外力牵拉而使针头活动损伤血管（图 2-17）。

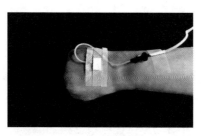

图 2-17 固定

六、并发症及应对措施

1. 静脉炎　静脉炎是由物理、化学及感染等因素对血管内壁的刺激而导致血管壁的炎性表现，常表现为局部的红、肿、热、痛、紧绷及胀感，沿着注射部位的血管会产生条索状的红线，触诊时有发热、发硬的感觉。可具体分为机械性静脉炎、化学性静脉炎、细菌性静脉炎、血栓性静脉炎、拔针后静脉炎。

（1）等级：INS（国际静脉组织）对静脉炎分为以下 5 个等级。

0 级：没有症状。

1 级：输液部位发红伴有或不伴有疼痛。

2 级：输液部位疼痛伴有发红和（或）红肿。

3 级：包括 2 级、条索状物形成、可触摸到条索状的静脉。

4 级：包括 3 级、可触及的条索状静脉长度＞ 1in、有脓液流出。

（2）原因：与操作人员的技术不佳、不适当的穿刺部位、固定方法不当、输入液体的酸碱度太强或由于药物不相容而造成沉淀、患者血管条件差等因素有关。

（3）预防措施

①严格执行无菌操作。

②选择粗直、弹性好的静脉，避免在靠近神经、关节部位处穿刺，尽量不用下肢静脉。位置便于固定，力争一次穿刺成功。

③输液期间指导患者不宜过度活动穿刺侧肢体。

④每次输液前后，均应观察穿刺部位和静脉走行有无红、肿，询问患者有无疼痛与不适。

（4）护理措施

①立即拔针，抬高患肢，以促进静脉回流缓解症状。

②局部外用药物，如喜辽妥软膏、硝酸甘油贴、山莨菪碱等外涂，以及硫酸镁或土豆片湿敷。

③新型敷料，如水胶体透明贴等也有较好的效果。

2. **渗出和外渗** 药物渗出是指静脉输液过程中，非腐蚀性药液进入静脉管腔以外的周围组织。药物外渗是指静脉输液过程中，腐蚀性药液进入静脉管腔以外的周围组织。

（1）原因：针头脱出与持续滴注导致的血管通透性增高是发生外渗的原因。局部机械性压迫、酸碱平衡失调及药物的直接作用是导致药液外渗后组织坏死的原因。

（2）预防措施

①熟练的穿刺技术、认真负责的责任心是避免药物外渗的基础。

②妥善固定导管，输液期间加强巡视，告知患者有不适及时报告。

③避免肢体过度活动，必要时可适当约束。

④对于高危药物，应直接选择弹性好、管径大、血流好的血管进行穿刺，并适当稀释药物，静脉化疗药物输注前后都应先滴注适量的生理盐水。

⑤对于需要长期输注的患者，提倡使用 CVC、PICC、输

液港等，尤其是化疗药物。

（3）护理措施

①发生外渗后停止在原部位静脉滴注，抬高肢体，针对不同的药物进行局部外敷和局部拮抗封闭疗法。

②一般冷敷适用于化疗药物（奥沙利铂及长春新碱等除外），以及一些非缩血管性药物所致的渗漏；热敷适用于血管收缩药所致的渗漏。

③湿敷药物常选用山莨菪碱，适用于高渗液、阳离子溶液及血管收缩药引起的渗漏；氢化可的松冷盐水局部湿敷适用于化疗药物引起的渗漏；硫酸镁一般只用于血管通透性高引起的外渗。

④局部拮抗封闭常用的药物有 0.25%～1% 普鲁卡因、1% 普鲁卡因加氢化可的松、维生素 C 等。

3. 皮下血肿　注射部位周围皮肤颜色改变，呈青色，局部可有肿胀。

（1）原因：操作手法不熟练，针头穿过血管壁，拔针后按压方法不正确，导致血液外漏。尤其是老年人、血管脆性大、过度消瘦以及凝血功能障碍或使用抗凝药的患者。

（2）预防措施

①熟练掌握穿刺技术，穿刺时动作应轻巧、稳、准。

②如一侧穿刺不成功，可改为对侧穿刺，禁止在原穿刺点反复穿刺。

③拔针后在注射部位加压，按压时间至少 3～5 分钟。

（3）护理措施：小血肿无需特殊处理；大血肿早期可冷敷，48 小时后再用热敷促进淤血吸收。

4. 神经损伤　肢体出现麻木、刺痛感，相应关节功能受限，或穿刺血管时患者感到剧痛，难以忍受，过后出现神经支配相应部位的麻木、无力、功能障碍等外周神经损伤的症状。

（1）原因：穿刺针刺伤神经；约束带或绷带太紧；使用固定板时未加衬垫等。

（2）预防措施

①使用固定板时需适当地加衬垫，并适当固定，避免浅表神经受压。

②熟悉手部神经与血管的解剖结构与走向，进针的深度应根据患者体形及血管显露情况而定，尽可能一次成功；当患者出现剧痛时，更换穿刺部位，避免损伤外周神经。

（3）护理措施：发生神经损伤后，通知医师，患肢不宜过多活动，可用理疗、红外线、超短波照射，也可给予维生素 B_{12}、维生素 B_1 肌内注射等。

5. 全身并发症　空气栓塞、过敏反应等（同留置针）。

七、注意事项

1. 宜选择上肢静脉作为穿刺部位，避开静脉瓣和关节活动部位及有瘢痕、炎症、硬结等处的静脉。

2. 成年人不宜选择下肢静脉作为穿刺部位，小儿不宜首选头皮静脉。

3. 接受乳房根治术和腋下淋巴结清扫术的患者宜选择健侧肢体进行穿刺，有血栓史和血管手术史的静脉不应进行穿刺。

4. 一次性静脉输液钢针穿刺处的皮肤消毒范围直径应 ≥ 5cm，应待消毒液自然干燥后再进行穿刺。

5. 应告知患者穿刺部位出现肿胀、疼痛等异常不适时，及时告知医务人员。

八、健康宣教

1. 讲解拔针后的处理：按压的正确部位、方法、时间等，有无再次出血的观察及处理。指导患者拔针后大拇指垂直按压针眼 5 分钟，至针眼局部无渗血为止。若患者的血小板低于正常值时，应按压针眼 10 分钟以上。因为凝血功能降低时，按压时间短，有可能造成皮下出血。

2. 不要在局部揉擦，以防皮下淤血。

3. 如局部肿胀起包，一般会自行吸收，可于第 2 天用温热毛巾热敷。

4. 不要在拔针后马上热敷，这样会加重局部渗出。化疗后不要立即使用热敷，减少静脉中余留药物的渗透，避免静脉周围组织的化学性损伤。化疗后不能马上用热水泡手和洗澡。

5. 输注过程中不允许私自调节滴速。在输液完成后，告知患者不要突然起身或变换体位，以防意外发生。

6. 交代患者注意观察是否会出现输液后静脉炎或药物等引起的不良反应，如有发现应及时告知护士。输液后静脉炎是在输液或给药结束，穿刺针拔除后表现出来的，通常在拔针后的48 小时内出现。

第七节　输　液　港

一、概述

完全置入式静脉输液港（totally implantable venous access port，TIVAP）简称输液港，是一种可以完全置入皮下、长期留置体内的闭合静脉输液装置。于 1982 年由 Niederhuber 等首次报道应用。TIVAP 由注射座（又称港体）和硅胶导管两部分组成，输液时由无损针头进行连接。是患者静脉输液的永久性通道。

输液港作为一种完全置入式静脉输液装置，具有以下优点。

1. 全身各中心静脉都可以选择置入：专家共识推荐优选经皮颈内静脉及锁骨下静脉穿刺置管，贵要静脉、股静脉等亦可作为选择。

2. 感染风险低：置入操作简单，且为皮下埋置，从而降低感染风险。

3. 方便患者：埋置于皮下不易被别人发现，无插入蝶翼针时，可进行沐浴及游泳。

4. 减少穿刺血管的次数，保护血管，减少药物外渗的机会。

5. 维护方便：治疗间歇期只需要每月对静脉输液港进行维护及冲洗和封管，维护周期较长，方便患者的同时也降低了维护费用。

6. 使用期限长：输液港使用周期，可达数年至数十年，按穿刺隔膜能让 19G 的无损伤穿刺针穿刺 1000 次，蝶翼针连续使用 7 天计算，输液港可使用 19 年，可建立一个永久性的静脉通路，解决了肿瘤患者频繁更换输液管路的问题。

二、目的

1. 为需要长期输液治疗及化疗患者提供可靠的静脉通路。

2. 将各种药物直接输送至中心静脉处，避免高浓度、强刺激性药物刺激外周静脉造成的外周静脉炎、血管硬化，有效防止化疗时药物外渗等原因造成的局部组织坏死。

3. 减少反复穿刺的痛苦和难度。

4. 用于输注各种药物、补液、输血或成分输血，同时也可用于血样采集。

三、适应证

1. 外周静脉条件差，需长期或反复静脉输入液体的患者。

2. 肿瘤患者，输注有毒或刺激性药物的患者。

3. 胃肠功能障碍、严重营养不良者，需长期或反复输入TPN 及其他高渗液体的患者。

4. 其他静脉治疗：输血、输入抗生素、普通输液、抽血等。

四、禁忌证

1. 全身或手术部位局部感染未控制者。

2. 严重凝血功能障碍者。

3. 病情严重，不能耐受、配合手术者。

4. 患者体形不适合预置入的器材或已知对 TIVAP 材料过敏者。

5. 经皮穿刺导管置入法的禁忌证

（1）严重的肺阻塞疾病。

（2）预穿刺部位放射治疗。

（3）预置管部位有血栓形成迹象或做过血管外科手术。

五、常用固定方法

【方法】

无菌敷料固定。

【要求】

牢固，美观，舒适，清洁，通畅。

【操作前准备】

1. 评估

（1）评估患者的意识及病情，配合程度。

（2）输液港周围皮肤有无压痛、肿胀、血肿、感染等，输液港置入侧肢体的活动情况。

2. 准备

（1）护士：护士着装整齐，洗手，戴口罩及修剪指甲。

（2）物品：无损蝶翼针、中心静脉置管护理包（3M 包）、输液接头、10ml 预充注射器、肝素盐水注射器、无菌剪刀、弯盘、标签、手消液。

（3）环境：清洁、舒适，适合无菌操作。

（4）体位：患者取平卧位，输液港置入侧肢体外展。

【操作流程】

1. 治疗期间输液港的维护及固定

（1）洗手、戴口罩，护士携用物至床旁，核对患者床号、姓名，嘱患者清洁港体周围皮肤。

（2）暴露穿刺部位，无张力去除无菌敷料，检查穿刺部位，确定输液港港体位置。

（3）洗手，无菌方式打开护理包、无损针头、输液接头、注射器物品放入无菌区。

（4）戴无菌手套，连接无损蝶翼针，输液接头，排尽输液套件内的空气，夹闭延长管。

（5）严格无菌操作对注射座周围皮肤进行消毒，消毒范围大于无菌敷料范围，20cm×20cm，待干。

（6）铺洞巾，非主力手（左手）触诊、确认注射座的边缘，用拇指、示指、中指固定注射座，将注射座拱起，确认中心部位。右手持无损针，垂直刺入注射座的中心部位。

（7）无损针插入后抽回血确认位置，脉冲式冲管后夹闭延长管上的夹子。

（8）固定：无损针针翼下垫无菌小纺纱，针翼上方用无菌输液贴条将其固定。再用无菌透明敷料无张力固定。

（9）延长管处用胶条进行蝶形固定，并加固（图 2-18），对外露的延长管进行整理，选择合适的位置用胶布进行高举平台 U 形固定，或者 3M 贴进行固定（图 2-19）。

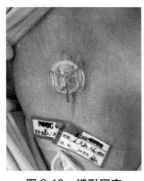

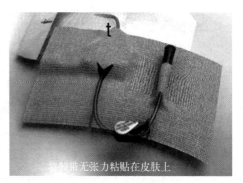

换胶带无张力粘贴在皮肤上

图 2-18 蝶形固定　　　　　图 2-19 U 形固定

（10）粘贴导管标识，注明无菌敷料更换日期、时间、操作者姓名，无损针使用周期为 7 天，每 7 天进行导管维护，更换输液套件。

（11）处理用物，洗手记录。

2.治疗间歇期输液港的维护及固定

（1）按上述操作步骤完成插针。

（2）无损针插入后抽回血确认位置，用 10ml 预充注射器，脉冲式冲管。

（3）移去预充注射器，乙醇棉片擦拭接口处，接肝素盐水注射器予以 3～5ml 肝素盐水正压封管，夹闭延长管。

（4）无菌纱布按压穿刺部位，同时拔出无损针，检查针头完整性，止血后，常规皮肤消毒，待干。

（5）无菌纱布覆盖穿刺点，胶布固定 24 小时。

（6）整理用物，洗手、记录。

六、并发症及应对措施

1.气胸

（1）临床表现：置管过程中，经皮穿刺置入导管时穿刺损伤肺组织，导致肺容积减少，出现胸痛、呼吸困难、憋气、烦躁等症状。

（2）应对措施

①手术前护士教会患者穿刺时的配合方法，避免手术过程中说话、咳嗽、上肢活动等。

②输液港置管完毕后进行 X 线检查，导管尖端定位并确认有无气胸。

③通知医师，立即进行处理。

④小量无症状气胸，首选临床观察，定期复查 X 线。

⑤对气体较多者，必要时给予胸腔穿刺及闭式引流，排净积气，促进肺复张。

2. 感染

（1）临床表现：局部感染，出现手术部位疼痛、红肿、硬化等，部分患者可出现囊袋脓肿；全身感染，使用期间或取出导管 48 小时内，患者出现菌血症或真菌血症，有发热、寒战、低血压等表现。

（2）应对措施

①局部感染：使用 2% 葡萄糖氯己定或碘制剂消毒处理，增加更换无菌敷料频率，局部使用抗生素。

②全身感染：监测生命体征、血常规检验结果；通过输液港及外周静脉分别抽取静脉血，进行细菌培养。

③全身使用抗生素：通过细菌培养结果使用敏感抗生素。

④拔除：无法继续使用输液港时，由医师手术取出输液港。

⑤严格无菌操作。

3. 输液港港体翻转

（1）临床表现：输液港港体部分触诊圆滑处变得平坦，周边界限清晰，无法将穿刺针刺入港体或者输液滴速减慢。

（2）应对措施

①停止使用输液港，并立即通知医师，及时处理。

②可通过轻柔旋转，向着阻力小的方向复位港体，必要时手术给予二次缝合或更换输液港港体安置部位。

4.导管堵塞

（1）临床表现：回抽无回血、回血不畅，冲管时阻力大，液体速度慢或者不滴。

（2）应对措施

①切忌使用过大压力强行推注药物，避免发生导管栓塞或导管破裂。

②怀疑血栓堵塞时，可用尿激酶进行溶栓。尿激酶10万U+生理盐水20ml，浓度为5000U/ml，用20ml注射器进行溶栓。

③发生机械性堵塞时可采用手法复位或外科手术干预。

④药物性堵塞，及时咨询药剂师，根据不同药物酸碱度等化学特性使用相关溶栓剂。

5.导管夹闭综合征

（1）临床表现：表现为输液速度逐渐减慢、锁骨下不适及输液时局部肿胀，只有肩膀或手臂上抬或者保持某种体位时方可输液，X线胸片检查可发现管腔受压变窄。

（2）应对措施

①停止使用，立即行胸部X线检查。

②确诊发生导管夹闭综合征并出现导管严重狭窄、损伤时，采用手术取出或改变穿刺路径重新安置输液港。

七、注意事项

1.保持局部皮肤清洁干燥，观察输液港周围皮肤有无肿胀、灼烧感等炎性反应。

2. 期间，注意固定导管的贴膜不要打湿，保持贴膜清洁、整齐，不要牵拉导管。

3. 治疗间歇期每 4 周（1 个月）对输液港进行 1 次冲管、封管等维护，建议回医院维护。每 3～6 个月复查胸片 1 次，确定导管位置是否在位，港体固定是否良好。

4. 必须使用无损针，冲、封管时必须用 10ml 以上注射器，进行脉冲式冲管，正压封管。

5. 告知患者家属输液港座不可长时间压迫，不可用力撞击。

6. 输注脂肪乳、血液制品、高黏性药物时要及时冲管，连续输注 4 小时冲洗 1 次。

7. 各班次交接时要仔细查看导管固定情况，发现贴膜、固定贴卷边时，及时进行导管维护。

8. 严格按照 ACL 进行导管维护，即导管功能评估（assess，A）、冲管（clear，C）、封管（lock，L）。

八、健康宣教

1. 向患者讲解置管的目的、操作过程的配合，以及注意事项，出现不适及时告知医师。

2. 导管置入体内不限制患者的日常活动，但应避免剧烈的运动。置管侧的肢体不做引体向上、托举哑铃、打球等动作，防止牵拉过度使导管与注射座分离及注射座扭曲。

3. 向患者及家属介绍输液港应用过程中可能出现的问题及解决方案，患者若出现不适及时就医。

4. 告知患者留置输液港的重要性，以及脱管的危害，出院前拔除无损针。

5. 每次维护后请将维护记录本交予护士，及时登记导管维护情况。

第八节　儿科静脉治疗常用导管固定

随着医学不断进步，静脉治疗已成为医学护理中治疗与支持的重要手段，而静脉治疗所用的导管种类也越来越多样化。婴幼儿皮肤特点：①表皮与真皮的接合部位（纤维丝）的不稳定；②真皮层的胶原蛋白与胶原纤维未发育完全及填满；③表皮酸性保护膜环境易遭外界刺激物破坏；④免疫系统发育尚未完善，皮肤易过敏。儿科静脉穿刺是护理工作中的常见操作，鉴于上述婴幼儿皮肤的特点，加之小儿哭闹不配合，不仅增加了静脉穿刺的难度，更加凸显了导管固定的重要性。

一、良好的导管固定优势

1. 减少因静脉留置针固定不当所造成的非预期性静脉重复注射率。

2. 降低住院患儿在住院期间因反复性侵入性静脉注射治疗的威胁及焦虑。

3. 提升患儿及家属的服务满意度。

4. 减低卫生耗材与护理成本，减少住院费用。

二、儿科导管固定的原则

1. 不影响临床护理操作时对导管的评估和监测。

2. 方便静脉治疗，患儿姿势舒适。

3. 合理地正确使用夹板。

三、一次性静脉输液钢针

（一）概述

一次性静脉输液钢针比较适用于短期给药、输液量少的静脉治疗。鉴于一次性静脉输液钢针护士操作便捷，价格低廉并且无需维护，因此目前仍有部分医院沿用一次性静脉输液钢针。

（二）目的

快速建立静脉通路，方便短期给药及输血等静脉治疗。

（三）适应证

1. 静脉输注刺激性较小的药物或溶液。

2. 短期或者单次给药。

3. 连续给药不超过 3 天，每次给药时间不超过 4 小时的小剂量输液。

（四）禁忌证

1. 患儿哭闹明显、严重不配合的患儿。

2. 静脉条件差，穿刺部位有感染或者损伤。

3. 静脉输入刺激性药物、高渗性药物、pH $<$ 5 或 pH $>$ 9 的液体或药物。

4. 长期输液且输液量较大的住院患儿。

（五）常用固定方法

【方法】

胶布固定，改良胶布固定，弹力绷带加强固定，夹板加强固定。

【要求】

牢固，美观，舒适，清洁，通畅。

【操作前准备】

1. 评估

（1）评估患儿的配合程度及患儿家属情绪。

（2）评估患儿血管及周围皮肤，选择合适的穿刺血管。

2. 准备

（1）护士：护士着装整齐，洗手，戴口罩及修剪指甲，保持心情愉悦。

（2）物品：液体、输液器、治疗盘、医嘱执行单、消毒液、棉签、治疗巾、止血带、胶布、输液贴、6～8cm 及 15～20cm 长自粘式弹力绷带、合适长度夹板、弯盘、洗手液、清洁手套、垃圾桶。

（3）环境：安静、舒适，光线充足，适合无菌操作。

（4）体位：患儿取平卧位，嘱家属固定患儿膝关节，双手绷紧患儿穿刺部位肢体，使之相对固定。

【操作流程】

1. 胶布固定

（1）洗手、戴口罩，护士携用物至床旁，核对患者床号、姓名，向家属讲解如何配合。

（2）嘱家属协助患儿采取合适体位，对于哭闹不配合的患者可先用特制的小夹板固定住需要穿刺的手足静脉，或家属固定患儿头部，再行穿刺。

（3）戴清洁手套，暴露穿刺部位，选择合适的血管，在拟穿刺部位下垫治疗巾，消毒（面积不小于 5cm×5cm），待干，准备胶布。

（4）严格遵循三查七对，检查液体、输液器，将输液器与液体连接，并再次查对，挂输液袋，排气。

（5）穿刺中固定：再次核对后进行穿刺，在穿刺的过程中，穿刺者用左手拇指、中指压在所选静脉穿刺部上下方，使所选静脉拉直，相对固定。

（6）穿刺成功后用胶布固定：第 1 条胶布固定针柄，头皮静脉穿刺时，针柄下垫合适大小棉球，使针体与血管平行，防止针尖翘起；第 2 条胶布将无菌敷贴粘于皮肤针眼处；第 3 条胶布于针柄下交叉固定；第 4 条胶布将头皮针塑料软管固定成

S 形（目的是使针头以外增加了两个固定点，固定点多，针头的稳定性就好）；第 5 条胶布高举平台固定输液管远端于合适位置。

（7）根据患儿病情、药物性质等调节滴速，操作后核对，整理床单位，整理用物，交代输液过程中注意事项。

2. 改良胶布固定

（1）按上述操作步骤完成穿刺。

（2）第 1 条胶布于针柄前 2 / 3 处固定针柄，头皮静脉穿刺时，针柄下垫合适大小棉球；第 2 条胶布中间黏合后以 V 形经针柄下粘贴在第 1 条胶布两端内侧约 1cm 处；第 3 条胶布将无菌敷贴粘于皮肤针眼处；第 4 条胶布将头皮针塑料软管固定成 S 形；第 5 条胶布于穿刺点胶布上方环绕穿刺肢体或头部 1 周，将输液管摆成 U 形，高举平台固定于胶布下方，胶布两端重叠 4 ～ 5cm。

（3）按上述操作步骤，整理用物，交代注意事项。

3. 弹力绷带加强固定

（1）按上述操作步骤完成穿刺。

（2）按胶布固定法将输液针头进行良好的固定。

（3）根据部位的不同选择合适长度自粘式弹力绷带（如选择四肢用 6 ～ 8cm 长绑带，头部用 15 ～ 20cm 长绑带），环绕穿刺部位一周，将输液器管路 U 形高举平台固定于两层弹力绷带之间（图 2-20）。

（4）按上述操作步骤，整理用物，交代注意事项。

4. 夹板加强固定

（1）按上述操作步骤完成穿刺。

（2）按胶布固定法将输液针头进行良好的固定。

（3）取合适长度夹板置于穿刺肢体下方，用胶布上下两端

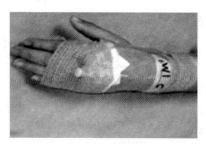

图 2-20　弹力绷带加强固定

分别缠绕一周固定夹板，输液管沿静脉走向 U 形固定于皮肤上。

（4）按上述操作步骤，整理用物，交代注意事项。

（六）并发症及应对措施

1. 皮下血肿

（1）临床表现：穿刺过程中，一次性输液钢针穿破血管壁，出现皮下渗血。

（2）应对措施

①发现皮下血肿，立即停止穿刺，拔出针头。

②护理人员应熟练掌握穿刺技术，穿刺时动作应巧、稳、准。

③依据血管情况，把握好进针角度，提高一次穿刺成功率，有效避免或减少皮下血肿的发生。

2. 机械性静脉炎

（1）临床表现：滴速减慢，沿静脉走向出现红色条纹，静脉成条索状。

（2）应对措施

①停止输液。

②沿静脉走向涂抹喜疗妥软膏。

③局部进行热敷或者热湿敷。

④静脉炎严重时，抬高患肢、制动。

⑤发生静脉炎处使用水胶体敷料。

3. 药物渗漏

（1）临床表现：输液速度减慢；无回血或浅粉色回血；穿刺点渗液；皮肤紧绷发亮；肿胀，有触痛感。

（2）应对措施

①停止输液，拔除液体。

②向外挤出漏液，尽量减少在组织内的液体。

③根据药物性质进行对症处理，普通药液早期禁止热敷，24 小时后进行 50% 硫酸镁热湿敷，化疗药冷敷，并根据药物指南做出相应处理。

④做好观察记录：观察患肢远端血供情况及肢体活动度。

（七）注意事项

1. 向患儿家属做好解释工作，取得患儿家属充分配合。

2. 严格无菌操作和查对制度，避免反复穿刺造成机械性损伤。

3. 穿刺时避开关节部位，注意保护血管，遵循从远及近、由小到大及多部位轮流穿刺的原则。

4. 原则上一次性静脉钢针使用不超过 4 小时。

5. 输液结束后拔针时，轻按穿刺点，快速拔针，同时按压穿刺点。

（八）健康宣教

1. 输液过程中，保持患儿情绪稳定，避免患儿哭闹。

2. 告知家属穿刺肢体不可大幅度运动，应在护理人员的指导下活动，以免发生液体渗漏。

3. 患儿及家属不可随意调节输液速度。

4. 避免穿刺部位受压，不随意牵拉导管。

5. 局部出现红、肿、热、痛等异常感觉及时告知护士。

6. 出现液体不滴或者回血等情况立即通知护士。

7. 拔针后按压到无出血为止，一般 5 ～ 10 分钟，凝血功能差的患儿应延长按压的时间。

四、外周静脉留置针

（一）概述

静脉留置针，又称静脉套管针，是由不锈钢的芯、软的外套管及塑料针座组成。它是经过静脉穿刺，将外套管和针芯一起刺入血管中，当套管送入血管后，抽出针芯，仅将柔软的外套管留在血管中进行输液的一种输液工具。

静脉留置针优点：价格低廉；静脉留置针广泛应用于临床，减轻了长期输液患儿反复穿刺的痛苦；保证输液的安全性；降低护士针刺伤的风险；提高抢救成功率，为危重患者的抢救开辟了静脉"绿色通道"。

（二）目的

1. 保持静脉通路通畅，利于给药，便于抢救治疗。

2. 保护血管，避免反复穿刺造成的血管损伤，适用于长期输液的患儿。

3. 减少穿刺，减轻患儿痛苦。

（三）适应证

1. 需要间歇或连续每日静脉输液治疗及输液量较多的患儿。

2. 静脉输入的溶液处于等渗或接近等渗状态，以及溶液处于或接近正常 pH 范围。

3. 抢救时需要快速输液、输血的患儿。

4. 需间歇性输注刺激性药物的患儿。

5. 血流动力学监测。

（四）禁忌证

1. 慢性肾病、动静脉分流患儿。

2. 硬化或受损的静脉。

3. 穿刺部位皮肤局部感染或者损伤。

4. 长期输入刺激性药物、发泡剂、肠外营养液、pH < 5 或 pH > 9 的液体或药物，以及渗透压大于 600mmol/L 的液体时。

（五）常用固定方法

【方法】

无菌敷料固定，8 字形环绕加强固定。

【要求】

牢固，美观，舒适，清洁，通畅。

【操作前准备】

1. 评估

（1）评估患儿的病情、配合程度、患儿家属情绪、药物性质及治疗方案。

（2）评估患儿血管状况及穿刺点周围皮肤，选择合适的穿刺血管。

（3）评估患儿预穿刺肢体的活动情况，预穿刺部位是否影响家属对其的照顾。

2. 准备

（1）护士：护士着装整齐，仪表端庄，洗手，戴口罩及修剪指甲。

（2）物品：液体、输液器、治疗盘、医嘱执行单、消毒液、棉签、治疗巾、止血带、胶布、留置针贴膜、自粘式弹力绷带、弯盘、洗手液、清洁手套、垃圾桶。

（3）环境：安静、舒适，光线充足，适合无菌操作。

（4）体位：患儿取平卧位，嘱家属固定患儿膝关节，双手绷紧患儿穿刺部位肢体，使之相对固定。

【操作流程】

1. 无菌敷料固定

(1)洗手、戴口罩,护士携用物至床旁,核对患者床号、姓名,向家属解释留静脉留置针的目的、方法、配合要点及注意事项。

(2)嘱家属协助患儿采取合适体位,对于哭闹不配合的患者可用特制的小夹板固定住需要穿刺的手足静脉,再行穿刺。

(3)戴清洁手套,暴露穿刺部位,根据治疗方案,选择合适的血管,在拟穿刺部位下垫治疗巾,消毒(面积不小于5cm×5cm),待干,准备套管针贴膜。

(4)严格遵循三查七对,检查液体、输液器、留置针,将其连接,并再次查对,挂输液袋,排气。

(5)穿刺:穿刺前再次核对,并嘱家属,固定好患儿穿刺肢体,穿刺成功后退出针芯,松止血带、松拳、松调节阀。

(6)固定:透明贴膜以穿刺点为中心,竖向无张力塑性固定留置针,去除贴膜内空气,将延长管与血管平行U形高举平台固定,高举平台固定输液导管(图2-21)。

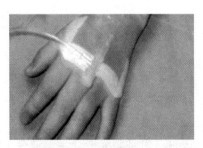

图2-21 无菌敷料固定

(7)贴标签:注明穿刺日期、时间、签全名。

（8）根据患儿病情、药物性质、留置针型号等调节滴速，操作后核对，整理床单位，整理用物，交代输液过程中注意事项。

（9）整理用物，洗手，记录。

2. 8 字形环绕加强固定

（1）按上述操作步骤完成穿刺。

（2）按无菌敷料法将静脉留置针进行良好的固定。

（3）根据部位的不同选择合适长度自粘式弹力绷带，将静脉留置针按外科 8 字形包扎固定，再将延长管向上反折成 U 形以胶布固定在绷带上（图 2-22）。

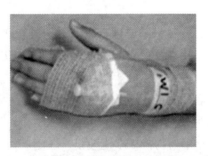

图 2-22　8 字形环绕加强固定

（4）按上述操作步骤，整理用物，交代注意事项。

（六）并发症及应对措施

1. 液体渗漏

（1）临床表现：局部皮肤苍白、冰凉、皮肤紧绷、水肿。

（2）应对措施

①立即停止输液，拔除外周静脉留置针，保持穿刺点清洁、干燥。

②观察和评估液体渗漏部位，包括皮肤、活动、感觉和肢端血供情况，并做好记录。

③向外挤出漏液，尽量减少在组织内的液体。

④根据药物性质进行对症处理，普通药液早期禁止热敷，24 小时后进行 50% 硫酸镁热湿敷，化疗药冷敷，并根据药物指南做出相应处理。

⑤制动：抬高患肢，有利于减轻肿胀和疼痛。

2. 静脉炎

（1）临床表现：静脉血管的炎症，表现为疼痛、水肿、红斑、条状或条索状形成。

（2）应对措施

①立即停止输液，必要时拔除留置针，及时通知医师，给予对症处理。

②根据引起静脉炎的原因，采取针对性措施：细菌性静脉炎禁止热敷；血栓性静脉炎抬高肢体，制动；化学性静脉炎遵医嘱局部封闭。

③告知患者不可自行湿热敷，要在护士指导下 24 小时内冷敷，24 小时后湿热敷。

④可局部应用药物：25% 硫酸镁，每日 4 次，每次 20 分钟；喜辽妥软膏涂抹，避开穿刺点，发红或硬结部位均匀涂抹至皮肤吸收，每日 3 ～ 5 次。

3. 穿刺部位感染

（1）临床表现：穿刺部位有脓性渗出或有红、肿、热、痛等不适感。

（2）应对措施

①立即拔除静脉留置针，并对穿刺部位进行消毒处理。

②定时更换无菌敷料，保持穿刺点清洁、干燥。

③对穿刺点渗出液进行细菌培养，用于指导抗生素的选择。

4. 导管堵塞

（1）临床表现：药液输注受阻或受限，冲管时阻力较大或无法冲管，不能抽出回血。

（2）应对措施

①发现或怀疑导管堵塞，应评估确认导管堵塞的性质及导管留置的必要性。

②依据导管堵塞的性质，给予相应的处理：血栓性导管堵塞，可用 5000U/ml 的尿激酶进行溶解；药物性导管堵塞，根据药物性质，选择药物对抗溶解结晶；机械性堵塞，查找引起导管堵塞的原因，给予相应的调整，如果无效，拔除导管。

③做好家属的结束工作，缓解不良情绪。

（七）注意事项

1. 严格执行无菌操作和查对制度。

2. 宜选择四肢静脉作为穿刺部位，避开关节部位及瘢痕、炎症、硬结等处的静脉，不宜首选头皮静脉。

3. 每次输液前后均应对留置针进行评估，检查穿刺部位及沿静脉走向有无红肿，并询问患儿有无疼痛等不适感。如有异常情况，应及时拔除导管并做出相应处理。

4. 每次输液前先抽回血，再用无菌的生理盐水冲洗导管。如无回血或重新遇有阻力时，不应强行冲洗导管。

5. 输液完毕应用生理盐水或肝素盐水正压封管，封管量为导管容积加延长管容积的 2 倍。

6. 静脉导管维护程序采用 ACL 的维护方法，即导管功能评估（assess，A）、冲管（clear，C）、封管（lock，L）。

7. 导管有相关性可疑感染时，应立即停止输液，拔除外周静脉留置针。

（八）健康宣教

1. 保持患儿安静，避免因哭闹引起留置针回血堵塞血管。

2. 穿刺部位保持清洁干燥，不打湿贴膜，贴膜卷边或污染时应及时更换。

3. 穿刺手臂避免过度活动，睡觉时避免压迫穿刺部位。

4. 更衣时避免导管脱出。穿衣原则：先穿穿刺侧肢体，后穿另一侧。脱衣原则：先脱未穿刺侧肢体，后脱穿刺侧肢体。

5. 输液时经常松握拳头，以促进血液循环。

6. 静脉留置针留置时间为 72～96 小时。

7. 拔管后按压至不出血为止，建议按压 5 分钟。

8. 指导患儿家属病情观察：有无发热、寒战、局部皮下血肿或组织水肿等不适症状。

五、经外周静脉置入中心静脉导管

（一）概述

经外周静脉置入中心静脉导管（PICC），是利用导管从外周手臂的静脉进行穿刺，导管直达靠近心脏的大静脉，避免化疗药物与手臂静脉的直接接触，加上大静脉的血流速度很快，可以迅速冲稀化疗药物，防止药物对血管的刺激。

经外周静脉置入中心静脉导管置管技术在儿科临床中应用越来越广泛，其操作较方便，导管柔软，不损伤血管，很大程度缓解了儿童长期输液治疗反复穿刺的痛苦，给患儿及护理人员带来很大的便利。但 PICC 需由经过专门培训的专科护士操作，技术要求高；需要严格的导管维护；增加导管相关性感染率。

（二）目的

1. 避免刺激性药物对外周血管的损伤和局部组织的刺激。

2. 减少穿刺次数，减少穿刺创伤，保护患儿外周静脉。

3. 降低护理治疗难度，提高护理工作效率。

4. 提供可靠的中长期静脉通路，可靠的抽血路径。

（三）适应证

1. 需长期静脉输液的患儿。

2. 输注刺激性或细胞毒性药物的患儿，如输注化疗药、抗生素等。

3. 输注高渗性液体、肠外营养。

4. 早产儿、危重患儿、血管条件差，缺乏血管通道倾向的患儿。

5. 需反复输血或血制品，或反复采血的患儿。

（四）禁忌证

1. 无可选择的静脉。

2. 严重的凝血功能异常，有静脉血栓史。

3. 置管部位或全身感染。

4. 确诊疑似导管相关性血流感染、菌血症、败血症。

5. 锁骨下、腋下淋巴结肿大或肿块。

6. 上腔静脉压迫综合征，预置管途径中有静脉狭窄或缺如。

7. 安装心脏起搏器，或亚急性心内膜炎。

8. 对导管材质过敏的患儿。

（五）常用固定方法

【方法】

无菌敷料固定，3M 贴加强固定，思乐扣内固定。

【要求】

牢固，美观，舒适，清洁，通畅。

【操作前准备】

1. 评估

（1）评估患儿的病情、配合程度、患儿家属情绪。

（2）评估患儿置管侧肢体的活动情况。

2. 准备

（1）护士：护士着装整齐，洗手，戴口罩及修剪指甲。

（2）物品：PICC换药包、手消液、乙醇（酒精）棉签、乙醇棉片、胶布、输液接头、10ml预充注射器、皮尺、弯盘、标签、笔、思乐扣、3M贴、剪刀。

（3）环境：清洁、舒适，调节适宜的病室温度。

（4）体位：平卧位，穿刺肢体外展。

【操作流程】

1. 无菌敷料固定

（1）洗手、戴口罩，护士携用物至床旁，核对患儿床号、姓名，取得患儿的配合。

（2）查对PICC维护手册，了解置管深度，穿刺点局部情况及上次更换敷料情况。

（3）洗手，打开换药包，取出治疗巾，置于肢体下，测量臂围，导管外露长度，与上次数据核对，做好记录。

（4）无菌方式更换输液接头，评估导管抽回血，脉冲式冲管，正压封管。

（5）暴露穿刺部位，无张力去除无菌敷料，检查穿刺部位，再次评估导管。

（6）洗手，无菌方式翻转换药包，戴无菌手套，消毒小飞机翼，放入无菌区待干复用。

（7）消毒：乙醇3遍、氯己定（洗必泰）3遍，消毒范围以穿刺点为中心上下10cm，左右至臂缘，充分待干。

（8）小飞机翼在距离穿刺点1cm处固定导管，第1条无菌胶布固定，将体外导管摆成S形，无张力贴无菌贴膜，并塑形。第2条无菌胶布从导管下方，蝶形固定延长管。第3条胶布贴于延长管上方，两端压住第2条胶布两端。

（9）贴标识，注明导管外露长度、臂围、换膜时间及日期、置管日期、签全名。

（10）用胶布以高举平台法将输液接头固定于皮肤上。

（11）整理用物、记录维护登记本，向患儿家属讲解相关注意事项。

2. 3M 贴加强固定

（1）按上述操作步骤完成无菌敷料固定。

（2）将 3M 贴剪成 7cm×4cm 大小，一边剪成 Y 形切口，对侧剪成 I 形切口，将延长导管 U 形高举平台固定于穿刺肢体上。

（3）按上述操作步骤，整理用物，交代注意事项。

3. 思乐扣内固定

（1）按上述步骤完成消毒。待干后，将导管固定翼的缝合孔安装在思乐扣上，箭头朝向穿刺点。

（2）将导管摆成 U 形或弧形，撕开思乐扣背面胶纸粘贴于皮肤上。

（3）无张力贴无菌贴膜，并塑形。第 1 条无菌胶布从导管下方，蝶形固定延长管，第 2 条胶布贴于延长管上方，两端压住第 1 条胶布两端。

（4）贴标识，注明导管外露长度、臂围、换膜时间及日期、置管日期、签全名。

（5）用胶布以高举平台法将输液接头固定于皮肤上。

（6）整理用物、记录维护登记本，向患儿家属讲解相关注意事项。

（六）并发症及应对措施

1. 导管异位

（1）临床表现：滴速减慢，无法抽到回血或导管持续回血，输液疼痛。

（2）应对措施

①停止使用，立即行 X 线定位。

②请 PICC 置管专科护士进行会诊，评估导管功能，结合治疗需要保留或者拔除导管。

③禁止将导管送回体内，若导管保留则进行严格无菌消毒，将导管进行剪裁，或将导管盘绕后固定于无菌敷料内，并妥善固定。

2. 导管堵塞

（1）临床表现：输液速度减慢或停止，冲封管阻力增大，无法抽到回血。

（2）应对措施

①回抽法：用 10ml 注射器轻轻回抽，尽可能将血管内的血凝块抽出。

②尿激酶溶栓法：应在导管堵塞 6 小时内处理，此时血栓形成时间尚短，对溶栓药物反应较敏感。

3. 导管破裂或断裂

（1）临床表现：导管渗血、渗液，导管完全断开。

（2）应对措施

①体外断裂时可修复的进行修复，不可修复的立即拔除导管。

②体内断裂：患者制动，腋窝处扎止血带压迫导管远端处的血管，通知医师行静脉切开术，取出断裂的导管。

4. 穿刺点感染

（1）临床表现：穿刺点局部红、肿、热、痛、皮温升高，有分泌物。

（2）应对措施

①合理更换无菌敷料，操作过程中严格无菌操作。

②分泌物进行细菌培养。

③加强穿刺点及患儿生命体征，若患儿出现突然高热，临床又无其他原因，应考虑导管感染，这时应果断拔管，并做导管尖端培养。

④根据细菌培养结果，选择性使用抗生素。

5. 机械性静脉炎

（1）临床表现：穿刺点上方，沿静脉走向出现条索状改变，局部皮肤红肿，有触痛。

（2）应对措施

①停止该导管使用，抬高患肢。

②局部 25% 硫酸镁湿热敷，或局部涂抹喜疗妥软膏。

③局部可以进行红外线照射，每天 2 次，每次 30 分钟。

6. 静脉血栓

（1）临床表现：液体流速减慢，置管侧肢体肿胀，臂围增加 2cm 以上。

（2）应对措施：患肢抬高制动，遵医嘱给予抗凝、溶栓治疗。

（七）注意事项

1. 更换无菌敷料过程中，严格无菌操作。

2. 每次消毒均应充分待干。

3. 无菌敷料下，切勿将胶布固定在外露的导管上。

4. 无菌敷料常规每周更换一次，有渗血、渗液及时更换无菌敷料。

5. 去除原有透明敷料时，一手拇指轻压穿刺点，沿四周由外向内松解贴膜，固定导管，自下而上 180°撕除旧贴膜，以免损伤皮肤。

6. 每班需测量导管外露长度及患儿的臂围，并观察穿刺点局部皮肤是否有红、肿、热、痛等症状及穿刺肢体是否肿胀。

7. 给药前后均用 10ml 生理盐水冲管，然后肝素盐水正压封管。严格按照 ACL 进行导管维护，即导管功能评估（A）、冲管（C）、封管（L）。

8. 输注肠外营养液脂肪乳剂时，每间隔 4 小时冲 1 次管，避免发生导管堵塞。

9. 输注血制品、肠外营养液后应更换输液接头。

（八）健康宣教

1. 导管留置期间，不影响穿刺肢体的正常活动，可以从事一般的日常生活，如洗脸、刷牙等，但应避免剧烈活动。

2. 穿刺前适当进行穿刺肢体的活动，上肢做抓握动作，下肢做蹦跳运动，增加血液循环。如患儿无自主活动，家属应按摩术侧肢体及协助旋腕活动。

3. 避免长时间压迫术侧肢体，致血流缓慢。

4. 穿脱衣物时先穿置管侧衣袖，后脱置管侧衣袖。

5. 保持穿刺部位局部清洁、干燥，不打湿贴膜，不擅自撕下贴膜。每周对导管维护一次，发现贴膜污染、潮湿、卷边、松动时应及时维护。

6. 输液时注意观察液体滴速，穿刺点周围皮肤情况，穿刺静脉血管情况，发现异常及时报告护士。

7. 家属应嘱咐并监督患儿切勿玩弄导管体外部分，以免损伤导管或将导管拉出体外。

8. 出院后，家属不可自行维护，需要维护时应到正规医院由专业护士进行维护。

六、经皮中心静脉导管

（一）概述

中心静脉导管（CVC）是指经皮穿刺颈内静脉、锁骨下静脉和股静脉，插入的导管尖端到达中心静脉（上、下腔静脉）的方法。应用最多的为颈内静脉和股静脉。

中心静脉导管，操作简便，可以反复使用；血流量相对充分；对患儿的日常生活影响小；不易发生血栓、感染、破裂、出血等并发症，不增加患儿心脏负担。中心静脉导管是目前国内儿童患者采用最多的血管通路方式。

（二）目的

1. 提供中短期静脉给药途径，避免重复穿刺，保护外周血管。

2. 可用于血液透析、血液滤过和血浆置换。

3. 测定各种生理学参数，检测中心静脉压，衡量右心泵血功能，经导管安装临时起搏器。

4. 用于大手术和危重症患儿的抢救。

（三）适应证

1. 由于外伤和疾病造成呼吸、心跳停止需要急性复苏的患儿。

2. 严重休克需大量而快速补液的患儿，由于失血、过敏造成血容量低时。

3. 体外循环下各种心血管手术。

4. 需要插入漂浮导管进行血流动力学监测的患儿。

5. 外周静脉穿刺困难，但需长期使用对血管刺激性药物的患儿。

6. 肿瘤化疗的患儿，防止化学性静脉炎的发生，防止药液外渗。

（四）禁忌证

1. 凝血功能异常或近期上腔静脉有血栓形成。

2. 穿刺血管引流区域有恶性病变、感染或外伤。

3. 穿刺血管解剖位置异常，以及有严重气胸。

4.躁动不安、极不配合的患儿。

（五）常用固定方法

【方法】

无菌敷料固定。

【要求】

牢固，美观，舒适，清洁，通畅。

【操作前准备】

1.评估

（1）评估患儿的病情、配合程度、患儿家属情绪。

（2）评估患儿穿刺部位周围皮肤和敷料情况，查看敷料更换时间及置管时间。

（3）观察导管外露长度，注意导管有无移位。

2.准备

（1）护士：护士着装整齐，洗手，戴口罩及修剪指甲。

（2）物品：中心静脉置管换药包、手消液、乙醇棉签、乙醇棉片、胶布、输液接头、10ml预充注射器、弯盘、标签、笔。

（3）环境：清洁、舒适，调节适宜的病室温度，符合无菌操作条件。

（4）体位：平卧位，头偏向对侧。

【操作流程】

1.洗手、戴口罩，护士携用物至床旁，核对患儿床号、姓名，取得患儿的配合。

2.评估CVC导管固定情况，导管是否通畅。

3.洗手，打开换药包，取出治疗巾，置于穿刺部位。

4.无菌方式更换输液接头，评估导管抽回血，脉冲式冲管，正压封管。

5.暴露穿刺部位，一手固定导管，一手无张力去除无菌敷料，检查穿刺部位，再次评估导管。

6. 洗手，无菌方式翻转换药包，戴无菌手套。

7. 消毒：乙醇 3 遍、氯己定 3 遍，消毒范围不小于 15cm×15cm，待干。

8. 固定敷料：单手持无菌敷料，敷料 V 形楔口顺外露导管走向，无张力自然垂放；用拇指及示指指腹沿导管进行塑形；用拇指抚平周围敷料，使敷料充分与皮肤黏合；从切口处移除敷料的边框；附加胶带的缺口朝向穿刺点，粘贴于导管下端，封闭敷料缺口处。

9. 贴标识，注明导管外露长度、维护时间及日期、置管日期、签全名。

10. 用胶布将外露导管 S 形或 U 形高举平台固定。

11. 整理用物，向患儿家属讲解相关注意事项。

（六）并发症及应对措施

1. 感染

（1）临床表现：穿刺点感染多为局部红肿、渗出，有压痛和炎性反应；隧道感染表现为导管穿刺隧道表面红、肿、热、痛，皮下脓肿，可伴有发热，进一步可发展为导管相关败血症；导管腔内感染典型表现为使用过程中患儿出现寒战、发热、血常规升高，严重者可发展为败血症、感染性心内膜炎。

（2）应对措施

①及时更换无菌敷料，严格无菌操作，局部定时消毒。

②加强护理及患儿的管理，以防感染加重。

③局部或者静脉应用抗生素，必要时拔除导管。

④局部分泌物及导管尖端做细菌培养，指导抗感染治疗。

2. 静脉血栓

（1）临床表现：以导管腔内血栓最为常见，表现为滴速减慢，回抽不畅；导管外血栓，同侧肢体肿胀、疼痛，肢体皮温改变。

（2）应对措施

①切忌硬推，以防血栓进入体内循环。

②导管内血栓可应用尿激酶溶栓法进行溶栓，将尿激酶缓慢注入导管内保留20～30分钟后回抽，若仍不通可重复2～3次，反复抽吸废弃液，通畅后即可重新使用。

③溶栓不成功时拔出导管，重新置管。

④对患儿进行全身抗凝治疗。

3. 空气栓塞

（1）临床表现：突发呼吸困难、缺氧，心尖部可闻及水轮样杂音。

（2）应对措施

①立即停止输液，报告医师。

②将患儿置于左侧头低位，经皮行右心房或右心室穿刺抽气。

③予高浓度吸氧，必要时呼吸循环支持。

4. 导管异位　同PICC导管异位并发症。

5. 导管堵塞　同PICC导管堵塞并发症。

（七）注意事项

1. 严格执行无菌操作原则和查对制度。

2. 每日观察穿刺点及周围皮肤的完整性。

3. 保持导管良好固定，避免导管脱落，保证导管的稳定性。

4. 无菌敷料应每7天更换一次，无菌纱布敷料每2天更换一次。

5. 穿刺部位发生渗液、渗血或敷料污染、卷边、松动等完整性受损时立即更换。

6. 输液接头每7天更换一次，如果接头内有血液残留、完整性受损应立即更换。

7. 给药前后均用 10ml 生理盐水冲管，然后肝素盐水正压封管。严格按照 ACL 进行导管维护，即导管功能评估（A）、冲管（C）、封管（L）。

8. CVC 输液过程中应及时更换液体或封管，严禁液体流空，防止出现空气栓塞。

（八）健康宣教

1. 家属应随时观察导管有无回血现象、固定导管的贴膜是否松动、卷边和贴膜内有无水气。

2. 保持导管通畅。患儿活动时保护好导管，不要打折与受压；尽量减少过度活动，防止回血堵塞导管。

3. 切勿让孩子玩弄导管，防止脱出，导管外露部分切忌接触坚硬、锋利物品，并且不可牵拉擅自撕扯透明贴膜。

4. 睡眠时尽量平卧或卧于置管对侧，以免压迫导管引起导管扭曲、受压变形或脱落；双手尽量远离 CVC，翻身时需轻缓，防止无意识拔管与脱管。

5. 避免穿紧身及高领上衣，宜穿着柔软、宽松且便于穿脱的内衣，穿脱衣服动作要轻柔，避免牵拉导管。

6. 保持穿刺处局部干燥，不擅自撕下贴膜，只可淋浴，不可泡澡，洗澡后及时更换敷料，降低感染概率。

7. 尽量选择凉爽的环境，减少汗液的产生，患儿出现穿刺点疼痛、发痒等不适及其他问题时，勿自行处理，应及时与医护人员联系。

七、儿科静脉导管的健康宣教

1. 外周静脉穿刺前，向患儿家属进行穿刺过程的讲解，并指导患儿家属配合穿刺，为患儿取合适体位，安抚患儿，确保穿刺过程顺利，减少复穿率。

2.中心静脉置管前,医务人员应将各有创置管术的应用目的、意义告诉家长及年长患儿，取得家属及患儿的理解。

3.向患儿及家属讲解置管的护理知识、常见并发症及其预防方法，避免置管肢体过度活动，置管期间注意保持穿刺部位干燥、清洁。医患双方应相互配合，有效预防感染、堵管、液体渗漏等并发症的发生。

4.向患儿家属讲解留置导管的重要性，以及导管安全的重要性。并告知出现非计划拔管的危险性，引起患儿及家属对导管的重视，不随意碰触导管。

参 考 文 献

[1] Matsuzaki A, Suminoe A, Koga Y, et al. Long-term use of peripherally inserted central venous catheters for cancer chemotherapy in child[J]. Support Care Cancer, 2006, 14:153-160.

[2] 钟华荪. 静脉输液治疗护理学 [M]. 北京：人民军医出版社, 2007:233.

[3] Shaw J C, Glluck L. Parenteral nutrition in the management of sick low birth-weight infants[J]. Pediatric Clinics of North America, 1973(20):333-358.

[4] Puntis J W. Percutaneous insertion of central venous feeding catheter[J]. Arch Dis Child, 1986, 61:1138-1140.

[5] Hankins J. Infusion Therapy in Clinical Practice[M]. 2nd ed. Philadelphia:WB Saunders, 2001:13.

[6] 陈荷娣. 静脉留置针透明敷贴引起新生儿皮肤问题的探讨 [J]. 中国实用护理杂志, 2004, 20(5):38.

[7] 饶庆华，元凤，李宝丽. 小儿静脉留置针封管效果的观察 [J]. 中华护理杂志, 2000, 35(10):624.

[8] 经霁，阎秀兰，郭英，等. 浅静脉留置针保护膜更换时间的探讨 [J]. 实用护理杂志, 2002, 18(16):47.

[9] 钟华荪，李柳英. 静脉输液治疗护理学 [M].3 版 . 北京：人民军医出

版社 , 2014.

[10] 杨晓霞 , 赵光红 . 临床管道护理学 [M]. 北京 : 人民卫生出版社 , 2006.

[11] 郑海英 . 管路滑脱原因分析及护理对策 [J]. 健康大视野 , 2019 (16):218.

[12] 吴超君 . 成人静脉输液港维护的循证实践 [D]. 南京医科大学 , 2018, 53(3):347-351.

[13] 田佩佩 . 儿童静脉输液工具的选择 [J]. 心理月刊 , 2018(07):174-175.

[14] 姜玮 , 安嘉清 . 可来福输液接头在儿童静脉治疗中的应用 [J]. 实用医技杂志 , 2002(12):956-957.

[15] 孙悦 . PICC 导管固定方法的改进及在肿瘤患儿中的应用 [J]. 中华护理杂志 , 2014, 49(11):1398-1399.

[16] 陈步平 . 两种小儿头皮针固定方法比较 [J]. 现代实用医学 , 2011, 23(3):350-350.

[17] 边巴欧珠 . 应用弹力绑带固定儿科头皮针静脉输液的方法及护理 [J]. 西藏科技 , 2019(4):54-55.

[18] 管海燕 . 静脉留置针并发症的预防与护理 [J]. 家庭护士 : 下旬 , 2007, 5(9):26-27.

[19] 丁兰华 , 王瑞华 , 诸祥美 , 等 . 固定婴幼儿手关节部位置入静脉留置针的可行性研究 [J]. 医疗装备 , 2015, 28(12):129-130.

[20] 任涛 . 中心静脉置管在儿童重症医学科血液净化患儿中的效果观察及护理体会 [J]. 中国药物与临床 , 2019, 19(2):339-341.

第3章

呼吸系统疾病常见导管固定及护理

第一节 吸 氧 管

一、概述

吸氧是临床最常用的缓解缺氧的一种治疗方法。适量吸氧用于纠正缺氧,提高动脉血氧分压和氧饱和度的水平,促进代谢,是辅助治疗多种疾病的重要方法之一。

二、目的

1. 纠正缺氧,提高动脉血氧分压和氧饱和度的水平,促进代谢。

2. 临床缺氧症状不明显者,也可能存在着氧债,也可能微循环代谢异常,因而可能需要吸氧。

3. 某些外科手术前后患者、大出血休克患者、胎心音不良或分娩时产程过长患者等。

三、适应证

1. 呼吸系统疾患影响肺活量者。

2. 心脏功能不全，使肺部充血致呼吸困难者。

3. 中毒，使氧不能由毛细血管渗入组织而产生缺氧者。

4. 昏迷患者，如脑血管意外等。

5. 某些外科术后、大出血休克、颅脑疾患、产程延长或胎心音不良等患者。

四、禁忌证

1. 通过吸氧增加了吸入氧气浓度，有可能造成氧中毒。

2. 肺泡增大不宜吸氧。

3. 面部充血时不宜吸氧。

4. 刚进行剧烈运动后不宜吸氧。

五、常用固定方法

【方法】

耳后固定法。

【要求】

牢固，美观，舒适，清洁，通畅。

【操作前准备】

1. 评估　患者的意识及病情，有无鼻塞，有无鼻腔手术，双侧耳郭后皮肤等。

2. 准备

（1）护士：护士着装整齐，洗手，戴口罩及修剪指甲。

（2）物品：双腔吸氧导管、手电筒、温水、棉签、手消液。

（3）环境：清洁、舒适。

（4）体位：端坐位或半卧位。

【操作流程】

1. 耳后颌下固定法

（1）护士携用物至床旁，核对患者床号、姓名。

（2）评估患者双耳上缘及双耳后皮肤。

（3）检查鼻腔。

（4）鼻塞突起向上，戴在双耳郭后，放置颌下，调节松紧适宜（图3-1，图3-2）。

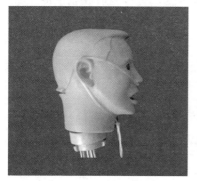
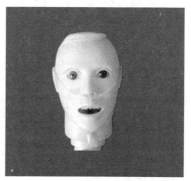

图 3-1　耳后颌下固定法　　　　图 3-2　耳后颌下固定法

2. 耳后头部固定法

（1）护士携用物至床旁，核对患者床号、姓名。

（2）评估患者双耳上缘皮肤。

（3）检查鼻腔。

（4）鼻塞突起向上，戴在双耳上缘，放置后脑勺部，调节松紧适宜（图3-3，图3-4）。

六、并发症及应对措施

1. 氧中毒

（1）临床表现：引起气管刺激症状，如胸骨后不适，刺激

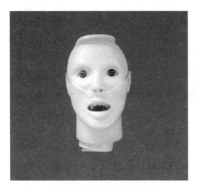
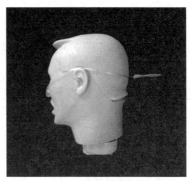

图 3-3　耳后头部固定法　　　　图 3-4　耳后头部固定法

或烧灼感，伴轻度干咳，缓慢加重。

（2）应对措施

①严格掌握给氧指征，选择恰当的给氧方式，控制吸氧浓度和时间。

②根据患者变化及时调整氧流量，尽量避免长时间、高浓度给氧。

③护士应在患者吸氧过程中加强巡视，认真观察氧疗效果，定期做血气分析。

④向患者宣传用氧安全，告诫患者切勿自行调节氧流量。

2. 呼吸道分泌物干燥

（1）临床表现：出现刺激性干咳，无痰或痰液黏稠，不易咳出，有鼻衄或痰中带血。

（2）应对措施

①吸氧时要有湿化氧气装置，向张口呼吸的患者解释、宣教，尽量使其经鼻腔呼吸，以减轻呼吸道黏膜干燥程度。

②对于病情严重者，可用湿纱布覆盖口腔，定时更换，湿化吸入的空气。必要时给予雾化吸入。

③根据患者情况调节氧流量，避免氧流量过大。用氧者，应每日更换导管 1 ～ 2 次，并由另一侧鼻孔插入。

④停止吸氧时应先拔出鼻导管再关闭氧气开关，以避免关错开关，大量氧气突然冲入呼吸道而损伤组织。

3. 无效吸氧

（1）临床表现：患者自感空气不足，呼吸费力，胸闷、烦躁、不能平卧，呼吸频率、节律、深浅度均发生改变。

（2）应对措施

①用氧前仔细检查吸氧装置是否完好，保证氧源压力正常，吸氧管道连接密闭不漏气。

②连接患者的吸氧管妥善固定，避免脱落和移位，保持通畅。

③遵医嘱或根据患者病情调节氧流量，吸氧过程中加强巡视，观察用氧效果。

④及时清除呼吸道分泌物，保持呼吸道通畅，避免分泌物结痂堵塞。

⑤吸氧过程中，严密观察患者缺氧症状有无改善。

七、注意事项

1. 告知患者吸氧过程中勿自行随意调节氧流量。

2. 严禁使用生理盐水湿化。

3. 湿化瓶用后放入 0.1% 有效氯浸泡液内消毒 30 分钟，再用清水洗净待干备用。一次性氧疗装置用后按医疗废物处理。

4. 长期氧疗患者，吸氧管及湿化瓶每周更换消毒 1 次。

5. 健康人在正常情况下不必吸氧，只要多做些耗氧运动，如游泳、跑步等，即可加强心脏功能的锻炼。

八、健康宣教

1. 给患者讲解吸氧的目的、正确吸氧的方法，减轻患者焦虑。

2. 向患者讲解室内严禁火源，以防火灾。

3. 选择合适的氧气湿化装置，通过湿化气道，以减轻对呼吸道黏膜的刺激。

4. 长期氧疗，给氧流量应控制在每分钟 2 ～ 4L，每天高流量吸氧不得超过 1 小时，以防产生氧自由基危害健康。

5. 鼻导管使用前应先检查是否通畅，使用一次性吸氧管，按时更换。

第二节　经口气管插管

一、概述

气管内插管是指将特制的气管内导管经声门置入气管的技术，这一技术能为气道通畅、通气供氧、呼吸道吸引和防止误吸等提供最佳条件。

二、目的

1. 维持气道通畅，保证有效通气。

2. 有效清理呼吸道分泌物。

三、适应证

1. 患者自主呼吸突然停止。

2. 不能满足机体的通气和氧供的需要而需机械通气者。

3. 不能自主清除上呼吸道分泌物，胃内容物反流或出血随时有误吸者。

4. 全麻或静脉复合麻醉手术者。

四、禁忌证

1. 喉头水肿、急性喉炎。

2. 咽喉部烧伤、肿瘤、异物。

3. 主动脉瘤压迫气管者。

4. 下呼吸道分泌物潴留。

5. 颈椎骨折。

五、常用固定方法

【要求】

牢固，通畅，舒适，整洁，美观。

【操作前准备】

1. 评估　患者的意识及病情，气管插管位置，气囊松紧度，口腔黏膜情况等。

2. 准备

（1）护士着装整齐，洗手，戴口罩及修剪指甲。

（2）弯盘、棉签、液状石蜡，抗过敏胶布、手套。

【操作流程】

1. T 形固定法　取抗过敏透气胶布，按胶布背面刻度剪出 25cm×4cm 胶布 1 块，沿纵向两边正中分别向中间剪 11cm，中间留 3cm，固定时一横条固定于患者鼻唇之间，下横条分别顺时针和逆时针包绕气管插管和牙垫（图 3-5，图 3-6）。

2. 交叉蝶形固定法　取抗过敏透气胶布，按背面刻度剪出 2.5cm×20cm 的胶布 2 根，沿两根胶布纵向中点剪至 12cm 处。

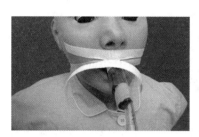

图 3-5　T 形固定法

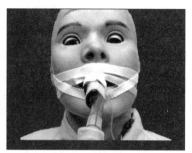

图 3-6　T 形固定法

气管插管完毕后，取 1 条胶布，将未剪开的 8cm 贴于一侧面颊，已剪开的上条固定于鼻唇之间并延伸到对侧面颊，将胶布下侧的一端沿口角刻度处固定插管，并沿此刻度顺时针或逆时针环绕固定包绕气管插管。另 1 条用同样方法从对侧面颊开始顺时针或逆时针沿插管根部环绕（图 3-7 至图 3-9）。

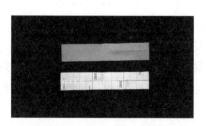

图 3-7　交叉蝶形固定胶布

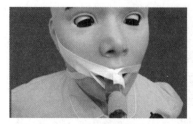

图 3-8　交叉蝶形固定法

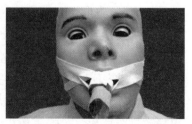

图 3-9　交叉蝶形固定法

六、并发症及应对措施

1. 气道阻塞

（1）湿化不足或吸氧不充分、呼吸机导管扭曲或异物坠入、误吸等均可引起气道阻塞，患者可表现为呼吸困难、发绀、烦躁不安、休克。

（2）随时了解气管导管的位置，可通过听诊双肺呼吸音或X线检查了解导管位置和深度，若发现一侧呼吸音消失，可能是气管插入一侧肺部，需及时调整。

（3）保持气道内湿润。痰液黏稠时，遵医嘱按时给予雾化吸入，或向气管内滴入湿化液，每次 2～5ml，24 小时不超过250ml。及时吸出口腔及气管内分泌物，吸痰时注意无菌操作，口腔、气管吸痰管要严格分开。吸痰管与吸氧管不宜超过气管导管内径的 1/2，以免堵塞气道。每次吸痰做到一次一管一手套，吸痰管在气道内停留少于 15 秒。

2. 气管导管脱落

（1）气管插管固定不到位或镇静药物使用效果不佳时患者自行拔管可导致气管导管脱落，表现为呼吸困难、缺氧、意识丧失等。

（2）向患者及家属解释留置气管导管的重要性及活动时的注意要点，取得患者配合。气管插管要与硬牙垫一起固定，可用胶布、寸带双固定，防止移位或脱出。寸带固定不宜过细，以防管腔变形，定时测量气管插管与在门齿前的刻度，并记录。同时用约束带束缚双手，防止患者初醒或并发精神症状时自行拔管而损伤咽喉部，每日更换牙垫及胶布，并行口腔护理或口腔灌洗。

3. 气道内壁受损

气囊压力过高阻断局部黏膜的血液供应，可导致黏膜坏死，出血。气囊松紧度要适宜，每 4 小时放气 5～10

分钟（1次），放气前吸尽口咽部及管内分泌物。气管导管保留72小时后应考虑气管切开，防止气囊长时间压迫气管黏膜，引起黏膜缺血，坏死。

4. **炎症** 插管可引起喉炎、喉水肿、声带麻痹、口腔溃疡、呼吸道炎症等，每日更换牙垫及胶布，并行口腔护理。

七、注意事项

1. 保持气管插管和呼吸机导管的通畅，防止呼吸机导管受压、打折、扭曲，吸痰时会出现短暂的呛咳等。

2. 告知患者不要自行拔管，指导患者配合机械通气，减少人机对抗，不能耐受时通知医师。根据病情更改呼吸机模式和参数，或遵医嘱给予镇静药和肢体约束。

3. 观察患者气管导管的外露长度，防脱出或插入过深。

4. 加强患者肺部听诊及口腔护理，防止发生感染。

八、健康宣教

1. 向患者说明留置气管导管的重要性及注意事项，确保插管的有效性。

2. 指导患者勿进行剧烈的头颈活动，防止气管导管移位，翻身时需有护士协助进行。

3. 教会患者使用非语言交流，如写字、手势或使用卡片等。

4. 鼓励患者进行有效呼吸，鼓励咳嗽，及早拔管。

第三节 经鼻气管插管

一、概述

经鼻气管内插管是指将特制的气管内导管经鼻置入气管的

技术，这一技术能为气道通畅、通气供氧、呼吸道吸引和防止误吸等提供最佳条件。

二、目的

1. 维持气道通畅，保证有效通气。

2. 有效清理呼吸道分泌物。

三、适应证

1. 有自主呼吸、需要气管插管的患者。

2. 婴幼儿、小儿行机械通气。

3. 成人机械通气时间超过 3 天。

4. 张口困难者需机械通气。

四、禁忌证

1. 鼻损伤、鼻出血。

2. 颅底骨折、颅内高压。

3. 上呼吸道阻塞。

4. 凝血功能障碍。

五、常用固定方法

【方法】

分叉交织法，蝶翼法。

【要求】

牢固，通畅，舒适，整洁，美观。

【操作前准备】

1. 评估 患者的意识及病情，气管插管位置，气囊松紧度，口腔黏膜情况等。

2. 准备

（1）护士着装整齐，洗手，戴口罩及修剪指甲。

（2）弯盘、棉签、液状石蜡，抗过敏胶布、手套。

【操作流程】

1. 分叉交织法

（1）护士携用物至床旁，核对患者床号、姓名，确认患者导管置入长度。

（2）取抗过敏透气弹性胶布，按胶布背面刻度剪出 7cm×3cm 胶布 1 块，沿纵向正中剪开至 4cm 处，修边角至美观。气管导管留置成功后，擦净鼻部分泌物，用未剪开 3cm（此长度可根据患者鼻的情况而定）的胶布纵向固定于整个鼻部，剪开的一条沿导管在鼻孔处顺时针螺旋形缠绕数圈，将导管稍向鼻内插入 0.5cm，使得导管和鼻之间插入些胶布，减少导管对鼻的刺激，再将另一条胶布逆时针螺旋形缠绕（图 3-10，图 3-11）。

2. 蝶翼法

（1）护士携用物至床旁，核对患者床号、姓名，确认患者导管置入长度。

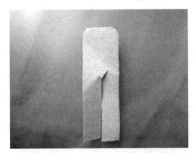

图 3-10　分叉交织法胶布

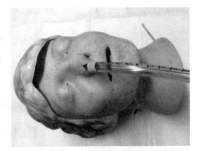

图 3-11　分叉交织固定法

（2）选择一条长 7cm 的透气型宽胶布，将胶布从一端两侧各剪去 1cm×4cm，一端保留 3cm×3cm，贴于患者鼻部，将一端剪开残留的部分缠绕在导管上。将经鼻气管插管外露部分用透明贴或宽胶布贴于患者的脸颊上（图 3-12，图 3-13）。

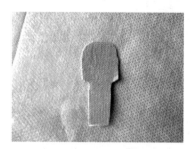

图 3-12　蝶翼法胶布

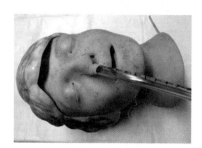

图 3-13　蝶翼固定法

六、并发症及应对措施

1. 气道阻塞

（1）湿化不足或吸氧不充分、呼吸机导管扭曲或异物坠入、误吸等均可引起气道阻塞，患者可表现为呼吸困难、发绀、烦躁不安、休克。

（2）随时了解气管导管的位置，可通过听诊双肺呼吸音或 X 线检查了解导管位置和深度，若发现一侧呼吸音消失，可能是气管插入一侧肺部，需及时调整。

（3）保持气道内湿润。痰液黏稠时，遵医嘱按时给予雾化吸入，或向气管内滴入湿化液，每次 2～5ml，24 小时不超过250ml。及时吸出口腔及气管内分泌物，吸痰时注意无菌操作，口腔、气管吸痰管要严格分开。吸痰管与吸氧管不宜超过气管导管内径的 1/2，以免堵塞气道。每次吸痰做到一次一管一手套，吸痰管在气道内停留少于 15 秒。

2. 气管导管脱落

（1）气管插管固定不到位或镇静药物使用效果不佳时患者自行拔管可导致气管导管脱落，表现为呼吸困难、缺氧、意识丧失等。

（2）向患者及家属解释留置气管导管的重要性及活动时的注意要点，取得患者配合。气管插管有效的固定，同时用约束带束缚患者双手，防止患者初醒或并发精神症状时自行拔管而损伤鼻腔及咽喉部。每日更换胶布，并行口腔护理或口腔灌洗。

3. 气道内壁受损　气囊压力过高阻断局部黏膜的血液供应，可导致黏膜坏死，出血。气囊松紧度要适宜，4 小时放气 5 ～ 10 分钟（1 次），放气前吸尽口咽部及管内分泌物。气管导管保留 72 小时后应考虑气管切开，防止气囊长时间压迫气管黏膜，引起黏膜缺血，坏死。

七、注意事项

1. 保持气管插管和呼吸机导管的通畅，防止呼吸机导管受压、打折、扭曲，吸痰时会出现短暂的呛咳等。

2. 告知患者不要自行拔管，指导患者配合机械通气，减少人机对抗，不能耐受时通知医师。根据病情更改呼吸机模式和参数，或遵医嘱给予镇静药和肢体约束。

3. 观察患者气管导管的外露长度，防脱出或插入过深。

4. 加强患者肺部听诊及口腔护理，防止发生感染。

八、健康宣教

1. 向患者说明留置气管导管的重要性及注意事项，确保插管的有效性。

2.指导患者勿进行剧烈的头颈活动，防止气管导管移位，翻身时需有护士协助进行。

3.教会患者使用非语言交流，如写字、手势或使用卡片等。

4.鼓励患者进行有效呼吸，鼓励咳嗽，及早拔管。

第四节　气管切开套管

一、概述

气管切开是一种切开颈段气管前壁并插入气管套管，使患者直接经套管呼吸的急救技术。气管套管由外管内管及管芯组成，根据内径不同，有4～14mm多种型号。根据材质，分为金属和塑料两种。临床上常根据患者的年龄、性别和需要，选用不同型号。

二、目的

气管切开可以解除上呼吸道阻塞，保持呼吸道通畅，并有利于清除下呼吸道分泌物。固定气管套管的目的是保持气管套管通畅，松紧适度，以免气管套管脱出，预防并发症。

三、适应证

1.喉阻塞。

2.下呼吸道分泌物潴留阻塞。

3.颌面部、口腔、咽、喉部手术的前置手术等。

四、禁忌证

1.凝血功能明显异常。

2. 全身严重衰竭。

3. 气管畸形、管腔狭窄、颈前肿物。

五、常用固定方法

【要求】

牢固，通畅，舒适，无菌，美观。

【操作前准备】

1. 评估　患者的意识及病情，气管切开位置，气囊松紧度，口腔黏膜情况等。

2. 准备

（1）护士着装整齐，洗手，戴口罩及修剪指甲。

（2）乙醇棉签，弯盘，气切固定带（气切带固定法），橡胶止血带（气切带＋橡胶止血带固定法），制式气切固定带。

【操作流程】

1. 气切带固定法　将气切带穿过一侧外套管固定孔绕颈后部（长度根据患者调试），再穿过另一固定孔，在颈侧打死结固定（图 3-14，图 3-15）。

2. 气切带＋橡胶止血带固定法　准备宽为 1cm 的气切带及内径为 0.5cm、外径为 0.7cm 橡胶止血带各 1 条，按以下方法

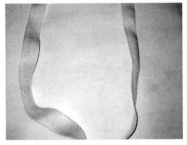

图 3-14　气切带

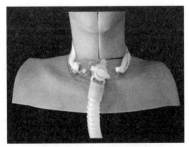

图 3-15　气切带固定法

进行裁剪。颈围－套管固定板宽度＝橡胶止血带长度。橡胶止血带长度 +6cm= 气切固定带长度（图 3-16，图 3-17）。

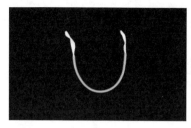

图 3-16 气切带 + 橡胶止血带

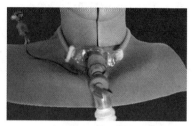

图 3-17 气切带 + 橡胶止血带固定法

3. 制式气切固定带固定法 将气切带穿过一侧外套管固定孔后粘贴至颈后正中，两侧对称粘贴（图 3-18，图 3-19）。

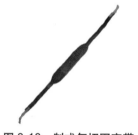

图 3-18 制式气切固定带

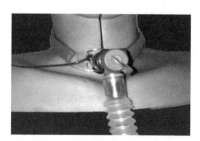

图 3-19 制式气切固定带固定法

六、并发症及应对措施

1. 套管堵塞 若患者出现憋气，套管内无气流溢出或有少量气流溢出，可考虑气管套管阻塞或脱管。可先将内套管取出，若憋气缓解，为套管堵塞，给予清洗内套管后重新插入内套管。并应注意加强湿化及吸痰，增加清洗内套管的频率，防止内套管再次被堵塞。

2. **套管脱出**　若患者出现憋气，套管内无气流溢出或有少量气流溢出，取出内套管患者无明显改善，可考虑套管脱出。应立即通知医师，备好气管切开包等抢救物品，由医师给予重新插入。

3. **伤口感染**　气管切开口出现红肿，甚至出现脓包，可考虑伤口感染。通知医师，加强换药等处理，直至伤口痊愈。

4. **皮肤损伤**　主要由寸带过紧或被血液等污染，导致寸带变硬损伤皮肤及气管套管压迫所致，护士应及时观察，及时调节松紧度。寸带被污染应及时更换寸带，但注意更换寸带时，尤其在手术早期，应有医师在场，以确保患者安全。

七、注意事项

1. 保持套管通畅及内管通畅，每 4 ～ 6 小时清洗 1 次，清洗消毒后立即放回。气管切开后第 1 次更换套管应在术后 1 周，并由医师操作，避免气管切开处窦道未形成而致插管困难。

2. 保持适宜的温度与湿度，温度宜 22℃左右，相对湿度 90% 以上，并注意气道湿化。

3. 保持下呼吸道通畅，定时叩背咳痰。

4. 保持口腔及颈区切口清洁，每日清洁消毒切口，更换套管垫布（剪口纱）。

5. 防止套管阻塞或脱出，告知患者早期颈区限制活动，出现憋气等病情变化及时通知医护人员。

6. 拔管，呼吸道症状解除、呼吸恢复正常可考虑拔管，拔管前先堵管 24 ～ 48 小时。活动及睡眠时呼吸平稳，方可拔管，并在 1 ～ 2 天严密观察呼吸。

7. 长期带管患者应告知患者护理的注意事项，并教会患者清洗内套管及更换剪口纱布的方法，做好健康教育。

八、健康宣教

1. **防止交叉感染**　气管切开后外界空气直接进入气道，容易发生肺部感染，因此严格限制探视人员。注意定时开窗通风，保持病室空气新鲜。

2. **严防气切套管脱出或自行拔管**　专人看护，防止意外拉扯导管导致脱管。对意识不清、昏迷患者可行约束带约束。加强密切观察，加强防范，并告知家属气管切开套管的重要性。

第五节　胸腔闭式引流管

一、概述

胸腔闭式引流是将引流管一端放入胸腔内，而另一端接入比其位置更低的水封瓶，以便排出气体或收集胸腔内的液体，使得肺组织重新张开而恢复功能。作为一种治疗手段广泛地应用于血胸、气胸、脓胸的引流及开胸术后，对于疾病的治疗起着十分重要的作用。

二、目的

1. 排出胸膜腔内积液、积气。
2. 恢复和保持胸膜腔负压，维持纵隔正常位置，促使术侧肺迅速膨胀。

三、适应证

1. 气胸，包括中等量气胸或张力性气胸。

2. 外伤性中等量血胸。

3. 持续渗出的胸腔积液。

4. 脓胸和支气管胸膜瘘。

5. 开胸手术者。

四、禁忌证

1. 出血性体质、应用抗凝药、出血时间延长或凝血机制障碍者。

2. 血小板计数低下。

3. 体质衰弱、病情危重，难以耐受操作的患者。

4. 皮肤感染者，如脓皮病或带状疱疹的患者。

五、常用固定方法

【方法】

双道 Ω 固定，固定翼固定。

【要求】

牢固，美观，舒适，清洁，通畅。

【操作前准备】

1. 评估　患者穿刺点有无渗血、渗液，导管置入刻度，引流液的颜色、性状、量。

2. 准备

（1）护士：护士着装整齐，洗手，戴口罩及修剪指甲。

（2）物品：换药盘、无菌手套、皮肤消毒剂、无菌敷料、3M 胶带、导管固定贴、导管标识、手消毒液、血管钳。

【操作流程】

1. 双道 Ω 固定法

（1）护士携用物至床旁，核对患者床号、姓名，确认患者引流管在胸腔，测量置入及外露长度，判断导管是否通畅，观察引流液的颜色、性状、量。

（2）取长 10～15cm 胶带 2 根，备血管钳 2 把，评估导管刻度、置管有无缝线固定，是否牢固。消毒皮肤后予无菌敷料覆盖，引流管末端用双条胶布予 Ω 方法覆盖（图 3-20，图 3-21）。

图 3-20　双条胶带

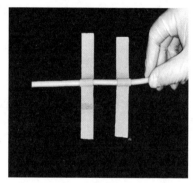

图 3-21　双条胶带 Ω 固定

2. 固定翼固定法

（1）护士携用物至床旁，核对患者床号、姓名，确认患者引流管在胸腔，测量置入及外露长度，判断导管是否通畅，观察引流液的颜色、性状、量。

（2）取导管固定贴一个，备血管钳 2 把，评估导管刻度、置管有无缝线固定，是否牢固。消毒皮肤后予无菌敷料覆盖，引流管末端用固定贴固定（图 3-22，图 3-23）。

六、并发症及应对措施

1. 感染

（1）临床表现：置管期间未严格进行无菌操作出现体温升

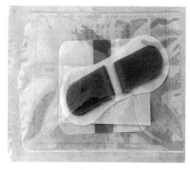

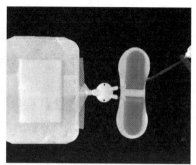

图 3-22　准备导管固定贴　　　图 3-23　导管固定贴固定

高、胸痛加剧等症状。

（2）应对措施

①操作时严格无菌操作，防止逆行感染。

②定期更换引流瓶，保持引流口处敷料清洁干燥，一旦渗湿，及时更换。

③保持引流瓶应低于胸壁引流口平面 60～100cm，防止瓶内液体反流，导致感染。

④鼓励患者深呼吸、有效排痰，必要时雾化吸入。

2. 引流管阻塞

（1）临床表现：水柱不波动，患者有胸闷、气急等症状。

（2）应对措施

①随时观察水封瓶内玻璃管水柱是否随呼吸上下波动。

②如有水柱不波动，及时检查引流管有无扭曲受压，及时给予排除阻塞原因。

③若通过挤捏引流管或调整方向，并用无菌注射器抽吸，仍不通畅者，遵医嘱给予重新置管。

3. 血胸

（1）临床表现：引流量突然增多，且为血性，患者出现冷汗、脉细等症状。

（2）应对措施

①在引流过程中严密观察引流液的颜色、性状、量，如为血性及时报告医师。

②如引流量为血性，且引流量突然增多，同时患者出现休克症状，应立即建立静脉通路，并同时报告医师给予扩容、止血、抗感染等对症处理。

③必要时行手术止血。

4.引流管脱落

（1）临床表现：突发的呼吸困难、剧烈咳嗽、血压下降等症状。

（2）应对措施

①引流管连接处脱落应立即使用两把无齿血管钳夹闭胸壁引流导管，并更换引流装置。

②若引流管从胸腔滑脱，立即用手捏闭伤口处皮肤，消毒处理后用凡士林纱布封闭伤口，并协助医师做进一步处理。

③在床边放两把无齿血管钳，以备急用，交代患者下床时需使用双钳夹闭。

5.肺不张

（1）临床表现：胸闷、气短、呼吸困难、干咳，甚至血压下降等症状。

（2）应对措施

①做好术前宣教，解释术后咳嗽、咯痰对肺不张的重要性。

②生命体征平稳后取半卧位，鼓励患者做有效咳嗽，但避免剧烈咳嗽，定时翻身拍背。

③若肺不张明显，可经鼻导管吸痰或应用支气管镜吸痰，必要时行气管切开，以利于引流液的排出及肺复张。

七、注意事项

1. 严格无菌操作，保持引流口处敷料清洁干燥，及时更换。更换水封瓶时注意双止血钳夹闭管道，避免引流液反流而出现逆行感染。

2. 做好床旁交接，定期观察患者水封瓶玻璃管水柱波动情况，检查导管有无扭曲、受压。

3. 严密观察引流液的颜色、性状、量，避免出现血胸。

4. 协助患者采取合适体位，定期帮助患者更换体位，以便加快积液吸收，鼓励患者独立改变体位，其他时间尽量减少活动以免损伤胸壁组织器官。

5. 预防导管滑脱，置管后 24～48 小时是疼痛的高发时间，因此向患者解释说明穿刺后可能导致的不适感，提高患者耐受性。可转移注意力，听音乐或深呼吸进行缓解。活动时慢点，尽量不触碰管道，同时在患者床边放两把无齿血管钳，以备急用。

6. 置管后功能锻炼，进行有计划的呼吸功能锻炼能有助于重建胸腔内压力。如缩唇呼吸法：嘱患者闭口用鼻吸气，通过缩唇缓慢呼吸 35 秒，然后呼气，呼出气流应使距离唇边 20cm 的蜡烛倾斜而不熄灭为宜，缩唇运动 15 组 / 次，3 次 / 分。

八、健康宣教

1. 开胸手术后常规放置胸腔闭式引流瓶，目的是将胸腔内残留的液体、气体排出体外，以解除对胸腔内器官的压迫，改善呼吸功能。

2. 胸膜腔呈负压，要保持密闭状态，在翻身活动时，要防止引流管、瓶的松脱。以免气体进入胸膜腔内而致气胸。定期挤捏，避免引流管扭曲、受压，保持引流通畅。

3.禁饮食期间静脉补充营养。渐能进食者，应加强营养，宜高热量、高维生素、高蛋白饮食，如瘦肉、鱼类、豆制品等。

4.咳嗽时要注意引流瓶内有无气体引出，引流瓶中水平液面波幅的大小，记录并提供给医护人员判断引流是否通畅。

5.户外活动时不要将引流瓶举起，以免引起逆行感染。

6.如引流瓶破裂，则用手捏紧引流管，通知医护人员更换引流瓶，防止气胸。

第 4 章
消化系统疾病常见导管固定及护理

第一节 胃 管

一、概述

留置胃管是临床上常见的护理操作，作为胃肠减压及为不能经口进食患者供给营养的重要治疗手段，对患者的救治、康复起着至关重要的作用。

二、目的

1. 对不能自行经口进食患者以鼻胃管供给食物和药物，以维持患者营养和治疗的需要。

2. 肠梗阻或术后等消化道疾病的患者进行胃肠减压。

3. 经胃肠减压管引流出胃肠内容物，腹部手术术前准备。

三、适应证

1. 昏迷患者。

2. 口腔疾患或口腔手术后患者，上消化道肿瘤引起吞咽困难患者。

3. 减少对吻合口的刺激，减轻张力，利于愈合，防止并发症。

4. 不能张口的患者，如破伤风患者。

5. 急性胃扩张、消化道瘘、炎性肠道疾病、短肠综合征、胰腺炎等。

6. 高代谢状态、营养不良。

7. 脏器功能障碍及脏器移植。

8. 补充水分及电解质，保持水、电解质的平衡。

9. 其他患者，如早产儿、病情危重者、拒绝进食者等。

10. 服毒自杀或者误食中毒需洗胃患者。

四、禁忌证

1. 鼻咽部有癌肿或急性炎症的患者。

2. 食管静脉曲张、上消化道出血、心力衰竭和重度高血压患者。

3. 吞咽腐蚀性药物的患者。

五、常用固定方法

【方法】

分叉交织法，蝶翼法，工字形法，靴形固定法，悬吊固定法。

【要求】

牢固，美观，舒适，清洁，通畅。

【操作前准备】

1. 评估　患者的意识及病情，鼻腔黏膜有无破损出血及炎症，有无鼻中隔偏曲，有无吞咽困难等。

2. 准备

（1）护士：护士着装整齐，洗手，戴口罩及修剪指甲。

（2）物品：弯盘、棉签、液状石蜡，3M分叉胶布（分叉交织法)、棉线(悬吊固定法)、蝶翼形胶布(蝶翼法)、工字形胶布(工字形法)、靴子形状胶布(靴形固定法),纸巾、听诊器,50ml 注射器,手套,盛水的治疗碗。

(3)环境:环境清洁舒适。

(4)体位:端坐位或半卧位。

【操作流程】

1. 分叉交织法

(1)护士携用物至床旁,核对患者床号、姓名,确认患者胃管在胃内及胃管置入长度。

(2)取抗过敏透气弹性胶布,按胶布背面刻度剪出 7cm×3cm 胶布 1 块,沿纵向正中剪开至 4cm 处,修边角至美观。鼻胃(肠)管留置成功后,擦净鼻部分泌物,用未剪开 3cm(此长度可根据患者鼻的情况而定)的胶布纵向固定于整个鼻部,剪开的一条沿胃管在鼻孔处顺时针螺旋形缠绕数圈,将导管稍向鼻内插入 0.5cm,目的是导管和鼻之间插入些胶布,减少导管对鼻的刺激,再将另一条胶布逆时针螺旋形缠绕(图 4-1,图 4-2)。

(3)将胃管末端用夹子固定于衣领处。

2. 蝶翼法

(1)护士携用物至床旁,核对患者床号、姓名,确认患者

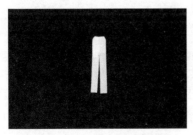

图 4-1 分叉交织法胶布

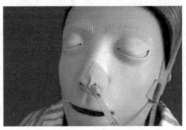

图 4-2 分叉交织固定法

胃管在胃内及胃管置入长度。

（2）选择一条长 7cm 的透气型宽胶布，将胶布从一端两侧各剪去 1cm×4cm，一端保留 3cm×3cm 贴于患者鼻部，将一端剪开残留的部分缠绕在鼻饲管上。将鼻饲管外露部分用透明贴或宽胶布贴于患者的脸颊上（图 4-3，图 4-4）。

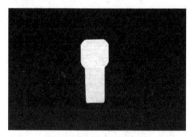

图 4-3　蝶翼法胶布

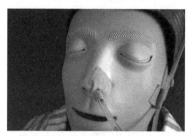

图 4-4　蝶翼固定法

（3）将胃管末端用夹子固定于衣领处。

3. 工字形法

（1）护士携用物至床旁，核对患者床号、姓名，确认患者胃管在胃内及胃管置入长度。

（2）取抗过敏透气弹性胶布，按胶布背面刻度剪出 7cm×4cm 胶布 1 块，剪成工字形，上端保留 3cm×3cm，贴于患者鼻部；下端保留 1.5cm×4cm，用于固定导管，修边角至美观（图 4-5，图 4-6）。

（3）将胃管末端用夹子固定于衣领处。

4. 靴形固定法

（1）护士携用物至床旁，核对患者床号、姓名，确认患者胃管在胃内及胃管置入长度。

（2）取抗过敏透气弹性胶布，按胶布背面刻度剪出 6cm×3cm 胶布一块，剪成靴子形状，上端保留 2cm×3cm，下端

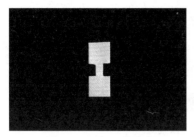

图 4-5　工字形法胶布

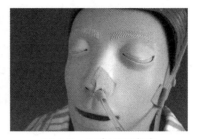

图 4-6　工字形固定法

1cm×4cm，用于固定导管，修边角至美观（图 4-7，图 4-8）。

（3）将胃管末端用夹子固定于衣领处。

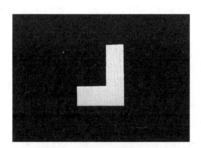

图 4-7　靴形固定法胶布

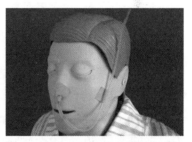

图 4-8　靴形固定法

5. 悬吊固定法

（1）护士携用物至床旁，核对患者床号、姓名，确认患者胃管在胃内及胃管置入长度。

（2）将鼻饲管固定于患者鼻部后，取棉带一条，长度能环绕左耳、鼻、右耳及下颌，并略宽松。棉带在鼻下导管固定贴上打死结，然后绕过双耳及下颌，在下颌或面部的一侧打结，棉带松紧适宜，可放入两横指，以患者无紧勒不适感为宜（图 4-9）。

（3）将胃管末端用夹子固定于衣领处。

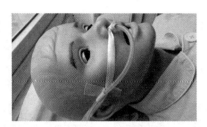

图 4-9 悬吊法固定

六、并发症及应对措施

1. 吸入性肺炎

（1）临床表现：因各种胃内食物经贲门、食管、口腔流出，误吸至气管，导致吸入性肺炎。

（2）应对措施

①置入胃管时在常规置管长度的基础上延长 8 ～ 10cm，尽量选择小直径胃管。

②护士应注意鼻饲前回抽胃液，鼻饲时床头抬高 40° ～ 45°，进餐后 30 ～ 60 分钟再调整体位。

③控制鼻饲的速度及量或辅以胃动力药物，评估胃肠功能，避免鼻饲后剧烈活动。

④良好的口腔卫生及人工气道套囊管理能有效减少吸入性肺炎的危险。

⑤严重反流者可用鼻胃（肠）管或螺旋形鼻肠管置管进入空肠，营养泵滴注。

⑥一旦发生误吸，应立即停止鼻饲，取头低右侧卧位，吸除气道内吸入物。

2. 腹泻

（1）临床表现：因营养素配方不佳或注入速度过快，患者不能耐受所致，或因鼻饲食物在制作及保存过程中被细菌污染所致，或与抗生素、血白蛋白水平低和纤维摄入缺乏相关。

（2）应对措施

①小剂量持续鼻饲，用鼻饲泵控制速度，用加温器调节营养液的温度，并逐渐增加鼻饲液的浓度和剂量。

②鼻饲液现配现用，严格无菌操作，若低温冰箱保存时间不得超过 24 小时。

③注意腹部保暖，口腔护理，避免人为引起的肠道感染。

④严重腹泻时暂停鼻饲，检查便常规，确定腹泻原因，同时防止脱水，保持水电解质平衡。

3. 恶心、呕吐

（1）临床表现：鼻饲插管时，胃管的机械刺激和液状石蜡的化学刺激，用于咽后壁的感受器引起的冲动，通过一系列复杂而协调的肌肉运动，引起恶心、呕吐等表现。此外，鼻饲灌注的速度过快与量过大也可引起恶心、呕吐。

（2）应对措施

①鼻饲时应遵循由少到多逐渐加量，速度由慢到快，营养液的温度由低到高的原则。

②对急危重症的患者，其机体属于应激状态，鼻饲早期可采用连续缓慢滴注法。

③若患者出现恶心、呕吐，要及时从口腔、鼻腔及气管道套管中清除呕吐物，防止阻塞呼吸道。

4. 鼻饲导管阻塞

（1）临床表现：主要原因有食物或药物未充分磨碎，或者药物磨碎混合后因配伍禁忌而产生凝块导致堵塞，或因营养液流速过缓造成鼻饲管阻塞。

（2）应对措施

①胃管每 4 小时温水冲洗 1 次，饲入的药物要充分磨碎，不同药物要分开注入，以避免发生配伍禁忌。

②营养素配制合理，充分绞碎，浓稠适中。

③发生堵管可试用大号注射器接温水在胃管上反复做推、吸动作，勿用酸性溶液或者针头疏通。

5. 胃潴留、腹胀

（1）临床表现：因消化不良等原因引起胃潴留、腹胀。

（2）应对措施

①鼻饲前先抽吸胃液，必要时引流胃液监测胃潴留。

②鼻饲后 3～4 小时抽出胃液＜100ml，且无消化道出血者，可循序渐进增加鼻饲量，必要时给予胃黏膜保护药或提高胃动力药等促进胃排空。

6. 咽、食管黏膜损伤和声音嘶哑

（1）临床表现：插管时或置管后误伤喉返神经及咽、食管黏膜所致的咽喉疼痛、声音嘶哑。

（2）应对措施

①根据年龄、性别、个体差异选择粗细适宜的胃管，插管时动作轻柔，避免损伤，采用硅胶管可减轻局部刺激。

②发现声音嘶哑后嘱患者少说话，使声带得以休息。

③长期留置胃管患者，每日用液状石蜡滴鼻，可防止鼻黏膜干燥、糜烂。

④病情允许尽早拔管。

七、注意事项

1. 插管时动作轻柔，避免损伤食管黏膜，尤其是通过食管 3 个狭窄部位（环状软骨水平处，平气管分叉处，食管通过膈肌处）时。

2. 插入胃管至 10 ～ 15cm（喉咽部）时，若为清醒患者，嘱其做吞咽动作；若为昏迷患者，则用左手将其头部托起，使下颌靠近胸骨柄，以便于插管。

3. 插入胃管过程中如果患者出现呛咳、呼吸困难、发绀等，表明胃管误入气管，应立即拔出胃管。

4. 每次鼻饲前应证实胃管在胃内且通畅，并用少量温水冲管后再进行喂食，鼻饲完毕后再次注入少量温开水，防止鼻饲液凝结。

5. 鼻饲温度应保持在 38 ～ 40℃，避免过冷或过热；新鲜果汁与牛奶应分别注入，防止产生凝块；药片应研碎、溶解后注入。

6. 食管静脉曲张、食管梗阻的患者禁忌使用鼻饲法。

7. 长期鼻饲患者应每天进行2次口腔护理,并定期更换胃管。普通胃管每周更换 1 次，硅胶胃管每月更换 1 次。

8. 固定胃管时动作轻柔，防止牵拉、打折。

9. 固定过程中保持导管处于鼻腔中心部位，以免一侧鼻腔长期受压，导致皮肤破损。

10. 固定过程中保证胶布粘贴良好，固定妥善、美观。

11. 若患者躁动，应合理使用约束带，必要时通知医师适当使用镇静药物以严防脱管。

八、健康宣教

1. 给患者讲解鼻饲饮食的目的、操作过程，减轻患者焦虑。

2. 给患者讲解鼻饲液的温度、时间、量，胃管的冲洗、患者的卧位等。

3. 给患者讲解更换胃管的知识。

4. 告诉患者若鼻饲后有不适，应及时告知医护人员。

5. 给患者讲解胃管固定的方法。

6. 告诉患者留置胃管的重要性，以及脱管的危害，躁动患者必要时给予约束。

第二节　鼻空肠管

一、概述

鼻空肠管是将导管由鼻腔经食管插入小肠，主要用于不能经口进食患者的肠内营养。

二、目的

通过鼻空肠管供给食物和药物，保证患者摄入足够的热量、蛋白质等多种营养素，满足其营养和治疗的需要，促进康复。

三、适应证

1. 吞咽和咀嚼困难。

2. 意识障碍或昏迷。

3. 消化道瘘。

4. 短肠综合征。

5. 肠道炎症性疾病。

6. 急性胰腺炎。

7. 高代谢状态。

8. 慢性消耗性疾病。

9. 纠正和预防手术前后营养不良。

四、禁忌证

1. 肠梗阻、肠道缺血。

2. 肠坏死、肠穿孔。

3. 严重腹胀或腹泻间隙综合征。

五、常用固定方法

【方法】

分叉交织法，蝶翼法，工字形法，靴形固定法。

【要求】

牢固，美观，舒适，清洁，通畅。

【操作前准备】

1. 评估　患者的意识及病情，鼻腔黏膜有无破损出血及炎症，有无鼻中隔偏曲，有无吞咽困难等。

2. 准备

（1）护士着装整齐，洗手，戴口罩及修剪指甲。

（2）弯盘、棉签、液状石蜡，3M 分叉胶布（分叉交织法）、蝶翼形胶布（蝶翼法）、工字形胶布（工字形法）、靴子形状胶布（靴形固定法），纸巾、听诊器，50ml 注射器，手套，盛水的治疗碗。

【操作流程】

1. 分叉交织法

（1）护士携用物至床旁，核对患者床号、姓名，确认患者胃管在胃内及胃管置入长度。

（2）取抗过敏透气弹性胶布，按胶布背面刻度剪出 7cm×3cm 胶布 1 块，沿纵向正中剪开至 4cm 处，修边角至美观。鼻胃（肠）管留置成功后，擦净鼻部分泌物，用未剪开 3cm（此长度可根据患者鼻的情况而定）的胶布纵向固定于整个鼻部，剪开的一条沿胃管在鼻孔处顺时针螺旋形缠绕数圈，将导管稍向鼻内插入 0.5cm，目的是导管和鼻之间插入些胶布，减少导管对鼻的刺激，再将另一条胶布逆时针螺旋形缠绕（图 4-10，图 4-11）。

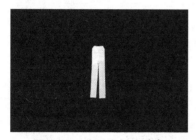 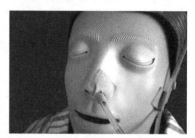

图 4-10　分叉交织法胶布　　　图 4-11　分叉交织法固定

（3）将胃管末端用夹子固定于衣领处。

2. 蝶翼法

（1）护士携用物至床旁，核对患者床号、姓名，确认患者胃管在胃内及胃管置入长度。

（2）选择一条长 7cm 的透气型宽胶布，将胶布从一端两侧各剪去 1cm×4cm，一端保留 3cm×3cm 贴于患者鼻部，将一端剪开残留的部分缠绕在鼻饲管上。将鼻饲管外露部分用透明贴或宽胶布贴于患者的脸颊上（图 4-12，图 4-13）。

（3）将胃管末端用夹子固定于衣领处。

3. 工字形法

（1）护士携用物至床旁，核对患者床号、姓名，确认患者胃管在胃内及胃管置入长度。

（2）取抗过敏透气弹性胶布，按胶布背面刻度剪出

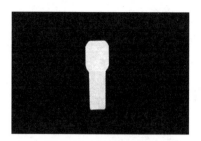

图 4-12　蝶翼法胶布

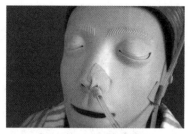

图 4-13　蝶翼法固定

7cm×4cm 胶布 1 块，剪成工字形，上端保留 3cm×3cm，贴于患者鼻部；下端保留 1.5cm×4cm，用于固定导管，修边角至美观（图 4-14，图 4-15）。

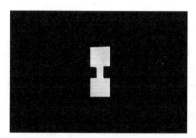

图 4-14　工字形法胶布

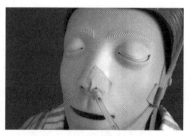

图 4-15　工字形法固定

（3）将胃管末端用夹子固定于衣领处。

4. 靴形法

（1）护士携用物至床旁，核对患者床号、姓名，确认患者胃管在胃内及胃管置入长度。

（2）取抗过敏透气弹性胶布，按胶布背面刻度剪出 6cm×3cm 胶布一块，剪成靴子形状，上端保留 2cm×3cm，下端 1cm×4cm，用于固定导管，修边角至美观（图 4-16，图 4-17）。

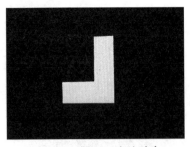

图 4-16　靴形固定法胶布

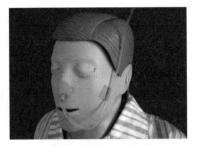

图 4-17　靴形固定法

六、并发症及应对措施

1. 脱管　由于患者躁动、固定松动或者患者自行拔出所致。做好健康教育，告知患者留置鼻空肠管的重要性，以取得配合，避免脱出。

2. 堵管　应用肠内营养，需每2小时定时温水脉冲式冲管输注药物或食物不能太黏稠，防止堵管。尽量使用液体状药物，使用固体食物或药物时要充分研磨、溶解，注意配伍禁忌，分开注射。如果管道堵塞，用注射器试行冲洗，可选用温水、碳酸氢钠，切勿加压冲洗管道，同时反复挤捏体外部分导管，并调整患者体位。

3. 腹泻　长期未进食后初次鼻饲、输注速度过快、浓度太高、温度低等。应控制营养液的速度及浓度，使用专用的营养泵控制滴速，每小时20～50ml，观察患者对输入营养液的反应，适应后再调节滴速为每小时100～200ml。控制输注营养液的温度，营养液37～40℃，夏季室温下直接输入，冬季加温使营养液温度恒定在37～40℃。

七、注意事项

1.插管时动作轻柔，避免损伤，过程中如果患者出现呛咳、呼吸困难、发绀等，表明胃管误入气管，应立即拔出胃管。

2. 每次鼻饲前应证实胃管在胃内且通畅，并用少量温水冲管后再进行喂食，鼻饲完毕后再次注入少量温开水，防止鼻饲液凝结。

3. 鼻饲温度应保持在 37～40℃，避免过冷或过热；新鲜果汁与牛奶应分别注入，防止产生凝块；药片应研碎、溶解后注入。

4. 长期鼻饲患者应每天进行 2 次口腔护理，并定期更换导管。

5. 固定导管时动作轻柔，防止牵拉、打折，固定过程中保持导管处于鼻腔中心部位，以免一侧鼻腔长期受压，导致皮肤破损。

6. 固定过程中保证胶布粘贴良好，固定妥善美观。

7. 若患者躁动，应合理使用约束带，必要时通知医生适当使用镇静药物严防脱管。

八、健康宣教

1. 给患者讲解鼻饲饮食的目的、操作过程，减轻患者焦虑。

2. 给患者讲解鼻饲液的温度、时间、量，鼻空肠管的冲洗、患者的卧位等。

3. 告诉患者若鼻饲后有不适，应及时告知医护人员。

4. 给患者讲解鼻空肠管固定的方法。

5. 告诉患者留置鼻空肠管的重要性，以及脱管的危害，躁动患者必要时给予约束。

第三节　胃造瘘管

一、概述

胃造瘘管作为引流导管，引流出胃肠道内的气体和液体，减轻腹胀、降低肠腔内压力，减少肠腔内的细菌和毒素，同时避免了鼻胃管对咽部的刺激，使患者感觉舒适。胃造瘘管作为输入导管，应用要素饮食及匀浆饮食提供营养，较之空肠造瘘管其灌注容量大，配置简便，费用低。

二、目的

通过内镜的协助，经腹壁放置胃造瘘管，以达到进行胃肠道营养，满足患者营养需求或通过胃造瘘（造口）术进行减压。

三、适应证

1. 各种神经系统疾病导致长期或较长时间丧失吞咽功能，不能经口或鼻饲营养，各种疾病所致的吞咽困难及完全不能进食的神经性厌食者。

2. 全身性疾病所致严重营养不良，需要营养支持，伴不能耐受手术造瘘者。

3. 口腔、颜面、咽、喉大手术，需要较长时间营养支持者。

4. 外伤或肿瘤造成进食困难者。

5. 食管穿孔、食管气管瘘或各种良、恶性肿瘤所致食管梗阻者。

6. 化疗或手术前的高营养。

四、禁忌证

1. 大量腹水。

2. 严重门脉高压症腹膜炎。

3. 既往腹部手术史炎症致解剖异常等。

4. 咽或食管梗阻妨碍内镜通过，无法行肠内营养。

五、常用固定方法

【方法】

高举平台法。

【要求】

牢固，美观，舒适，清洁，通畅。

【操作前准备】

1. 评估 患者的意识及病情，胃造瘘管是否通畅，观察周围皮肤。

2. 准备

（1）护士：护士着装整齐，洗手，戴口罩及修剪指甲。

（2）物品：弯盘、手套、3M 胶布两条、50ml 注射器。

（3）环境：清洁、舒适。

（4）体位：端坐位或半卧位。

【操作流程】

高举平台法

（1）护士携用物至床旁，核对患者床号、姓名。通过吸出胃内容物确认导管在胃内的位置。

（2）取抗过敏透气弹性胶布，按胶布背面刻度剪出 7cm×3cm 胶布 2 条，用于固定导管，修边角至美观。将外露导管高举平台贴于腹部（图 4-18，图 4-19）。

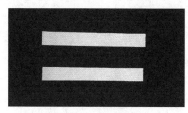

图 4-18 双条胶带

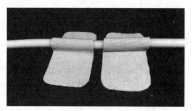

图 4-19 双条胶带高举平台法固定

六、并发症及应对措施

1. 造瘘管漏

（1）临床表现：由于造瘘口大于造瘘管，或因造瘘管移位，胃内容物及灌入营养液沿管周漏出，称为外漏；也可漏入腹腔内，为内漏。

（2）应对措施：应予以手术处理。

2. 造瘘周围感染与脓肿形成

（1）临床表现：病原菌主要来自口腔或胃肠道。轻者仅为管周皮肤红肿，重者有脓肿形成。

（2）应对措施：须应用抗生素和脓腔引流。

3. 吸入性肺炎

（1）临床表现：可能与食管反流有关，会发生咳嗽、气促和发热，有些轻症患者可能无明显症状，部分严重患者也可能发生严重的呼吸困难、呼吸衰竭等。

（2）应对措施：发生吸入性肺炎后，应积极给予抗感染治疗。

①逐渐增加每次营养液的输入量，不可操之过急。

②抬高床头，加快胃排空，服用促胃肠动力药（西沙必利）。

③将造瘘管头端放入空肠，以减少反流。

4. 造瘘管滑脱

（1）临床表现：多因固定不当所致。

（2）应对措施：根据病情，应重新置管，不可将脱出导管再重新插入。

5. 包埋综合征

（1）临床表现：过度牵拉导管，导致胃黏膜坏死，从而内垫片从胃腔移行至胃壁内或腹壁内。

（2）应对措施：一般出现在术后2周，每天将外垫松开，用棉签将管口周围擦洗干净，转动导管 360°，将导管推进 1 ～ 2cm 再拖回原位，以减少局部受压。一经确诊需手术才能解决。

七、注意事项

1. 置入时，患者适当使用镇静药物后取左侧卧位，置入胃镜后取平卧位，在胃镜下对胃和十二指肠先行常规检查，向胃腔注气，使胃前壁与腹壁紧密接触。

2. 保持造瘘管固定松紧适宜，术后 2 天内固定较紧，以压迫胃壁防止出血及渗透引起的炎症。

3. 每隔 4 小时抽吸并估计胃内残留量，若残留量大于 100 ～ 150ml，应延迟或暂停输注，必要时服用胃动力药，促进胃排空。

4. 若患者突然出现呛咳、呼吸急促或咳出类似营养液的痰，应鼓励和刺激患者咳嗽，以排出吸入物和分泌物，必要时经气管镜清除误吸物。

5. 选择分次推注或分次输注：每次推注量 100 ～ 300ml，10 ～ 20 分钟完成；每次输注量 300 ～ 500ml，2 ～ 3 小时完成，每次间隔 2 ～ 3 小时。每次注入食物后应半卧位 30 分钟，防止反流及误吸。

6. 推注或输注营养液前后、特殊用药前后，都用 20 ～ 30ml 温开水或生理盐水冲洗营养管。药丸经研碎、溶解后直接注入营养管，不要与营养液一起注入。

7. 营养液的温度以接近体温为宜，过烫可能灼伤胃黏膜，过冷则刺激胃肠道，引起胃痉挛、腹痛或腹泻。

8. 营养液应现配现用，调配容器应清洁、无菌。自制的营养液在室温下放置时间不能超过 8 小时，避免营养液污染、变质。

9. 保持营养管的稳固、通畅。避免营养管扭曲、打折、受压。

10. 保持瘘口周围黏膜及皮肤的干燥、清洁。

八、健康宣教

1. 告知病人留置胃造瘘管的目的和意义。

2. 定期更换引流管口敷料，保持敷料清洁干燥。

3. 给患者及家属讲解固定造瘘管的方法，妥善固定胃造瘘管，避免牵拉导管而致其脱出。告知造瘘管的重要性及脱管的危害。

4. 沐浴时用塑料薄膜覆盖引流管处，以免伤口感染。

5. 定期复查，若发现异常或身体不适等，应及时就诊。

第四节　结肠造瘘管

一、概述

结肠造瘘口是低位直肠癌和晚期结肠癌患者行结、直肠切除术后，在左下腹壁做一永久性乙状结肠或横结肠造瘘口，也称人工肛门。

二、目的

将肠道的一部分置于腹壁表面，以排泄粪便，代替原来肛门的功能。

三、适应证

1. 左侧结肠急性梗阻，暂不能根除，可行横结肠造瘘以暂时减压。

2.左侧结肠癌并发急性梗阻，暂时减压，或晚期病例作为永久性人工肛门。

3.左侧结肠外伤性破裂，或结肠、直肠吻合不可靠时可作暂时减压，以保证愈合。

4.溃疡性结肠炎，病变限于左半结肠者，横结肠造瘘使粪便改道，解除对病变部位的刺激。

5.结肠（包括直肠）切除术的第一期手术。

6.直肠癌或肛管癌切除术后，或不能切除的直肠、肛管癌，作为永久性人工肛门。

7.外伤性直肠破裂，作为暂时性人工肛门（一般用乙状结肠襻式造瘘术）。

8.用于直肠的感染、狭窄及梗阻。

四、禁忌证

1.伴有全身性疾病、不能耐受手术者。

2.局部有感染灶、不适宜手术者。

五、常用固定方法

【方法】

一件式，两件式。

【要求】

牢固，舒适，清洁，通畅。

【操作前准备】

1.评估 患者的意识及病情。①造口刚开放时，均有不同程度的水肿，大便常较稀且次数多，应选择一件式透明的造口袋（带皮肤保护剂，柔软）。②待肠功能恢复，造口水肿减轻或消失后可选用两件式透明的造口袋。③在康复期或大便成形后，可以选用一件或两件式不透明带炭片的造口袋。

2. 用物准备

（1）自身准备完善，洗手，戴口罩。

（2）治疗车上：造口袋、一次性治疗碗（内盛用温开水或生理盐水浸湿的棉球若干）、镊子、柔软的卫生纸、测量尺、造口剪、一次性橡胶手套、一次性治疗巾，根据个人情况备护肤粉、皮肤保护膜、防漏膏和造口腰带。治疗车下：医用垃圾桶、生活垃圾桶。

【操作流程】

1. 一件式　见图4-20。

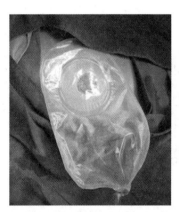

图4-20　一件式

（1）自身准备完善，洗手，戴口罩。

（2）再次核对患者身份，拉上窗帘或围上屏风，将一次性治疗巾平铺于造口袋下方以防污染床单位。

（3）戴上手套后，揭下旧造口袋（粘胶从上往下慢慢剥离，同时用另一只手按住皮肤使牵拉不至于太大），观察粘贴情况（造口底板有无渗漏）。

（4）更换下来的造口袋粘胶折叠好放入垃圾袋中，用软卫生纸吸拭造口及周围皮肤（勿用力擦拭），拿镊子用湿润的棉球清洗造口及周围皮肤。

（5）检查造口黏膜及周围皮肤情况（如有皮炎可使用造口护肤粉及皮肤保护膜），用测量尺测量造口大小。

（6）修剪底盘（开口比造口大 1 ～ 2mm），用手摩擦剪裁边缘使之光滑，防止粗糙刺伤造口。

（7）待患者皮肤干爽后，嘱患者鼓起腹部，粘贴造口底盘，从下至上（皮肤有凹陷可使用防漏膏，根据患者需求选择造口开口部位）记录更换造口袋时间、操作者姓名。

（8）嘱咐患者卧床并用手轻轻按压底盘处 5 ～ 10 分钟使之粘贴牢固。

2. 两件式　见图 4-21。

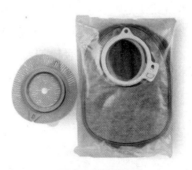

图 4-21　两件式

（1）清洗：用生理盐水清洗造口及周围皮肤，保持皮肤的干净和干燥。

（2）测量造口：使用康乐保造口尺测量造口大小，然后选择适合您造口的底盘。

（3）剪切造口底盘：根据所测量造口的大小，在造口底盘上剪出大小合适的开口。用手捋顺开口内侧，防止划伤造口。

（4）粘贴封口条：在造口袋开口处粘贴封口条。

（5）封闭造口袋。

（6）喷洒护肤粉：确保皮肤清洁干燥后，喷洒少许造口护肤粉在造口周围，均匀涂抹，几分钟后将多余粉末清除。

（7）涂抹皮肤保护膜：将皮肤保护膜均匀地涂抹在皮肤上，待干后形成一层无色透明的保护膜。

（8）使用防漏膏/条：将防漏膏/条涂在造口周围，用湿棉签将其抹平，以使皮肤与防漏膏/条形成平整表面。

（9）粘贴底盆：除去底盆粘贴保护纸，把底盆沿着造口紧密地贴在皮肤上，用手从下往上按紧粘胶。造口周围部分粘胶可以反复多次轻柔按压，以确保粘合紧密。

（10）造口袋的扣合：采用四点操作法。将造口袋连接环的底部与底盘扣紧（第1点）；另一只手向上轻拉造口袋手柄，并压向腹部（第2点）；沿着造口袋连接环在其左右两点向腹部轻压（第3点、第4点），袋子被轻松扣合。

（11）扣合锁扣：两指捏紧连接环锁扣，听见轻轻的"咔嗒"声，就证明袋子已经与底盘锁好了。

六、并发症及应对措施

1. 瘘口周围炎

（1）临床表现：是一种最常见的并发症，应严密观察局部皮肤红肿、压痛、糜烂、溃疡等。

（2）应对措施

①保持局部皮肤干燥、清洁。

②排便后用温水清洗造瘘口周围皮肤，用碘伏棉球消毒皮肤，最后涂氧化锌软膏。

2. 出血、坏死

（1）临床表现：往往发生在术后 24～72 小时，主要原因是血液供应不足，可能是手术中损伤动脉、肠造口系膜过紧、肠造口腹壁开口太小或因肠梗阻过久引起肠管水肿导致肠壁长期缺氧。

（2）应对措施

①术后 24 小时内需严密观察造口血液循环情况，造口肠管血供的观察在防止造口肠管坏死起着重要的作用。

②去除及避免一切可能加重造口缺血、坏死的因素，如拆除腹带，避免因腹带的加压而加重造口缺血。

③造口袋底环裁剪要恰当，避免造口袋底环裁剪过小而使造口受压，影响造口的血液循环。

3. 皮肤黏膜分离

（1）临床表现：皮肤黏膜分离多发生在术后 1～3 周，肠造口开口端肠壁黏膜部分坏死、黏膜缝线脱落、伤口感染、营养不良、糖尿病导致肠造口黏膜缝线处愈合不良，使皮肤与肠造口黏膜分离形成开放性伤口。

（2）应对措施

①加强全身支持治疗外，还要注意造口黏膜分离处的护理，涂防漏膏避免粪便污染。

②黏膜皮肤分离较浅的护理先用温热生理盐水（36.5～37.5℃）冲洗伤口，阻止伤口变冷，有利于伤口愈合。

4. 造瘘口狭窄

（1）临床表现：早期出现者多是由于造瘘口皮肤切口太小，而晚期多由于造口周围感染、炎性肉芽组织增生、纤维化瘢痕挛缩引起。由于肠管浆膜层易受粪便、分泌物刺激引起浆膜炎，出现肉芽组织增生而造成或加重狭窄。

（2）应对措施

①对于轻度狭窄患者可定期扩张造瘘治疗。

②对于重度狭窄患者应切除瘢痕、重新造口或切开狭窄环行整形缝合。

5.回缩

（1）临床表现：由于造口回缩会引起继发狭窄，且如造瘘口回缩到腹腔会导致腹膜炎。

（2）应对措施

①凸面造口袋，外加腰带使用。

②皮肤有损伤者，可用护肤粉或无痛护肤膜。

③乙状结肠造口而皮肤有持续性损伤，可考虑用结肠灌洗法。

④减轻体重，防止便秘、用力咳嗽、用力下蹲。

⑤对于回缩到腹腔的严重病例可能需要手术治疗。

6.脱垂

（1）临床表现：为肠管由造口内向外翻出来，可有数厘米至 10～20cm，可能引起水肿、出血、溃疡或缺血而坏死。

（2）应对措施

①应选择一件式透明造口袋，可容纳脱垂的肠管，便于观察。

②指导患者准确测量造口大小及掌握正确的粘贴方法，尺寸要恰当（以肠管直径最大为标准，不能单纯测量底部），减少换袋次数。

③指导将脱垂的部分从造口推回腹内。

④反复回纳无效的严重病例需要手术治疗。

七、注意事项

1.观察造口有无异常，结肠造口一般于术后 2～3 天，待肠蠕动恢复后开放，造口开放前应观察肠段有无回缩、出血、坏死等现象。

2. 保持造口清洁，用生理盐水、碘伏溶液等清洁结肠造口黏膜及周围皮肤。

3. 造口扩张：造口开放后，即开始扩张，戴上手套，用示指涂以液状石蜡，缓慢插入造口至 2～3 指的关节处，在造口内停留 3～5 分钟，开始时每日 1 次，7～10 天后改为隔日 1 次。

4. 指导患者自我护理造口，采用护士示范，患者参与自我护理的模式。护理时让患者观看全过程 1～2 次，独立操作 1～2 次，以确保患者在出院前能完全自我处理造口为止。

5. 造口周围皮肤护理：因粪便外溢导致造口周围皮肤红、肿、皮疹、糜烂、化脓等病理改变。指导患者用温开水清洗造口周围皮肤，用温纱布或棉球由内向外清洁。并在造口周围涂以氧化锌油加以保护，可有效地防止造口周围皮肤病的发生。

6. 正确选择造口袋：根据患者的造口情况、个人喜好、经济状况来选择不同类型的造口袋，让患者最好选择两件式透明造口袋，便于观察护理。

7. 心理护理：肠造口术后患者常有抑郁、自卑、依赖等心理问题。医护人员应在术后与患者进行良好的沟通，给予患者支持、关心和安慰。同时鼓励患者尽早学会肠造口的护理方法，促进其心理康复，正视现实，树立战胜疾病的信心。

八、健康宣教

1. 饮食与排便护理：建议均衡饮食，多吃新鲜水果、蔬菜，保持大便成形，并养成定时排便习惯。

2. 嘱患者衣服要柔软、舒适，避免穿紧身衣裤，以免压迫、摩擦造口，影响血液循环。

3. 加强对患者家属的造口护理教育，以协助患者提高造口护理能力。

4. 工作方面：告知患者在身体状况完全康复后，仍然可以参加工作，但避免重体力劳动，以免形成造口旁疝或造口脱垂等。

5. 运动方面：可适量参加一些不剧烈的体育运动。

6. 日常沐浴指导：使用有底板的造口袋，在底板与皮肤接触处封上一圈防水胶布即可沐浴。

7. 性生活指导：首先嘱患者应检查造口袋是否封闭，有无渗漏，并排出袋内排泄物，选择合适的体位，避免造口受压。

第五节　三腔喂养管

一、概述

当前肠内营养治疗发展迅速，对临床营养护理提出挑战。尤其是危重症患者，意识障碍及使用机械通气，胃肠动力障碍、胃肠道不耐受及腹胀，反流、误吸的并发症的发生率明显增高，同时也是导致院内获得性感染和死亡率增高的原因之一。三腔喂养管是将导管插至十二指肠韧带远端或直至空肠，此方法省时，操作方便，损伤小。三腔喂养管不仅能够给予肠内营养支持，同时还能行胃肠减压，给患者和工作人员均减轻了很多负担，是危重患者肠内营养支持的首选方式。

二、目的

重症患者进行肠内营养，是为诊断、治疗和监护而设计的特殊喂养管。

三、适应证

1. 胃麻痹。

2. 胃排空障碍。

3. 幽门狭窄。

4. 肠内营养治疗。

5. 用于重症监护患者进行胃液引流、胃液 pH 测定、胃出血的早期诊断和治疗。

6. 食管、胃手术后患者。

四、禁忌证

1. 食管静脉曲张。

2. 食管出血。

3. 肠道吸收障碍。

4. 肠梗阻急腹症。

五、常用固定方法

【方法】

分叉交织法，蝶翼法，工字形法，靴形固定法，悬吊固定法。

【要求】

牢固，美观，舒适，清洁，通畅。

【操作前准备】

1. 评估　患者的意识及病情，鼻腔黏膜有无破损出血及炎症，有无鼻中隔偏曲，有无吞咽困难等。

2. 准备

（1）护士着装整齐，洗手，戴口罩及修剪指甲。

（2）弯盘、棉签、液状石蜡、3M 分叉胶布（分叉交织法）、棉线（悬吊固定法）、蝶翼形胶布（蝶翼法）、工字形胶布（工字形法）、靴子形状胶布（靴形固定法）、纸巾、听诊器、50ml注射器、手套、盛水的治疗碗。

【操作流程】

1. 分叉交织法

（1）护士携用物至床旁，核对患者床号、姓名，确认患者胃管在胃内及胃管置入长度。

（2）取抗过敏透气弹性胶布，按胶布背面刻度剪出7cm×3cm胶布1块，沿纵向正中剪开至4cm处，修边角至美观。鼻胃（肠）管留置成功后，擦净鼻部分泌物，用未剪开3cm（此长度可根据患者鼻的情况而定）的胶布纵向固定于整个鼻部，剪开的一条沿胃管在鼻孔处顺时针螺旋形缠绕数圈，将导管稍向鼻内插入0.5cm，目的是导管和鼻之间插入些胶布，减少导管对鼻的刺激，再将另一条胶布逆时针螺旋形缠绕（图4-22，图4-23）。

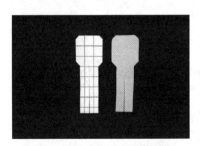

图4-22 分叉交织法胶布

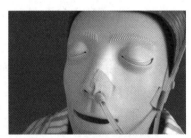

图4-23 分叉交织法固定

（3）将胃管末端用夹子固定于衣领处。

2. 蝶翼法

（1）护士携用物至床旁，核对患者床号、姓名，确认患者胃管在胃内及胃管置入长度。

（2）选择一条长 7cm 的透气型宽胶布，将胶布从一端两侧各剪去 1cm×4cm，一端保留 3cm×3cm 贴于患者鼻部，将一端剪开残留的部分缠绕在鼻饲管上。将鼻饲管外露部分用透明贴或宽胶布贴于患者的脸颊上（图 4-24，图 4-25）。

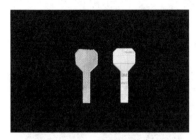

图 4-24 蝶翼法胶布

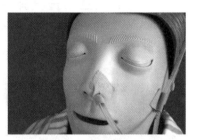

图 4-25 蝶翼法固定

（3）将胃管末端用夹子固定于衣领处。

3. 工字形法

（1）护士携用物至床旁，核对患者床号、姓名，确认患者胃管在胃内及胃管置入长度。

（2）取抗过敏透气弹性胶布，按胶布背面刻度剪出 7cm×4cm 胶布 1 块，剪成工字形，上端保留 3cm×3cm，贴于患者鼻部；下端保留 1.5cm×4cm，用于固定导管，修边角至美观（图 4-26，图 4-27）。

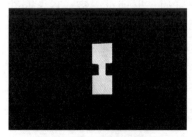

图 4-26 工字形法胶布

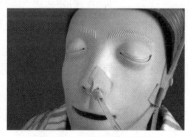

图 4-27 工字形法固定

（3）将胃管末端用夹子固定于衣领处。

4. 靴形固定法

（1）护士携用物至床旁，核对患者床号、姓名，确认患者胃管在胃内及胃管置入长度。

（2）取抗过敏透气弹性胶布，按胶布背面刻度剪出 6cm×3cm 胶布一块，剪成靴子形状，上端保留 2cm×3cm，下端 1cm×4cm，用于固定导管，修边角至美观（图 4-28，图 4-29）。

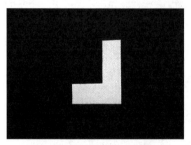 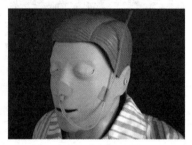

图 4-28　靴形固定法胶布　　　　　图 4-29　靴形固定法

（3）将胃管末端用夹子固定于衣领处。

5. 悬吊固定法

（1）护士携用物至床旁，核对患者床号、姓名，确认患者胃管在胃内及胃管置入长度。

（2）将鼻饲管固定于患者鼻部后，取棉带一条，长度能环绕左耳、鼻、右耳及下颌，并略宽松。棉带在鼻下导管固定贴上打死结，然后绕过双耳及下颌，在下颌或面部的一侧打结，棉带松紧适宜，可放入两横指，以患者无紧勒不适感为宜（图 4-30）。

（3）将胃管末端用夹子固定于衣领处。

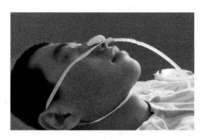

图 4-30　悬吊固定法

六、并发症及应对措施

1. 导管脱出

（1）临床表现：由于固定不善，牵拉。

（2）应对措施

①应妥善固定导管，防止牵拉、脱位。

②按时测量营养管的体外部的长度并记录，保持三腔喂养管放置深度不变，并标识置管日。

2. 导管堵塞

（1）临床表现：由于有食物或者药物未充分磨碎，营养液的浓度过高、未严格按时冲洗管腔等原因引起导管堵塞。

（2）应对措施

①营养期间应 2 ～ 4 小时用温开水脉冲式冲管。

②输注药物时，应将药物碾碎。

③输注食物时，食物不应太黏稠，防止堵管。

④发生堵管时可试用大号注射器接温水在三腔喂养管上反复做推、吸动作，勿用酸性溶液或者针头疏通。

3. 胃肠道并发症

（1）临床表现：输注过快、量过多或温度过低，刺激肠黏膜，引起胃部不适、腹泻、腹胀。

（2）应对措施：应控制输注的速度、量及温度。使用肠内营养泵，能严格控制输注速度。营养液的温度一般在 38～40℃。

4. 腹泻

（1）临床表现：因营养素配方不佳或注入速度过快，患者不能耐受所致，或因鼻饲食物在制作及保存过程中被细菌污染所致，或与抗生素、血白蛋白水平低和纤维摄入缺乏相关。

（2）应对措施

①小剂量持续鼻饲，用鼻饲泵控制速度，用加温器调节营养液的温度，并逐渐增加鼻饲液的浓度和剂量。

②鼻饲液现配现用，严格无菌操作，若低温冰箱保存时间不得超过 24 小时。

③注意腹部保暖，口腔护理，避免人为引起的肠道感染。

④严重腹泻时暂停鼻饲，检查便常规，确定腹泻原因，同时防止脱水，保持水电解质平衡。

5. 恶心、呕吐

（1）临床表现：鼻饲插管时，三腔喂养管的机械刺激和液状石蜡的化学刺激，用于咽后壁的感受器引起的冲动，通过一系列复杂而协调的肌肉运动，引起恶心、呕吐等表现。此外，鼻饲灌注的速度过快与量过大也可引起恶心、呕吐。

（2）应对措施

①鼻饲时应遵循由少到多逐渐加量，速度由慢到快，营养液的温度由低到高的原则。

②对急危重症的患者，其机体属于应激状态，鼻饲早期可采用连续缓慢滴注法。

③若患者出现恶心、呕吐，要及时从口腔、鼻腔及气管道套管中清除呕吐物，防止阻塞呼吸道。

6. 营养和代谢异常

（1）临床表现：最常见的是糖代谢紊乱和水电解质紊乱。

（2）应对措施：肠内营养开始时，速度或量改变时，监测手指血糖和尿糖，应根据血糖的变化随时调节胰岛素的用量和给药速度，并监测电解质和血常规等的变化。

七、注意事项

1. 保持三腔喂养管通畅，每次喂养前后，应分别用少量温水冲洗。

2. 双重固定三腔喂养管，防止脱出。如三腔喂养管脱出，应严密观察病情，立即请示医师处理，不应再盲目插入，以免穿破吻合口、胃壁，造成吻合瘘、胃瘘。每 2 日更换 1 次与鼻接触处的胶布，以防皮肤破损。

3. 严密观察引流量、性状、颜色并准确记录。

4. 置管期间每日 2 次口腔护理，如患者能自理则指导其每日 2 次刷牙。

5. 鼻饲温度避免过冷或过热；药片应研碎、溶解后注入；新鲜的果汁及牛奶应分别注入。

6. 若患者躁动，应合理使用约束带，必要时遵医嘱给予镇静药物。

八、健康宣教

1. 给患者讲解留置三腔喂养管的目的、操作过程，减轻患者焦虑。

2. 给患者讲解鼻饲液的温度、时间、量，胃管的冲洗、患者的卧位等。

3. 告诉患者若输注期间有不适，应及时告知医护人员。

4. 给患者讲解导管的固定方法。

5. 告诉患者留置三腔喂养管的重要性，以及脱管的危害，躁动患者必要时给予约束。

第六节　腹腔引流管

一、概述

腹腔引流是在腹腔内置一引流管或引流条将渗血、渗液或消化液等引流到体外的一种外引流术。

二、目的

1. 引流腹腔内渗血、渗液、腔液等，避免渗液、血液积聚而继发感染。

2. 为腹腔有感染性疾病提供治疗途径。

3. 观察腹腔术后是否有出血和吻合口瘘，为胃肠道瘘、胆瘘、胰瘘患者做持续吸引，减少其对周围组织的刺激和腐蚀作用。

4. 用于治疗及检查，如腹腔冲洗、化疗等。

三、适应证

1. 空腔脏器穿孔或外伤破裂，继发性腹膜炎。

2. 腹膜及脏器内的脓肿，为了治疗目的可用穿刺置管或手术切开引流。

3. 手术创面很大，局部渗液、渗血多，易继发感染时。

四、禁忌证

1. 穿刺部位有局部的感染、皮肤的坏死。

2. 昏迷的患者躁动不安，则无法进行穿刺。

3. 患者呈恶病质，或者不能耐受腹腔穿刺。

五、常用固定方法

【方法】

固定贴固定，工字形固定。

【要求】

牢固，美观，舒适，清洁，通畅。

【操作前准备】

1. 评估 患者穿刺点有无渗血、渗液，导管置入刻度，引流液的颜色、性状、量。

2. 准备

（1）护士：护士着装整齐，洗手，戴口罩及修剪指甲。

（2）物品：换药盘、无菌手套、皮肤消毒剂、无菌敷料、胶带、导管固定贴、导管标识、手消毒液、血管钳。

（3）环境：环境清洁、舒适。

（4）体位：取平卧位或侧卧位。

【操作流程】

1. 固定贴固定法

（1）护士携用物至床旁，核对患者床号、姓名，确认患者引流管在腹腔，记录置入长度。

（2）取导管固定贴1个，备血管钳2把，评估导管刻度、置管有无缝线固定，是否牢固，消毒皮肤后予无菌敷料覆盖，引流管末端用固定贴固定（图4-31，图4-32）。

2. 工字形固定法

（1）护士携用物至床旁，核对患者床号、姓名，确认患者引流管在腹腔，记录置入长度。

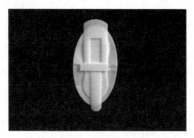

图 4-31　导管固定贴

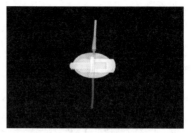

图 4-32　导管固定贴固定

（2）取长约 10cm，宽约 5cm 胶带 1 条，修剪成工字形，备血管钳 2 把，评估导管刻度、置管有无缝线固定，是否牢固，消毒皮肤后予无菌敷料覆盖，引流管末端用工字形胶带固定（图 4-33，图 4-34）。

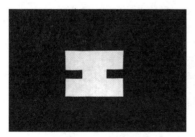

图 4-33　工字形胶带

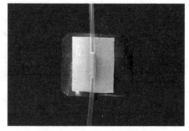

图 4-34　工字形固定

六、并发症及应对措施

1. 感染

（1）临床表现：由于置管时间过久，引起组织反应，细菌滋生，发生体温升高等症状。

（2）应对措施

①操作时严格无菌操作，防止逆行感染。

②定期更换引流袋，保持引流口处敷料清洁干燥，一旦渗湿，

及时更换。

③保持引流袋应低于腹腔引流口平面 60 ～ 100cm，防止引流袋内液体反流，导致感染。

④注意观察引流液的颜色、量、气味及有无残渣等，以便判断患者病情发展趋势。

⑤鼓励患者深呼吸、咳嗽时注意按压伤口。

2. 慢性窦道形成

（1）临床表现：由于置管时间长，异物刺激而出现伤口边缘瘢痕化形成不愈合伤口等症状。

（2）应对措施

①严密观察伤口引流管周围皮肤有无红肿、皮肤损伤等情况。

②观察引流液对周围皮肤的刺激，及时给予清洁消毒伤口皮肤。

③避免引流管过紧地压迫局部组织而引起继发感染。

3. 引流管滑脱

（1）临床表现：突发引流液减少，伤口大量渗液，腹痛等症状。

（2）应对措施

①引流袋与引流管连接处脱落，立即使用两把无齿血管钳夹闭腹腔引流导管，并更换引流袋，严格遵守无菌操作技术。

②若引流管从腹腔滑脱，立即用多层无菌敷料压迫覆盖伤口处皮肤，消毒处理后用凡士林纱布封闭伤口，并协助医师做进一步处理。

③严密监测患者生命体征，腹部体征及伤口情况，做好记录并交接班。

④在床边备两把无齿血管钳夹，以备急用，交代患者下床

时需使用双钳夹闭。

⑤做好患者的宣教，如患者变换体位时避免牵拉导管，以防导管滑脱。

4. 引流管压迫肠管

（1）临床表现：引流口经久不愈合，引流管口处有粪便样物排出，且有臭味，形成肠瘘等症状。

（2）应对措施

①选择质地偏软、壁薄、腔大，易于弯曲，内腔不塌陷且无刺激，不溶于水，不变形的引流管，忌用质地硬的引流管。

②保证管腔内外摩擦系数降低，保证引流管通畅，使血块尽快排出。

③观察引流口处分泌物，有无粪便样物排出，及时报告医师给予伤口换药处理，必要时做好二次手术准备。

5. 引流管堵塞

（1）临床表现：引流液明显减少或消失，出现腹痛、腹胀、发热等症状。

（2）应对措施

①严密观察引流管在腹腔的深度，并做好标记，每班观察标记的刻度有无变化。

②保持引流管通畅，每班按时挤压导管，避免血块聚集管壁引起引流液减少或消失。

③若引流液突然减少或消失且伴有腹痛、腹胀等症状，及时报告医师给予冲洗导管处理，观察处理后病情变化，做好记录并交接。

④若引流液逐渐减少，且无腹痛、腹胀等症状则提示病情趋于好转，做好观察并记录。

⑤每班应严密监测患者生命体征、腹部体征及伤口情况，

做好记录并交接班。

七、注意事项

1. 保持引流管管道通畅，随时注意观察，不要受压和扭曲、折转成角，以免影响引流。注意引流管的固定，避免移位、脱出。

2. 应用引流管时，要注意引流袋的位置不能高于患者插管口的平面。搬动患者时，应先夹住引流管；引流液超过瓶体一半时，立即倾倒，以防因液面过高所致的反流污染。

3. 注意保持各种引流管与伤口或黏膜接触部位的洁净，以防感染。按时更换引流袋，并注意严格无菌操作，避免感染。

4. 注意观察引流液的颜色、性状、量、气味或有无残渣等，准确记录 24 小时引流量，观察患者的生命体征及腹部症状，并及时报告医师。

5. 及时观察引流管周围皮肤有无红肿、破损，引流液是否有外漏或渗出，保持敷料的清洁干燥。

八、健康宣教

1. 告知患者及家属放置引流管的目的、重要性及注意事项，取得配合，避免非计划拔管的发生。

2. 教会患者及家属如何妥善固定引流管和引流袋，防止患者在变换体位时压迫、扭曲或因牵拉引流管而使引流管脱出。另外，还可避免或减少因引流管的牵拉而引起疼痛。

3. 保持引流管通畅，告知患者如何正确记录引流量。若发现引流量突然减少，且患者感到腹胀，并伴发热，应检查引流管腔有无阻塞或引流管是否脱落。

4. 重点观察引流管口周围皮肤有无红肿、皮肤损伤，有无渗液、漏出等情况。

5. 若发现有渗出及时报告医师，观察渗出的颜色、性状、气味、量，并做好清洁伤口，定期更换无菌敷料，保持伤口的清洁、干燥。

6. 每日更换引流袋，更换引流袋时注意夹闭导管，严格无菌操作技术，避免引起逆行感染。

第七节　胆囊造瘘引流管

一、概述

胆囊造瘘术是一种较简单的急救手术，对可能并存的胆道高压、胆管炎起到减压作用。安放造瘘引流管，收紧荷包缝合，胆囊壁有坏死区者用网膜覆盖，将胆囊底部固定在腹膜上，自腹壁另切小口引出，引流管固定在腹壁上，改善全身及局部情况，为再次手术打下基础。

二、目的

1. 引流胆汁。

2. 降低胆压。

3. 消除胆道炎症。

4. 耐受力极差而又必须及时引流解除梗阻的胆囊炎或胆石症的危重患者。

三、适应证

1. 急性坏死性胆囊炎、胆囊积脓或胆囊穿孔，胆石症伴有中毒性休克、败血症。

2. 胆囊炎、胆石症病变严重，肝十二指肠韧带区域有严重炎症、水肿,分离易出血,粘连重,解剖关系不清,胆囊切除有困难者。

3.胆总管下段和肝胰壶腹周围癌致胆管梗阻,内引流术有困难,或作为根治性手术的初次准备性手术。

4.胆囊底或体部的外伤性破裂,而患者全身情况很差者。

四、禁忌证

如胆囊病变较轻,胆道压力不高,胆囊胀大不明显时,病变可能主要在胆总管、肝总管或肝内胆管,患者即使有黄疸、高热或中毒性休克症状,也不应做胆囊造瘘术。

五、常用固定方法

【方法】
高举平台法。

【要求】
牢固,美观,舒适,清洁,通畅。

【操作前准备】
1.评估 患者的意识及病情,胆囊造瘘管是否通畅,观察周围皮肤,引流液的颜色、性状、量。

2.准备
(1)护士:护士着装整齐,洗手,戴口罩及修剪指甲。
(2)物品:弯盘、手套、3M胶布两条(7cm×3cm)、别针。
(3)环境:清洁、舒适。
(4)体位:仰卧位。

【操作流程】
1.护士携用物至床旁,核对患者床号、姓名。观察引流液的颜色、性状、量;周围皮肤是否干净。

2. 取抗过敏透气弹性胶布，按胶布背面刻度剪出 7cm×3cm 胶布 2 条，用于固定导管，修边角至美观。将外露导管高举平台贴于腹部，引流袋固定于床旁（图 4-35，图 4-36）。

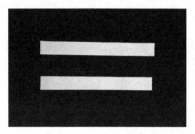 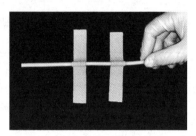

图 4-35　双条胶带　　　　图 4-36　双条胶带高举平台法固定

六、并发症及应对措施

1. **感染**　临床表现：胆汁引流不充分造成胆汁淤积，引流管留置时间过长等因素易造成胆道滋生细菌引发感染。

2. **造瘘管滑脱**

（1）临床表现：多因固定不牢所致。

（2）应对措施：根据病情，应选择重新置管。

3. **胆漏**

（1）临床表现：穿刺部位观察到胆汁样渗出。

（2）应对措施

①及时更换敷料并注意保护皮肤，必要时予以封堵填塞。

②严密观察生命体征和腹痛的性质、部位、程度及体温波动情况，保持引流通畅，并报告医师加强抗生素治疗。

4. **损伤胆道壁**　在取结石的过程可能会损伤胆道壁。

5. **组织粘连**　如果胆囊壁有坏死的区域，用大网膜覆盖，防止粘连。

七、注意事项

1. 嘱患者平卧 24 小时，避免身体大幅度运动以防套管脱出。

2. 观察患者自觉症状及血压脉搏，胆汁流量及性质。

3. 根据患者情况使用止血药。

4. 定时观察引流管的位置（体外留置部分长度），及时调整。

5. 根据细菌培养结果，使用敏感抗生素治疗。

6. 术后患者需禁食 24 小时，在确定无并发症发生后逐渐恢复饮食，少食多餐，予以低脂、高蛋白、易消化的半流质饮食。

八、健康宣教

1. 饮食与排便护理：建议均衡饮食，多吃新鲜水果、蔬菜，保持大便成形，并养成定时排便习惯。

2. 嘱患者衣服要柔软、舒适，避免穿紧身衣裤，以免压迫、摩擦引流管，影响血液循环。

3. 加强对患者家属的引流管护理教育，以协助患者提高引流护理能力。

4. 工作方面：告知患者在身体状况完全康复后，仍然可以参加工作，但应避免重体力劳动。

5. 运动方面：可适量参加一些不剧烈的体育运动。

6. 注意观察及保护引流管周围的皮肤。

7. 出现任何不适，立即寻求医师的帮助，不要擅自处理。

第八节　T　管

一、概述

T 管因其形状而得名，主要应用于胆总管切开探查或取石术后，在胆总管切开处放置 T 形引流管，一端通向肝管，一端通向十二指肠，一端通向体外，从腹壁戳口穿出体外，连接引流袋。

二、目的

1. 可以起到支撑作用，维持管腔正常形态，保证其两端良好对合。

2. 可以防止管腔狭窄，防止胆道梗阻。

3. 可以维持通畅的胆汁引流，防止胆汁漏入腹腔。

4. 方便探查，如有紧急情况可以及时发现并处理。

三、适应证

1. 胆道阻塞的患者行胆道减压引流。

2. 胆道手术，预防术后胆漏，术后预防胆管狭窄及术后经 T 管拔除后窦道处理胆道残余结石。

四、禁忌证

1. 急性胆道感染未予控制者。

2. 患者不能耐受麻醉和手术。

五、常用固定方法

【方法】

双道 Ω 固定法，固定贴固定法，腹带固定法。

【要求】

牢固，美观，舒适，清洁，通畅。

【操作前准备】

1. 评估 评估患者穿刺点有无渗血、渗液，导管置入刻度，引流液的颜色、性状、量。

2. 准备

（1）护士：护士着装整齐，洗手，戴口罩及修剪指甲。

（2）物品：换药盘、无菌手套、皮肤消毒剂、无菌敷料、胶带、导管固定贴、导管标识、手消毒液、血管钳。

（3）环境：清洁、舒适。

（4）体位：取平卧位或侧卧位。

【操作流程】

1. 双道 Ω 固定法

（1）护士携用物至床旁，核对患者床号、姓名，确认患者引流管在胆管置入的长度及外露刻度。

（2）取长 10 ～ 15cm 胶带 2 根，备血管钳 2 把，评估导管刻度、置管有无缝线固定，是否牢固。消毒皮肤后予无菌敷料覆盖，引流管末端用双条胶布予 Ω 方法覆盖（图 4-37，图 4-38）。

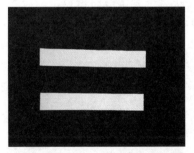

图 4-37　双条胶带

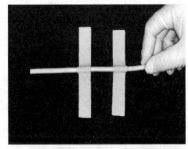

图 4-38　双道 Ω 固定

2. 固定贴固定法

（1）护士携用物至床旁，核对患者床号、姓名，确认患者引流管在胆管，记录置入长度。

（2）取导管 1 个固定贴，备血管钳 2 把，评估导管刻度、置管有无缝线固定，是否牢固，消毒皮肤后予无菌敷料覆盖，引流管末端用固定贴固定（图 4-39，图 4-40）。

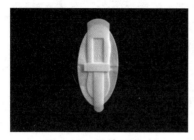

图 4-39 导管固定贴

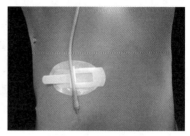

图 4-40 导管固定贴固定

3.腹带固定法

（1）护士携用物至床旁，核对患者床号、姓名，确认患者引流管在胆管，记录置入长度。

（2）取腹带 1 个，备血管钳 2 把，评估导管刻度、置管有无缝线固定，是否牢固，消毒皮肤后予无菌敷料覆盖，引流管末端用腹带固定（图 4-41，图 4-42）。

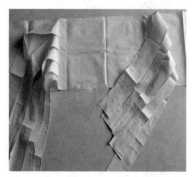

图 4-41 腹带

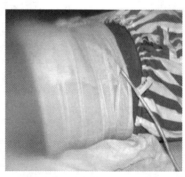

图 4-42 腹带固定法固定

六、并发症及应对措施

1. 黄疸

（1）临床表现：巩膜、皮肤、黏膜、体液的黄染并伴有尿色深，粪便颜色浅，皮肤瘙痒等症状。

（2）应对措施

①密切观察患者巩膜、皮肤、黏膜的颜色，做好记录。

②观察引流液的颜色、性状、量，尿液及粪便的颜色，有变化及时报告医师。

③密切观察血清胆红素浓度，遵医嘱给予对症处理。

④及时给予患者修剪指甲，避免抓伤皮肤出血。

⑤用温水擦洗皮肤，保持皮肤清洁。

2. 胆道出血

（1）临床表现：突发上腹部剧烈绞痛、呕血、便血、贫血、血压下降等症状。

（2）应对措施

①密切观察患者有无腹痛、呕血、黑粪、血压下降等情况，做好记录。

②观察引流液的颜色、性状、量，有变化及时报告医师。

③密切观察患者出血量，若每小时大于 100ml，持续 3 小时以上，及时报告医师处理。

④若患者血压下降，脉细速，面色苍白提示患者有出血的发生，及时配合医师抢救。

3. 胆漏

（1）临床表现：腹痛、发热，引流管有胆汁样液体流出，肝功能异常等症状。

（2）应对措施

①严密监测患者的生命体征，有无体温升高、腹痛等症状，报告医师做好记录。

②密切观察患者引流管切口处有无黄绿色胆汁样液体流出，并记好引流液的量。

③若切口处有大量胆汁样液体流出，且每小时大于50ml者，应立即报告医师给予对症处理。

④若长期大量胆漏者，应遵医嘱做好水电解质的补充。

七、注意事项

1. 妥善固定导管，对躁动不安的患者应有专人守护或适当加以约束。

2. 保持有效引流，防止引流管扭曲、打折、受压。

3. 引流袋低于切口30cm以上，下床活动时引流袋应置于胆囊水平以下。

4. 严格无菌操作，按时更换引流袋，更换时常规消毒接口，严格无菌技术操作。

5. T管引流时间7～14天，拔管前应先试行夹管实验。开始每日夹闭2～3小时，无不适逐渐延长时间至全日夹管。如无腹痛、黄疸、腹胀，遵医嘱行T管造影，造影显示胆道通畅，开放T管1天后拔管。

6. 拔管后可能有少量胆汁漏出，2～3天可自愈。继续观察腹痛、发热、黄疸、食欲及大便颜色变化。

八、健康宣教

1. 指导患者选择低脂、高糖、高蛋白、高维生素易消化饮食，忌油腻食物及饱餐。肥胖者应适当减肥。

2. 非手术治疗的患者，应遵医嘱坚持治疗，按时服药，定期复查。

3. 带 T 管出院的患者，尽量穿宽松柔软的衣服，沐浴时采用淋浴用塑料薄膜覆盖引流管处；日常生活中避免提举重物或过度活动；在 T 管上标明记号，以便观察其是否脱出。

4. 引流管口每日换药 1 次，周围皮肤涂皮肤保护剂加以保护。

5. 若敷料渗湿，应立即更换，每日在同一时间更换引流袋，并记录引流液的颜色、量和性状。

6. 若发现引流液异常或身体不适等应及时就医。

第九节　空肠造瘘引流管

一、概述

一端置入距离屈氏韧带 20cm 处的空肠内，置入的长度为 15 ～ 25cm，一端从腹壁戳孔引出体外。

二、目的

1. 通过造瘘管早期给予肠内营养，可刺激胃肠道引起胃结肠反射，促进胃肠功能恢复，促进肠黏膜细胞增生、修复，起到维护肠黏膜屏障功能的作用。

2. 有效地控制了肠道细菌易位，治疗上需要时可以从空肠造瘘管注入药物。

3. 改善患者营养状况，减少并发症的发生。

三、适应证

1. 幽门梗阻，十二指肠瘘，胃肠吻合口瘘，营养不良者。

2. 食管狭窄，不能进食，全身营养不良，而狭窄又不能用手术解除者。

3. 胰头、壶腹癌致梗阻性黄疸，无法施行切除术，行胆道内引流术又无条件时，胆汁可经胆道外引流，再自空肠造瘘返入肠腔。

4. 急性重型胰腺炎术后估计短期内不能进食，可经空肠造瘘补充营养。

四、禁忌证

年迈体衰，心、肺等重要脏器功能差，手术无恢复希望者。

五、常用固定方法

【方法】

螺旋法。

【要求】

牢固，美观，舒适，清洁，通畅。

【操作前准备】

1.评估　患者的意识及病情,鼻腔黏膜有无破损出血及炎症,有无鼻中隔偏曲，有无吞咽困难等。

2. 准备

（1）护士：护士着装整齐，洗手，戴口罩及修剪指甲。

（2）物品：弯盘、棉签、3M胶布（14cm×5cm）、无菌敷料、纸巾、手套。

（3）环境：清洁、舒适。

3. 体位　仰卧位。

【操作流程】

取抗过敏透气弹性胶布，按胶布背面刻度剪出 14cm×5cm

胶布 1 块, 沿纵向正中剪开 3 条至 7cm 处, 中间条宽 1cm, 边上两条分别为宽 2cm, 修边至美观。空肠造口管首先用缝线固定于周围皮肤, 消毒并擦净周围皮肤, 用未剪开的 7cm 端胶布粘贴于导管上方皮肤, 将剪开的正中一条 1cm 宽胶布缠绕于造口管上数周至牢固, 胶布末端内折稍许, 两边的两条并排贴于导管下方的皮肤上 (图 4-43, 图 4-44)。

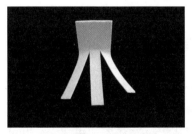
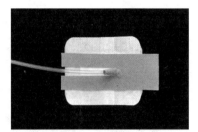

图 4-43　螺旋胶布　　　　　　图 4-44　螺旋固定法

六、并发症及应对措施

1. 腹泻

(1) 临床表现: 由于营养液的温度高, 浓度过高, 输注速度过快或过慢引起的腹泻。

(2) 应对措施: 营养液输注量由少到多, 浓度适当稀释, 速度由慢到快, 温度 37 ~ 40℃, 减少胃肠不适, 促进肠内血供的流速, 菌群失调时给予双歧因子的药物, 均无效时应暂停肠内营养。

2. 腹痛　如果出现腹痛应分析原因, 适当减慢速度或停止滴入, 给予热敷, 必要时应用解痉药, 腹痛缓解后逐渐恢复滴入。

3. 腹胀　应当观察腹胀变化, 听取患者主诉, 听诊肠鸣音情况，适当热敷，变换体位，并经允许鼓励患者多活动，促进肠蠕动。

4. 感染

（1）临床表现：肠内压力升高或滴速过快，可使营养液从造瘘口渗出，引起造瘘管口红肿、发炎。

（2）应对措施：观察造瘘管敷料及周围皮肤，及时去除原因并予以更换。操作中注意无菌技术。

5. 代谢并发症 准确记录出入量，定时进行生化、电解质测定、及时纠正水电解质紊乱，出现低血钾时及时静脉补充。

七、注意事项

1. 妥善固定空肠造瘘管，避免牵拉、扭曲和脱出。

2. 保持造瘘管通畅，防止堵塞，每次注入前用 20～30ml 温开水冲洗导管，注意禁止通过导管注入颗粒性药物，以防止导管堵塞。造瘘口堵塞时，应先查明原因，排除导管本身的因素后用温开水加压冲洗和负压抽吸交替方法能有效疏通导管。

3. 空肠造瘘管腹壁外端敷料每隔 2 天更换 1 次。

4. 每日清洗造瘘口周围皮肤 2 次，观察造瘘口周围有无红、肿、热及胃内容物渗漏。保持周围皮肤干燥清洁，防止感染。

5. 采用多头腹带保护腹部切口，减少腹部张力，减轻疼痛，防止腹部切口裂开，促进伤口愈合。

6. 做好口腔护理以防真菌感染，每日 2～3 次，检查口腔有无破溃，防止口炎性腹泻或感染。

7. 注入营养液时协助患者取半坐卧位，抬高床头 30°～45°，注入完后 30 分钟保持此体位。注入营养液期间根据患者病情应鼓励患者多活动，促进肠蠕动，增加肠道血流量，有利于营养液的吸收和能量的转换及储存，促进肠道功能的恢复。

8.配制营养液用物应严格清洁消毒，营养液应现配现用，每日更换用物1次。造瘘管末端每日输注完毕后用碘伏消毒，无菌纱布包好以防止污染。打开营养液室温下保存不超过6小时，冰箱一般不超过24小时。

八、健康宣教

1.帮助患者树立信心面对疾病，消除不良心理，保持良好的心态。注意休息，劳逸结合，避免劳累。

2.加强营养，提高自身免疫力。定期放、化疗，巩固治疗效果。

3.如有不适，及时就医。定期复查。戒烟、酒，保持良好的生活习惯。

4.妥善固定空肠造瘘管，避免牵拉、扭曲脱出。

5.保持造瘘管通畅，防止堵塞。

6.教会患者及家属，观察造瘘口周围有无红、肿、热及胃内容物渗漏，保持周围皮肤干燥清洁，防止感染。

7.指导患者及家属到当地的医院及时更换空肠造瘘管腹壁外端敷料，每隔2天更换1次。

第十节　脾窝引流管

一、概述

脾窝引流管对观察术后内出血起积极作用，从而早期诊断、及时处理，观察有无内出血是脾窝引流的最大优点。

二、目的

脾窝引流的主要目的是引流膈下积血、积液，以防止膈下感染和观察有无活动性出血。

三、适应证

1. 脾与膈或者侧腹壁有较多粘连者。

2. 脾破裂伴有或术时曾有膈肌、胰尾和胃肠道损伤者。

3. 脾恶性肿瘤者。

4. 附加分流或其他脏器手术者。

5. 术中曾有大出血或止血不够满意者。

四、禁忌证

1. 在择期行脾切除后或不合并其他脏器损伤，且脾破裂施行脾切除后，一般不作常规引流。

2. 外伤脾切除合并有周围脏器损伤者。

3. 肝硬化门脉高压脾大行脾切除者。

4. 附加其他脏器手术者。

5. 脾周有较多粘连者。

6. 恶性脾肿瘤者。

五、常用固定方法

【方法】

高举平台法。

【要求】

牢固，美观，舒适，清洁，通畅。

【操作前准备】

1.评估　患者的意识及病情，脾窝引流管是否通畅，观察周围皮肤，观察引流液的颜色、性状、量。

2.准备

（1）护士：护士着装整齐，洗手，戴口罩及修剪指甲。

（2）物品：弯盘、手套、3M 胶布两条（7cm×3cm）、别针。

（3）环境：清洁、舒适。

（4）体位：仰卧位。

【操作流程】

（1）护士携用物至床旁，核对患者床号、姓名。观察引流管是否通畅，观察引流液的颜色、性状、量。

（2）取抗过敏透气弹性胶布，按胶布背面刻度剪出7cm×3cm 胶布 2 条，用于固定导管，修边角至美观，将外露导管高举平台贴于腹部（图 4-45，图 4-46）。

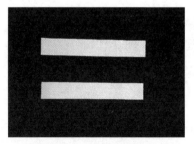
图 4-45　双条胶带

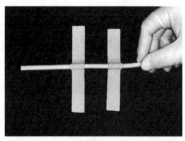
图 4-46　双条胶带高举平台法固定

六、并发症及应对措施

1.胰漏

（1）临床表现：术后 3 天起，从手术放置引流管中引流出淀粉酶大于正常血清淀粉酶水平 3 倍的引流液，可表现为腹腔出血、感染，腹膜刺激征。单纯的胰漏可以自行愈合。

（2）应对措施

①观察生命体征的变化。

②给予患者半坐卧位，有利于引流。

③预防肺部并发症：鼓励患者深呼吸，做有效咳嗽。

④妥善固定引流管，注意观察引流液的颜色、性状、量。

⑤应用抑制腺体分泌的药物，如生长抑素 24 小时持续泵入。

2. 出血

（1）临床表现：一般在术后 12 ～ 24 小时内发生，引流管内引流出暗红色或鲜红色血液，血凝块可堵塞引流管。

（2）应对措施

①严密监测生命体征，对已发生休克者应迅速建立畅通的静脉通道，及时输液，必要时输血、补充凝血因子，保守治疗无效下需急诊再次手术。

②观察伤口敷料有无渗血。

③观察腹部体征的情况，注意有无腹腔内出血症状，有无移动性浊音等。

④血常规疑有内出血者，需动态了解红细胞、血红蛋白与血细胞比容的变化。

⑤准确记录 24 小时尿量，必要时监测中心静脉压。

⑥观察引流液的颜色、性状及量。

⑦必要时行诊断性腹腔穿刺、B 超等检查，以明确诊断。

3. 感染

（1）临床表现：导管引流不畅，引发膈下积血、继发感染。

（2）应对措施

①严密监测生命体征，特别应注意观察体温的变化，如出

现发热，应给予积极的对症处理，行物理降温，必要时药物降温。

②观察腹部体征，注意有无腹膜炎等感染的症状和体征。

③指导有效的深呼吸，咳嗽、咳痰，锻炼肺功能。

④监测白细胞计数和中性粒细胞比例是否增高。

⑤必要时辅以有效抗生素治疗，以控制感染。

⑥可在超声引导下穿刺置管引流。辅以物理治疗、全身支持治疗，经久不愈时应开腹引流。

4. **脾窝引流管滑脱** 多因固定不牢所致，无论何时发生，应立即通知医师，给予处理。

七、注意事项

1. 引流管的类型和大小适当，一般要采用大口径质地柔韧的胶管，其口径以 1.5cm 为宜，前端有多个侧孔。放置引流管时位置要正确，引流管前端要埋于脾窝上方肋下间隙。

2. 保持引流管通畅，不能受压和扭曲。严密观察引流液的颜色、性状、量，经常由上而下挤压，从而达到有效引流的作用。

3. 在放置引流管的同时，要鼓励患者早期进食，加之术中注意将大网膜填充脾窝，消除间隙，促使渗液排出。

4. 切口护理：定期检查切口情况，有无出血、红肿，并及时更换敷料，严格无菌操作，给予抗生素，防止发生切口及引流管伤口感染。

5. 密切观察患者的病情变化。

6. 若患者躁动，应合理使用约束带，必要时通知医师适当使用镇静药物严防脱管。

7. 严格无菌操作，防止逆行感染。

八、健康宣教

1. 教会患者妥善固定引流管。

2. 给患者及家属讲解引流管脱落的危害性。

3. 向患者讲解每日观察引流液的量、颜色及其重要性，并做好记录，如出现异常应及时就诊。

4. 出院后应及时复查。

5. 每周更换一次引流袋。保持引流管处伤口敷料干燥、清洁，伤口纱布脱落应及时来门诊更换。

6. 若引流管脱落或出现腹痛、发热、黄疸应及时就诊。

7. 鼓励患者早期下床活动，促进蠕动，防止下肢静脉血栓形成，增强患者信心。注意循序渐进。

第十一节　鼻　胆　管

一、概述

经内镜鼻胆管引流术是在诊断性逆行胆管造影（ERCP）技术的基础上建立起来的，是较为常用的内镜胆道引流方法。它采用一细长的塑料管在内镜下经十二指肠乳头插入胆管中，另一端经十二指肠、胃、食管、咽等从鼻孔引出体外，建立胆汁的体外引流途经。

二、目的

通过引流达到减压、减黄、消炎的目的。

三、适应证

1. 急性化脓性梗阻性胆管炎。

2. ERCP 术后或碎石后预防结石嵌顿及胆管感染。

3. 原发或转移性良、恶性肿瘤所致的胆管梗阻。

4. 肝胆管结石所致的胆管梗阻。

5. 急性胆源性胰腺炎。

6. 创伤性或医源性胆管狭窄或胆瘘。

7. 临床须重复胆管造影或采集胆汁进行生化和细菌学检查。

8. 胆管结石须灌注药物溶石治疗；硬化性胆管炎行药物灌注治疗；胆管癌的腔内化学治疗等。

四、禁忌证

1. 急性胰腺炎或慢性胰腺炎急性发作。

2. 急性胃炎，急性胆道感染。

3. 对碘过敏，某些不能用抗胆碱药物者。

4. 心肺功能不全，频发心绞痛；食管或贲门狭窄，内镜不能通过者。

5. 胆总管空肠吻合术后，无法将内镜送至吻合处。

6. 有重度食管静脉曲张并有出血倾向者。

五、常用固定方法

【方法】

分叉交织法，蝶翼法，工字形法，靴形固定法。

【要求】

牢固，美观，舒适，清洁，通畅。

【操作前准备】

1. 评估　患者的意识及病情，鼻腔黏膜有无破损出血及炎症，有无鼻中隔偏曲，有无吞咽困难等。

2. 准备

（1）护士着装整齐，洗手，戴口罩及修剪指甲。

（2）弯盘、棉签、液状石蜡，3M 分叉胶布（分叉交织法）、蝶翼形胶布（蝶翼法）、工字形胶布（工字形法）、靴子形状胶布（靴形固定法）、纸巾、手套。

【操作流程】

1. 分叉交织法

（1）护士携用物至床旁，核对患者床号、姓名，确认患者胃管在胃内及胃管置入长度。

（2）取抗过敏透气弹性胶布，按胶布背面刻度剪出 7cm×3cm 胶布 1 块，沿纵向正中剪开至 4cm 处，修边角至美观。鼻胆管留置成功后，擦净鼻部分泌物，用未剪开 3cm（此长度可根据患者鼻的情况而定）的胶布纵向固定于整个鼻部，剪开的一条沿鼻胆管在鼻孔处顺时针螺旋形缠绕数圈，将导管稍向鼻内插入 0.5cm，目的是导管和鼻之间插入些胶布，减少导管对鼻的刺激，再将另一条胶布逆时针螺旋形缠绕（图 4-47，图 4-48）。

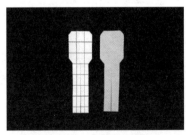

图 4-47 分叉交织法胶布

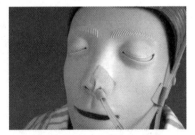

图 4-48 分叉交织法固定

2. 蝶翼法

（1）护士携用物至床旁，核对患者床号、姓名，确认患者鼻胆管置入长度。

（2）选择一条长 7cm 的透气型宽胶布，将胶布从一端两侧各剪去 1cm×4cm，一端保留 3cm×3cm 贴于患者鼻部，将一端剪开残留的部分缠绕在鼻饲管上。将鼻胆管外露部分用透明贴或宽胶布贴于患者的脸颊上（图 4-49，图 4-50）。

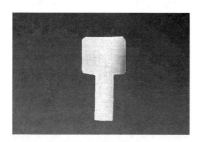

图 4-49　蝶翼法胶布

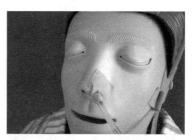

图 4-50　蝶翼法固定

3. 工字形法

（1）护士携用物至床旁，核对患者床号、姓名，确认患者鼻胆管置入长度。

（2）取抗过敏透气弹性胶布，按胶布背面刻度剪出 7cm×4cm 胶布 1 块，剪成工字形，上端保留 3cm×3cm，贴于患者鼻部；下端保留 1.5cm×4cm，用于固定导管，修边角至美观（图 4-51，图 4-52）。

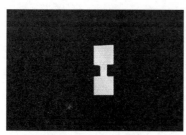

图 4-51　工字形法胶布

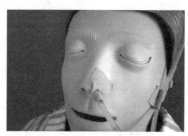

图 4-52　工字形法固定

4.靴形固定法

（1）护士携用物至床旁，核对患者床号、姓名，确认患者鼻胆管置入长度。

（2）取抗过敏透气弹性胶布，按胶布背面刻度剪出 6cm×3cm 胶布一块，剪成靴子形状，上端保留 2cm×3cm，下端 1cm×4cm，用于固定导管，修边角至美观（图4-53，图4-54）。

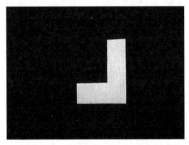

图 4-53　靴形固定法胶布

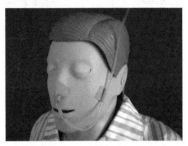

图 4-54　靴形固定法

六、并发症及应对措施

1.吸入性肺炎

（1）临床表现：老年患者因吞咽及咳嗽反射低下易误吸；咽部受到刺激，特别是胃排空不佳者。

（2）应对措施

①保持口腔卫生，做好口腔护理，给予雾化吸入，做好患者心理护理。

②安置患者于半卧位，防止因体位过低，食物反流而误吸，勤拍背，鼓励咳嗽。

③拔管时应排尽胆汁，以避免管内残留胆汁流入气管内。

2.胰腺炎

（1）临床表现：观察患者有无腹痛、恶心呕吐，以及24小时血、尿淀粉酶。

（2）应对措施

①立即予卧床休息。

②禁食水，胃肠减压。

③抗感染、补液、抑酶等治疗。

④观察体温、脉搏、血细胞、血淀粉酶的变化。

3. 水电解质紊乱

（1）临床表现：长期留置鼻胆管，导致咽部不适，消化液减少，食欲下降。

（2）应对措施：引流期不超过 1 个月，必要时手术、补充液体；鼓励患者进食、饮水。

4. 胆道系统感染　观察患者生命体征，有无腹痛、黄疸。

5. 鼻胆管阻塞及脱落　及时进行透视或造影检查，必要时用稀释的抗生素液冲洗或重新置入。

七、注意事项

1. 留置鼻胆管前，应仔细询问病史，以排除手术禁忌证。

2. 患者于术日晨禁食、禁水。

3. 一旦造影管对准位置，应迅速插入导丝，以导丝进入胆总管为准，动作要轻柔。切勿粗暴，以免损伤胆管或胰管，甚至造成穿孔。

4. 注意密切观察患者生命体征变化。

5. 密切观察患者引流胆汁的性状、颜色、量，详细记录入量。

6. 术后常规禁食 1～2 天，根据引流量，遵医嘱静脉补液，补充液体及电解质，然后可逐渐进流质和半流质饮食。

7. 注意胆汁排出量，必要时对胆汁进行常规、细菌学检查或病理学检查。

8. 妥善固定导管，向患者及家属讲解防导管滑脱的注意事项。

9. 固定导管时动作应轻柔，防止牵拉、打折。

10. 固定过程中保持导管处于鼻腔的中心部位，以免一侧鼻腔长期受压，导致皮肤破损。

11. 若患者躁动，应合理使用约束带，必要时通知医师适当使用镇静药物严防脱管。

八、健康宣教

1. 向患者讲解留置鼻胆管引流管的注意事项及重要性，缓解患者的紧张心理。

2. 嘱患者注意休息，进清淡、易消化食物，减少油腻饮食。

3. 三餐要规律，定时、定点、定量，不可暴饮暴食。

第十二节　胆囊穿刺引流管

一、概述

胆囊引流术主要用于治疗急性化脓性胆囊炎、急性重症胆囊炎及胆总管梗阻合并胆囊肿大者。

二、目的

能够迅速达到胆囊减压的作用，同时还能注入药物以达到治疗目的。

三、适应证

1. 急性化脓性胆囊炎，患者病情危重或年老体弱，或合并心、肺、肝、肾严重疾病不能耐受胆囊切除术者。

2.急性重症胆囊炎，当肝内胆管扩张不明显而胆囊显著肿大者，病情危急时可以利用胆囊引流降低胆道压力。

3.胆总管梗阻合并胆囊肿大者，尤其是 PTCD 失败而病情危重者。

四、禁忌证

1.有严重出血倾向者。

2.胆囊呈游离状态者。

3.胆囊显示不清或没有合适穿刺进针路线者。

4.有 Charcot 三联征，而 B 超提示胆囊小，胆管扩张者。

5.有弥漫性腹膜炎，可疑胆囊穿孔者。

6.胆囊壁厚，可疑癌变者。

7.大量腹水。

五、常用固定方法

【方法】

高举平台法。

【要求】

牢固，美观，舒适，清洁，通畅。

【操作前准备】

1.评估　患者的意识及病情，引流管是否通畅，观察引流液的颜色、性状、量。

2.准备

（1）护士：护士着装整齐，洗手，戴口罩及修剪指甲。

（2）物品：弯盘、手套、3M 胶布两条、别针。

（3）环境：清洁、舒适。

（4）体位：端坐位或半卧位。

【操作流程】

高举平台

（1）护士携用物至床旁，核对患者床号、姓名。观察引流液的颜色、性状、量。

（2）取抗过敏透气弹性胶布，按胶布背面刻度剪出7cm×3cm胶布2条，用于固定导管，修边角至美观。将外露导管高举平台贴于腹部，引流袋用别针固定于床旁（图4-55，图4-56）。

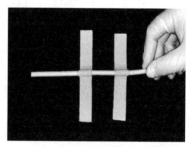

图4-55　双条胶带 　　图4-56　双条胶带高举平台固定法

六、并发症及应对措施

1.胆道感染

（1）临床表现：常见的并发症为菌血症、败血症，表现为术后30分钟至数小时内骤起畏寒、高热、右上腹胀痛、白细胞计数升高、黄疸加深，严重者可出现中毒性休克表现。因引流管与外界或肠道相通，增加了细菌进入胆道的机会。细菌容易附壁聚集在支架或引流管内壁及手术过程中无菌操作不严格等原因，极易发生胆道感染。

（2）应对措施：严密观察患者的生命体征、有无腹痛、高热、寒战及意识改变的情况。应用足量抗生素控制感染，保持引流通畅，保持胆管引流通畅和预防性抗感染治疗是预防胆管炎的关键。

2. 胆道出血

（1）临床表现：引流液为血性胆汁，常与穿刺损伤局部血管、胆道梗阻致维生素吸收障碍、肝合成凝血因子受阻、凝血酶原时间延长有关。患者主诉头晕、乏力、腹痛。

（2）应对措施：绝对卧床休息，观察血压、脉搏、呼吸、面色及意识状态变化情况，观察胆汁引流液的颜色、量、性状的变化。遵医嘱静脉输注止血药物，给予尖吻蝮蛇血凝酶等。

3. 胆汁渗漏

（1）临床表现：穿刺部位观察到胆汁样渗出。

（2）应对措施：及时更换敷料并注意保护皮肤，必要时予以封堵填塞。严密观察生命体征及腹痛的性质、部位、程度及体温波动情况，保持引流通畅，并报告医师加强抗生素治疗。

4. 导管阻塞

（1）临床表现：与引流管细长易扭曲、护士操作不规范、术后早期胆汁浓度较高、出血的存在和血块的形成有关。

（2）应对措施：妥善固定胆囊穿刺管及引流袋，避免导管受压或扭曲，行导管冲洗。

5. 导管部分脱出

（1）临床表现：与局部固定不牢或患者睡觉时无意识地将导管拉出、患者局部有汗或局部渗出导致敷料黏性下降有关。

（2）应对措施：术后应妥善固定，每班查看，如发现胶布不粘、渗液多，及时更换敷料。做好健康教育，告知该管的重要性及如何预防该管脱出。加强床头交接班，床尾插防导管滑脱的标识。

6. 电解质紊乱

(1)临床表现:观察患者胆汁引流量,定期抽血检查电解质,及时调整补液。

(2)应对措施:若引流液达 1500ml 以上,可造成严重水电解质失衡,对此类患者应记录出入量,遵医嘱补液。

七、注意事项

1. 应遵循少量多餐的原则,饮食以清淡易消化的低脂流食为主。恢复正常饮食时,避免高脂饮食,以免引起消化不良,嘱其多饮水,以利于冲洗尿中过量的胆盐淤积。

2. 密切观察患者生命体征变化。

3. 密切观察患者引流胆汁的性状、颜色、量,详细记录入量。

4. 注意胆汁排出量,必要时对胆汁进行常规、细菌学检查或病理学检查。

5. 妥善固定导管,向患者及家属讲解防止导管滑脱的注意事项。

6. 固定导管时动作应轻柔,防止牵拉、打折。

7. 若患者躁动,应合理使用约束带,必要时通知医师适当使用镇静药物严防脱管。

八、健康宣教

1. 应教会患者及家属护理引流管。

2. 出现引流管梗阻应及时到医院来解决。

3. 无异常情况者,要求 2～3 个月更换引流管。

4. 保持伤口敷料干燥、清洁。

5. 切忌洗浴时污染引流口,最好擦浴。

第十三节　左肝上引流管

一、概述

经皮肝穿刺胆道引流术是一种微创的诊疗方法，在肝胆胰外科疾病的治疗中使用日益普遍，尤其在恶性梗阻性黄疸姑息治疗方面，留置左肝上引流管，通畅的引流能很快缓解恶性梗阻性黄疸患者肝内胆管的压力，消退黄疸，改善肝功能和全身状况，提高患者的生活质量，延长生存时间。恶性梗阻性黄疸经皮左肝穿刺胆汁引流术可能优于经皮右肝穿刺胆汁引流术。

二、目的

1. 可减压、减黄、缓解症状，改善全身情况，为择期手术创造条件。对年老患者、身体衰竭、全身状况差、重要脏器功能不全和重度休克者尤为适宜。

2. 通过留置导管，可以灌注药物等进行溶石治疗，亦可进行化疗、放疗及进行细胞学检查。

三、适应证

1. 晚期肿瘤引起的恶性胆道梗阻，行姑息性胆道引流。

2. 深度黄疸患者的术前准备（包括良性和恶性病变）。

3. 急性胆道感染，如急性梗阻性化脓性胆管炎，行急症胆道减压引流，使急症手术转为择期手术。

4. 良性胆道狭窄，经多次胆道修补，胆道重建及胆肠吻合口狭窄等。

5. 通过引流管行化疗、放疗、溶石、细胞学检查及经皮行纤维胆道镜取石等。

四、禁忌证

1.对碘过敏，有严重凝血功能障碍、出血倾向，严重心、肝、肾衰竭和大量腹水者。

2.肝内胆管被肿瘤分隔成多腔，不能引流整个胆管系统者。

3.超声检查证实肝内有大液平面，Casoni 试验阳性，疑为肝棘球蚴病（肝包虫病）者。

4.超声检查显示肝内胆管直径< 4mm，肝外胆管直径< 10mm 者。

5.不能配合穿刺者。

五、常用固定方法

【方法】

高举平台法。

【要求】

牢固，美观，舒适，清洁，通畅。

【操作前准备】

1.评估　患者的意识及病情，观察引流管的颜色、性状、量。

2.准备

（1）护士：护士着装整齐，洗手，戴口罩及修剪指甲。

（2）物品：弯盘、手套、3M 胶布两条、别针。

（3）环境：清洁、舒适。

（4）体位：端坐位或半卧位。

【操作流程】

高举平台

（1）护士携用物至床旁，核对患者床号、姓名。观察引流液的颜色、性状、量。

（2）取抗过敏透气弹性胶布，按胶布背面刻度剪出 7cm×3cm 胶布 2 条，用于固定导管，修边角至美观，将外露导管高举平台贴于腹部，将引流袋用别针固定于床旁（图 4-57，图 4-58）。

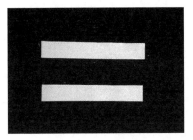 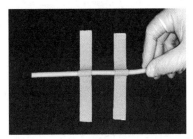

图 4-57 双条胶带　　　图 4-58 双条胶带高举平台固定法

六、并发症及应对措施

1. 胆漏、胆汁性腹膜炎

（1）临床表现：由于引流管的滑脱，同一部位反复穿刺及窦道扩张管与放置管的不相配而产生。

（2）应对措施

①如病情严重、胆汁性腹膜炎明确和患者条件允许，应立即行胆道引流手术。

②如病情稳定，引流管部分滑脱，可在 X 线监视下，经导引钢丝重新置管，并给予全身抗生素治疗。

③如病情允许，较小胆漏仍可先经全身支持，抗生素治疗，并密切观察病情。一旦加重且治疗无效，仍应积极手术引流。

2. 腹腔内出血、肝损伤

（1）临床表现：由于存在出血倾向，反复多次穿刺造成肝穿刺处裂伤。

（2）应对措施

①立即输血、补液，预防性抗生素治疗。

②如病情好转，血压仍不能控制，立即给予手术治疗。经腹腔冲洗后，在肝出血处行缝扎止血。

3.胆道出血

（1）临床表现：由于反复多次穿刺，形成胆管血管瘘，且有出血倾向未纠正。

（2）应对措施

①一般置管当天可有少量血性胆汁，无需特殊处理。

②如引流管内血性液体量较多，应保证胆管后内引流通畅，不断给予生理盐水冲洗，输血支持治疗。一般均能痊愈。

③如出现血流动力学改变，血压不能控制，则行手术探查。

4.胆道感染、败血症、休克

（1）临床表现：由于胆汁中细菌经造影剂注入肝内或操作器械消毒不严格。

（2）应对措施

①早期给予输液抗生素，纠正水电解质、酸碱平衡，严重者可加激素。

②保持引流管的通畅引流，如引流管阻塞且病情严重，应创造条件积极手术引流。

5.引流管断裂、导管脱落（腹腔内或腹腔外）

（1）临床表现：由于固定不妥或意外牵拉、折叠。

（2）应对措施

①一旦诊断，给予拔除，同时应用抗生素，密切观察病情。

②如出现腹膜炎体征，经保守治疗无效后，行剖腹探查。

6.气胸

（1）临床表现：由于穿刺位置过高，穿刺针直接进入胸腔。

（2）应对措施

①应立即拔除穿刺管，维持气道的通畅。

②必要时可给予胸腔闭式减压引流。

七、注意事项

1. 妥善固定，保持通畅，定时挤压，引流袋低于穿刺点水平，防止逆行感染，下床时防止脱管。通过挤捏查看是否通畅。

2. 观察引流液颜色、性状、量。记录 24 小时引流量。正常金黄色或橘棕色每天 500 ～ 800ml。

3. 每周更换引流袋 1 次，注意无菌，防止逆行感染。下床时随时提拿引流袋，低于肝水平。

4. 固定导管时动作应轻柔，防止牵拉、打折。

5. 若患者躁动，应合理使用约束带，必要时通知医师适当使用镇静药物，严防脱管。

6. 密切观察患者生命体征变化。

八、健康宣教

1. 教会患者妥善固定引流管。

2. 给患者讲解引流管脱落的危害性。

3. 向患者讲解每日观察胆汁量、颜色及其重要性，并做好记录，如出现异常应及时就诊。

4. 出院后应及时复查。

5. 每周更换 1 次引流袋。

6. 保持引流管处伤口敷料干燥、清洁，伤口纱布脱落应及时来门诊更换。

7. 若引流管脱落或出现腹痛、发热、黄疸应及时就诊。

第5章

循环系统疾病常见导管固定及护理

第一节 心包引流管

一、概述

引流出心包、纵隔内残存的积气、积血，预防感染及其他并发症的发生。

二、目的

1. 心包穿刺抽出液体后送常规、生化、细菌学和病理细胞学检查，有助于病因的诊断。

2. 缓解心脏压塞的症状。

3. 向心包腔内注入药物。

三、适应证

1. 大量心包积液出现心脏压塞症状者，穿刺抽液以解除压迫症状。

2. 抽取心包积液协助诊断，确定病因。

3. 心包腔内给药治疗。

四、禁忌证

1. 出血性疾病、严重血小板减少症及正在接受抗凝治疗者。
2. 拟穿刺部位有感染者或合并菌血症或败血症者。
3. 不能很好配合手术操作的患者。

五、常用固定方法

【方法】
螺旋固定法，高举平台固定法。

【要求】
牢固，舒适，美观，清洁，通畅。

【操作前准备】
1. 评估　导管留置部位的皮肤有无破损。

2. 准备

(1) 护士：护士着装整齐，洗手，戴口罩。

(2) 物品：换药包，皮肤消毒剂，无菌手套，无菌剪刀，无菌纱布（7cm×8cm）1 块，手消毒剂，4 条 8cm 长胶布（螺旋固定法），2 条 5cm×3cm 胶布（高举平台法）。

【操作流程】
1. 螺旋固定法

(1) 护士携用物至床旁，核对患者床号、姓名，确认患者导管，戴无菌手套，用无菌剪刀将无菌纱布剪成 U 字形。

(2) 用两条 8cm 长胶布将纱布左右两边固定，另两条胶布螺旋固定在皮肤上（图 5-1）。

2. 高举平台固定法

(1) 护士携用物至床旁，将导管外端整理顺畅。

（2）用两条长 5cm×3cm 胶布将导管的上下两端固定在皮肤上面（图 5-2）。

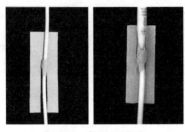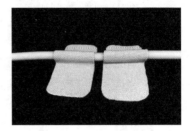

图 5-1　螺旋固定法　　　　图 5-2　高举平台固定法

【护理要点】

1. 术前护理

（1）心理护理：因患者术前多有较严重的紧张、焦虑、心慌、胸闷等，护理人员应给予患者做好解释工作，向患者介绍手术的目的、大致过程及手术的安全性，消除其紧张、恐惧、焦虑等不良心理，使患者能够积极配合。

（2）监测血压、心率，完善相关检查。

（3）经超声或 X 线胸片定位，做好标记。

（4）术前排尿、排便。

（5）如患者咳嗽，可给予镇咳治疗，以防术中突然出现咳嗽。

2. 术中护理

（1）协助患者取卧位或半坐卧位，叮嘱患者术中如有不适，应尽快告知医护人员。

（2）观察患者生命体征的变化，注意有无头晕、出汗、心悸等不适。

（3）观察穿刺点及抽吸液的出血情况。

（4）密切配合手术医师做好心包抽液及心包内注入药物治疗等。

3. 术后护理

（1）术后观察患者心率、心律、体温、呼吸、血压等，有无呼吸困难、意识丧失、胸闷、气悸、急性肺水肿的发生。

（2）心包积液每次引流不超过 1000ml，一般第一次抽液量不超过 200 ～ 300ml，每日心包积液＜ 25ml 时拔除导管。

（3）拍摄 X 线胸片以排除气胸，确定导管位置。

（4）酌情应用抗生素，以免穿刺部位及心包发生感染。

六、并发症及应对措施

1. 肺损伤、肝损伤

（1）临床表现：主要表现呼吸困难，食欲缺乏。

（2）应对措施：术前采用超声心动图定位，选择合适的进针部位及方向，谨慎操作，缓慢进针，避免损伤周围器官。

2. 心肌损伤及冠状动脉损伤

（1）临床表现：主要表现胸闷、憋气。

（2）应对措施：选择积液量多的部位，并尽可能地使穿刺部位离心包最近。术前用超声心动图定位，测量从穿刺部位至心包的距离，以决定进针的深度，同时谨慎操作，缓慢进针。

3. 心律失常

（1）临床表现：心慌，憋气，心律失常。

（2）应对措施：穿刺针损伤心肌时，可以出现心律失常。术中应缓慢进针，注意进针的深度。一旦出现心律失常，立即后退穿刺针少许，观察心律变化。操作过程中注意心电、血压监测。

4. 感染

（1）临床表现：发热，乏力，四肢酸痛，心率加快。

（2）应对措施：严格遵守无菌操作，穿刺部位充分消毒，避免感染。持续心包引流的患者必要时可酌情使用抗生素。

七、注意事项

1. 严格掌握心包穿刺术的适应证。由于心包腔穿刺术有一定的危险性，应由有经验的医师操作或指导，并在心电、血压监护下进行穿刺。穿刺及引流过程中要密切观察患者症状和生命体征变化。

2. 心包穿刺术前须进行心脏超声检查，以确定积液量大小、穿刺部位、穿刺方向和进针距离，通常选择积液量最大、距体表最近点作为穿刺部位。如果能在超声显像引导下进行心包腔穿刺抽液，则更为准确、安全。

3. 术前向患者做好解释工作，消除其顾虑，嘱患者在穿刺过程中不要深呼吸或咳嗽。

4. 局部麻醉要充分，以免因穿刺时疼痛引起神经源性休克。

5. 穿刺过程中若出现期前收缩，提示可能碰到心肌，要及时外撤穿刺针，观察生命体征。

6. 抽液速度要慢，首次抽液量不宜超过 100 ～ 200ml，重复抽液可增加到 300 ～ 500ml，如果抽液速度过快、过多，短期内使大量血液回流入心脏有可能导致肺水肿。

7. 如果穿刺时抽出血性液体，要注意是否凝固。血性心包积液是不凝固的，如果抽出的液体很快凝固，则提示损伤了心肌或动脉，应立即停止抽液。严密观察有无心脏压塞症状出现，并采取相应的抢救措施。

8. 取下引流管前必须夹闭引流管，以防空气进入。

9. 心包穿刺术的术中、术后均需密切观察呼吸、血压、脉搏等的变化。

10. 为了防止合并感染，持续引流时间不宜过长。如果需要长期引流，应考虑行心包开窗术等外科处理，并酌情使用抗生素。

八、健康宣教

1. 拔管后 48 小时内禁止沐浴，穿刺部位覆盖无菌纱布并用胶布固定。

2. 嘱患者遵医嘱服药，注意保暖，避免感冒，预防各种感染。

3. 指导患者配合医师，积极治疗原发性疾病。

4. 嘱患者若出现心悸、发热、胸闷、气短、不能平卧等，及时联系医师。

第二节　动脉鞘管

一、概述

动脉鞘管是置入动脉中，为其他血管内治疗材料提供通路的医疗器械，防止动脉血反流出体外。

二、目的

1. 持续监测动脉压。

2. 避免频繁的动脉穿刺产生的不适感和损伤。

3. 可在稳定状态下采取动脉血样。

4. 用吲哚靛蓝染料法测定心排血量（心输出量）。

5.若输液负荷过度可从动脉迅速放血（注意：使用持续动脉内插管术，术者必须技术熟练；指导医师必须熟悉导管和换能器装置的性能，排出气泡的方法，防止凝血和污染的措施，并能准确地校正换能器系统以及避免人为的错误）。

三、适应证

1.各类危重患者和复杂的大手术及有大出血的手术。

2.体外循环心内直视术。

3.需行低温和控制性降压的手术。

4.严重低血压、休克等需反复测量血压的手术。

5.需反复采取动脉血样做血气分析等测量的患者。

6.需要持续应用血管活性药物者。

7.呼吸心跳停止后复苏的患者。

8.不能行无创测压者。

四、禁忌证

1.局部感染。

2.凝血功能障碍。

3.动脉近端梗阻，Allen 试验阳性。

4.雷诺现象。

5.脉管炎。

五、常用固定方法

【方法】

动脉鞘管固定带。

【要求】

牢固，美观，舒适，清洁，通畅。

【操作前准备】

1. **评估** 评估鞘管，确保导管通畅。

2. **准备**

（1）医师：医师着装整齐，洗手，戴口罩。

（2）物品：弯盘、棉签、皮肤消毒液、无菌手套、无菌纱布、弹力固定带（根据患者胖瘦选择合适尺码的动脉鞘管固定带，上固定带大号长 85cm，小号长 75cm）。

（3）环境：清洁、舒适。

（4）体位：平卧位或坐位。

【操作流程】

1. **桡动脉穿刺插管** 通常选用左手。将患者的手和前臂固定在木板上，手腕下垫纱布卷，使手腕背屈 60°。术者的左手中指触及桡动脉，在桡骨茎突近端定位，示指在其远端轻轻牵拉，穿刺点在两手指间。常规消毒皮肤、铺巾，用 1% 普鲁卡因或利多卡因局部麻醉后，术者右手持针，与皮肤呈 15°角进针，对准中指触及的桡动脉方向，在接近动脉时才刺入动脉。如有血液从针尾涌出，即可插入导引钢丝；如无血液流出，可徐徐退针，直至有血液涌出，表示穿刺成功。插入导引钢丝时应无阻力，若有阻力不可插入，否则将穿透动脉进入软组织内。最后，经导引钢丝插入塑料导管，并固定导管，即可测压。

2. **股动脉穿刺插管** 在腹股沟韧带中点下方 1～2cm 处触及股动脉搏动，用左手示指、中指放在动脉搏动表面，示指与中指分开，穿刺点选在两手指间。常规消毒皮肤、铺巾及局部麻醉，右手持针，与皮肤呈 45°角进针，其余同桡动脉穿刺插管术。

（1）医师评估确认动脉鞘管通畅。

（2）穿刺点处使用伤口敷料覆盖，外面可垫纱布卷，增加压力。

（3）使用弹力固定带以股动脉穿刺部位为核心，围绕髋部和穿刺侧大腿根部成8字形环绕固定（图5-3）。

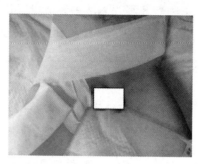

图5-3 动脉鞘管固定带法

（4）弹力固定带固定好，调整松紧度，不宜过松或者过紧，两条固定带均呈倾斜状态，左侧右侧通用。

（5）每班交接班时打开动脉鞘管弹力固定带检查敷料是否清洁，有无渗血、渗液，强力胶布固定情况，三通连接情况，药物是否顺利泵入，皮肤是否完好后，给予固定动脉鞘管弹力固定带。

（6）动脉鞘管弹力固定带污染、潮湿后及时更换。

六、并发症及应对措施

1. 桡动脉鞘管并发症

（1）临床表现：血栓形成，表皮坏死，局部疼痛，手部循环障碍，手指发冷和出现紫斑，手指缺血征象。

（2）应对措施

①为预防桡动脉血栓形成，在插管前应证明有足够的尺动脉的侧循环，而且每天要用多普勒仪检测桡动脉插管处的情况，

若血液流速信号减低或消失，则提示导管阻塞了桡动脉，或插管处存在血栓形成。若多普勒机信号消失或出现缺血性变化，则应拔除导管。

②血管痉挛是手部血流梗阻的原因之一，它可发生在插管时或拔管后。如拔管 1 小时后，手部血流还未恢复，应行动脉探查，去除可能存在的血栓。

③用大量灌注液进行冲洗，尤其是试图纠正伴有动脉波幅衰减的导管部分阻塞，可使灌注液进入中心循环。Loweintein 等曾证明，为冲洗桡动脉，即使 1 次推注 7ml 灌注液，灌注液即能到达主动脉弓的中心循环。所需灌注量应随患者的臂长和身高而异。如进行间断冲洗，应特别小心，避免任何气泡进入灌注系统，1 次冲洗所用灌注液不应超过 2ml，且应慢注。因灌注开关开放时，连续灌注系统的流量每秒为 1.5ml，故冲洗时间不应超过 2 秒钟。

④邻近插管部的皮肤可以发生坏死，如在间断冲洗时出现暂时性的局部皮肤发白，此时应当调整导管尖端的位置直至皮肤发白不再出现。

⑤为减少皮肤坏死的发生，应尽可能选择末端桡动脉插管，选用细的导管以减少导管对血管腔的阻塞，为防止导管本身滋生栓子，导管不宜留置过久。

2. 股动脉鞘管的并发症

（1）临床表现：血栓形成，栓塞，出血和血肿，动静脉瘘。

（2）应对措施

①血栓形成：选用细导管，遵医嘱合理服用抗栓药物，适当做踝泵运动。

②栓塞：在股动脉导管周围形成的血栓，可以脱落而栓塞下肢及足部，形成坏疽。为早期发现栓子，应经常检查股动脉、

胫后动脉、足背动脉的搏动，最好使用多普勒血流仪。如发现远端动脉减弱或消失，必须拔除股动脉导管。

③血肿与出血：拔除股动脉导管后，血肿是常见的，但拔管后压迫股动脉 10 分钟左右，能减少这一并发症。但是，不可使股动脉搏动完全消失，因为这将促使血栓形成。在腹股沟韧带上方，股动脉加入髂外动脉，此动脉上行时突然弯向后方。因此，如在腹股沟韧带上方穿刺，用压迫的方法控制出血有困难。同时因插管往往会损伤动脉后壁，故可导致难以控制的腹膜后出血。

④动静脉瘘：尽可能地选择细导管。

3. 腋动脉鞘管的并发症

（1）临床表现：血栓形成，栓塞，神经系统并发症。

（2）应对措施

①因右侧腋动脉来自与颈总动脉直接相交通的右侧头臂干，因此在冲洗时很可能发生脑部空气血凝块或其他颗粒物质栓塞。故采用左侧腋动脉插管可能较右侧安全，但不管从哪一侧插管均应用少量灌注液轻轻冲洗，特别注意防止空气及积压凝块进入灌注系统。应当采用连续灌注装置。

②进行腋动脉穿刺时，可造成臂丛神经束的直接损伤；腋动脉鞘内血肿形成可能导致神经的压迫和损伤。因此在有出血倾向的患者，不应选用腋动脉进行动脉内监护。

4. 足背动脉鞘管的并发症

（1）临床表现：血栓形成。

（2）应对措施

①血栓形成：约有 7% 的患者可以发生血栓形成。可以这样来识别：即在导管插入期间，当压迫胫后动脉可以发现蹬趾及第 2 趾颜色发白超过 15 秒钟。

②通过用多普勒血流计显示，在足背动脉导管插入部位的远侧端的逆行性血流和阻断胫后动脉后讯号即消失能证实有阻塞。

5. *肱动脉插管的并发症*

（1）临床表现：血栓形成和栓塞，出血，血肿，穿刺点皮肤的感染会引起局部红、肿、热、痛，患者会出现发热、寒战及相应的心脏体征。

（2）应对措施

①严格、规范、准确的股动脉穿刺，争取一次穿刺成功，避免反复、多次穿刺。

②严格掌握肝素用量；正确的压迫止血方法。

③叮嘱患者及家属卧床期间避免大幅度活动穿刺侧肢体，避免过早下床，密切观察穿刺局部纱布有无渗血及穿刺部位周围有无肿胀。

④穿刺局部出血，应立即给予压迫止血，并尽可能将皮下瘀血挤出。稳定后可考虑局部理疗，促进血肿吸收。

⑤监测患者血压、血红蛋白，根据情况给予补液、输血、升压药物；必要时借助超声检查判断出血部位，是否有活动性出血。若出血加重，考虑外科手术或介入处理。

⑥轻度的局部感染可以局部消毒、换药、引流，口服或静脉使用抗生素。出现菌血症时应根据培养结果选择敏感抗生素，必要时外科手术治疗。

七、注意事项

1. 严格无菌操作，预防感染。

2. 操作仔细、轻柔，尽量避免反复穿刺，减少对动脉的损伤。

3. 股动脉鞘管穿刺时应避免在腹股沟上方穿刺，因为一旦穿破动脉引起出血或血肿时，用压迫的方法难以止住，可导致腹膜后积血。

4. 穿刺后必须压迫较长时间，主要并发症是出血。如果抽的血液鲜红，表明穿刺成功。

5. 穿刺点应选择动脉搏动最明显处。

6. 拔针后局部用纱布或棉球压迫止血，压迫后仍出血不止者，则需加压包扎至完全止血，以防形成血肿。

7. 留置导管时间不宜超过 4 天，以防发生导管相关感染。

8. 留置的导管应采用肝素液持续冲洗（每小时速度为 3ml，肝素浓度为 2U/ml），以保证导管通畅，避免局部血栓形成和远端栓塞。

八、健康宣教

1. 告知患者穿刺部位不宜剧烈活动，以防导管扭曲、脱出。

2. 保持穿刺部位清洁、干燥。防止穿刺部位污染、受潮。

第三节　桡动脉测压管

一、概述

将动脉导管置入桡动脉内，直接测量动脉内血压的方法。

二、目的

能够准确、直观、连续监测血压值的动态变化。

三、适应证

1. 各种原因引起的严重休克。

2. 术中出血量大，需严密监测血压变化。

3. 病情需要频繁采集血标本。

四、禁忌证

1. Allen 试验阳性。

2. 穿刺部位附近存在感染、外伤者。

3. 凝血功能障碍、机体高凝状态者。

4. 有出血倾向或抗凝治疗期间者。

5. 有血管疾病者，如静脉炎。

6. 手术操作涉及同一范围、部位。

五、常用固定方法

【方法】

二重高举平台导管固定法。

【要求】

牢固，美观，舒适，清洁，通畅。

【操作前准备】

1. 评估　患者的意识及病情，桡动脉穿刺点无渗血、渗液。

2. 护士　护士着装整齐，洗手，戴口罩。

3. 环境　清洁、舒适，温湿度适宜。

4. 物品　肤色胶布 1 块，透明薄膜敷贴 1 块。肤色胶布可根据留置导管粗细剪裁成不同尺寸、规格的固定贴。透明薄膜敷贴是具有防水、防菌、防病毒的聚氨酯 PU 材质，其透明、透气、低敏，粘贴性好。

5. 体位　患者取平卧位，前臂伸直，掌心向上并固定，腕部垫一小枕，手背屈曲。

【操作流程】

1. 摸清桡动脉搏动，常规消毒皮肤，术者戴无菌手套，铺无菌巾，在桡动脉搏动最清楚的远端用 1% 普鲁卡因做浸润局麻至桡动脉两侧，以免穿刺时引起桡动脉痉挛。

2. 用套管针从穿刺点进针，套管针与皮肤呈 30°，与桡动脉走行相平行进针，当见到套管针内有血液呈搏动状涌出，证明穿刺成功。此时将套管针放低，与皮肤呈 10°，将其向前推进 2mm，使外套管的圆锥口全部进入血管腔内，用手固定针芯，将外套管送入桡动脉内并推至所需深度，拔出针芯。

3. 将外套管连接测压装置，用纱块包裹压力传感器防止污染；绷带和胶布固定好穿刺针，防止脱出和打折。

4. 监护仪调零，观察动脉压力波形及压力值，监测血压。

5. 将准备好的胶布对半折叠。

6. 正中剪裁，大小为长 2 小格，宽 1 小格。

7. 在两边进行彻底剪断。

8. 开始进行二重导管固定：沿导管垂放处以乙醇或清水擦拭皮肤，去除污垢和油脂，增加敷贴的黏合性。待干后，将敷贴贴于皮肤上，边贴边抚平敷贴，避免气泡和空隙，边缘压实（图 5-4）。

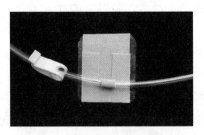

图 5-4　二重高举平台导管固定法

六、并发症及应对措施

1. 远端肢体缺血

（1）临床表现：肢体远端发凉、苍白、疼痛。

（2）应对措施

①桡动脉置管术前行 Allen 试验，以判断侧支循环情况。

②穿刺动作轻柔、稳、准，避免反复穿刺造成血管壁损伤，必要时行直视下桡动脉穿刺置管。

③选择适当的穿刺针，切勿太粗及反复使用。

④密切观察术侧远端手指的颜色与温度，当发现有缺血征象如肤色苍白、发凉及有疼痛感等异常变化，应及时拔管。

⑤固定置管肢体时，切勿行环形包扎或包扎过紧。

2. 局部出血血肿

（1）临床表现：局部出现硬结、渗血，局部肿胀、疼痛。

（2）应对措施

①穿刺失败及拔管后要有效的压迫止血，尤其对应用抗凝药物的患者，压迫止血应在 5 分钟以上，并用宽胶布加压覆盖，必要时局部用绷带加压包扎，30 分钟后予以解除。

②加强巡房，暴露穿刺部位，及时发现置管拔出或脱出导致出血等危急情况。一旦发生，应立刻行有效的压迫止血措施。

3. 感染

（1）临床表现：感染通常无特异性表现，可仅表现为发热、乏力或四肢酸痛。

（2）应对措施

①严格无菌操作，保持测压管内无菌状态，定期消毒换药。

②加强临床监测，观察体温及血象的变化。如患者出现寒战、高热，应及时寻找感染原，必要时行血培养检查，并合理使用

抗生素。

③置管时间一般不应超过 7 天，一旦发生感染迹象应立即拔除导管。

七、注意事项

1. 防止动脉内血栓形成，除以肝素盐水持续冲洗测压导管以外，还要做好以下几点。

（1）每次经测压管抽取动脉血后，均应立即用肝素盐水进行快速冲洗，以防凝血。

（2）导管内如果有血块应及时予以抽出，切勿将血块推入，以防发生动脉栓塞。

（3）动脉置管时间长短也与血栓形成呈正相关，在患者循环功能稳定后，应及早拔出。

（4）防止导管漏液，测压导管的各个接头应连接紧密，三通保持性能良好。

2. 保持测压导管的通畅。

3. 严格无菌技术操作，置管时间不应超过 7 天，穿刺部位 24 小时消毒更换敷料；自动脉测压管内抽血化验时，导管接头处应用吉尔碘消毒，不得污染。

4. 防止气栓发生。在调试零点，取血过程中严防气体进入桡动脉内造成气栓形成。

5. 防止穿刺针及测压管脱落，妥善固定，尤其是患者烦躁时，应严防被其自行拔出。

6. 使用桡动脉穿刺时，一定要先做 Allen 试验，以避免置管后并发血栓栓塞而引起手部缺血性损伤。

7. 穿刺针及测压管均应固定牢固，以防被患者自行拔出或自行脱出以导致大出血。

8. 若留置过程中，发现桡动脉血栓形成，并有远端缺血，须立即拔出测压套管，必要时手术探查取出血凝块。

八、健康宣教

1. 穿刺点未愈合之前禁止洗澡，起床、下蹲时动作要缓慢，1 周内应注意休息。活动量应循序渐进增加，使心脏的负荷逐渐增加，切不可操之过急。

2. 保持情绪稳定和良好的心态，避免情绪激动和精神紧张。

3. 定期复查。

第四节　肱动脉测压管

一、概述

将动脉导管置入肱动脉内，直接测量动脉内血压的方法。

二、目的

能够准确、直观、连续监测血压值的动态变化。

三、适应证

1. 各种原因引起的严重休克。

2. 术中出血量大，需严密监测血压变化。

3. 病情需要频繁采集血标本。

四、禁忌证

1. Allen 试验阳性。

2. 穿刺部位附近存在感染、外伤者。

3.凝血功能障碍、机体高凝状态者。

4.有出血倾向或抗凝治疗期间者。

5.有血管疾病者，如静脉炎。

6.手术操作涉及同一范围、部位。

五、常用固定方法

【方法】

二重高举平台导管固定法。

【要求】

牢固，美观，舒适，清洁，通畅。

【操作前准备】

1.评估　患者的意识及病情，肱动脉穿刺点无渗血、渗液。

2.护士　护士着装整齐，洗手，戴口罩。

3.环境　清洁、舒适，温湿度适宜。

4.物品　肤色胶布1块、透明薄膜敷贴1块。肤色胶布可根据留置导管粗细剪裁成不同尺寸、规格的固定贴。透明薄膜敷贴是具有防水、防菌、防病毒的聚氨酯PU材质，其透明、透气、低敏，粘贴性好。

5.体位　患者取平卧位，前臂伸直，掌心向上并固定，腕部垫一小枕，手背屈曲。

【操作流程】

1.摸清肱动脉搏动，常规消毒皮肤，术者戴无菌手套，铺无菌巾，在肱动脉搏动最清楚的远端用1%普鲁卡因做浸润局麻至肱动脉两侧，以免穿刺时引起肱动脉痉挛。

2.用套管针从穿刺点进针，套管针与皮肤呈30°，与肱动脉走行相平行进针，当见到套管针内有血液呈搏动状涌出，证明穿刺成功。此时将套管针放低，与皮肤呈10°，将其向前推进 2mm，使外套管的圆锥口全部进入血管腔内，用手固定针芯，将外套管送入肱动脉内并推至所需深度，拔出针芯。

3. 将外套管连接测压装置，用纱块包裹压力传感器防止污染，绷带和胶布固定好穿刺针，防止脱出和打折。

4. 监护仪调零，观察动脉压力波形及压力值，监测血压。

5. 将准备好的胶布对半折叠。

6. 正中剪裁，大小为长 2 小格，宽 1 小格。

7. 在两边进行彻底剪断。

8. 开始进行二重导管固定：沿导管垂放处以乙醇或清水擦拭皮肤，去除污垢和油脂，增加敷贴的黏合性。待干后，将敷贴贴于皮肤上，边贴边抚平敷贴，避免气泡和空隙，边缘压实（图 5-5）。

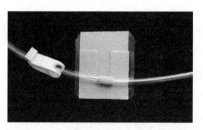

图 5-5　二重高举平台导管固定法

六、并发症及应对措施

1. 远端肢体缺血

（1）临床表现：肢体远端发凉、苍白、疼痛。

（2）应对措施

①肱动脉置管术前行 Allen 试验，以判断侧支循环情况。

②穿刺动作轻柔、稳准，避免反复穿刺造成血管壁损伤，必要时行直视下肱动脉穿刺置管。

③选择适当的穿刺针，切勿太粗及反复使用。

④密切观察术侧远端皮肤的颜色与温度，当发现有缺血征象如肤色苍白、发凉及有疼痛感等异常变化，应及时拔管。

⑤固定置管肢体时，切勿行环形包扎或包扎过紧。

2. 局部出血血肿

（1）临床表现：局部出现硬结、渗血，局部肿胀、疼痛。

（2）应对措施

①穿刺失败及拔管后要有效的压迫止血，尤其对应用抗凝药物的患者，压迫止血应在 5 分钟以上，并用宽胶布加压覆盖，必要时局部用绷带加压包扎，30 分钟后予以解除。

②加强巡房，暴露穿刺部位，及时发现置管拔出或脱出导致出血等危急情况。一旦发生，应立刻行有效的压迫止血措施。

3. 感染

（1）临床表现：感染通常无特异性表现，可仅表现为发热、乏力或四肢酸痛。

（2）应对措施

①严格无菌操作，保持测压管内无菌状态，定期消毒换药。

②加强临床监测,观察体温及血象的变化。如患者出现寒战、高热，应及时寻找感染原，必要时行血培养检查，并合理使用抗生素。

③置管时间一般不应超过 7 天，一旦发生感染迹象应立即拔除导管。

七、注意事项

1. 防止动脉内血栓形成，除以肝素盐水持续冲洗测压导管以外，还要做好以下几点。

（1）每次经测压管抽取动脉血后，均应立即用肝素盐水进行快速冲洗，以防凝血。

（2）导管内如果有血块应及时予以抽出，切勿将血块推入，以防发生动脉栓塞。

（3）动脉置管时间长短也与血栓形成呈正相关，在患者循环功能稳定后，应及早拔出。

（4）防止导管漏液，测压导管的各个接头应连接紧密，三通保持性能良好。

2. 保持测压导管的通畅。

3. 严格无菌技术操作，置管时间不应超过 7 天，穿刺部位 24 小时消毒更换敷料；自动脉测压管内抽血化验时，导管接头处应用吉尔碘消毒，不得污染。

4. 防止气栓发生。在调试零点，取血过程中严防气体进入肱动脉内造成气栓形成。

5. 防止穿刺针及测压管脱落，妥善固定，尤其是患者烦躁时，应严防被其自行拔出。

八、健康宣教

1. 穿刺点未愈合之前禁止洗澡，起床、下蹲时动作要缓慢，1 周内应注意休息。活动量应循序渐进增加，使心脏的负荷逐渐增加，切不可操之过急。

2. 保持情绪稳定和良好的心态，避免情绪激动和精神紧张。

3. 定期复查。

第五节　足背动脉测压管

一、概述

将动脉导管置入足背动脉内，直接测量动脉内血压的方法。

二、目的

能够准确、直观、连续监测血压值的动态变化。

三、适应证

1. 各种原因引起的严重休克。

2. 术中出血量大，需严密监测血压变化。

3. 病情需要频繁采集血标本。

四、禁忌证

1. Allen 试验阳性。

2. 穿刺部位附近存在感染、外伤者。

3. 凝血功能障碍、机体高凝状态者。

4. 有出血倾向或抗凝治疗期间者。

5. 有血管疾病患者，如静脉炎。

6. 手术操作涉及同一范围、部位。

五、常用固定方法

【方法】

二重高举平台导管固定法。

【要求】

牢固，美观，舒适，清洁，通畅。

【操作前准备】

1. 评估　患者的意识及病情，足背动脉穿刺点无渗血、渗液。

2. 护士　护士着装整齐，洗手，戴口罩。

3. 环境　清洁舒适，温湿度适宜。

4. 物品　肤色胶布 1 块、透明薄膜敷贴 1 块。肤色胶布可根据留置导管粗细剪裁成不同尺寸、规格的固定贴。透明薄膜敷贴是具有防水、防菌、防病毒的聚氨酯 PU 材质，其透明、透气、低敏，粘贴性好。

5. 体位　患者取平卧位，小腿伸直，足心向下并固定，足腕部垫一小枕，足背伸展 90°。

【操作流程】

1. 摸清足背动脉搏动，常规消毒皮肤，术者戴无菌手套铺无菌巾，在足背动脉搏动最清楚的远端用 1% 普鲁卡因做浸润局麻至足背动脉两侧，以免穿刺时引起足背动脉痉挛。

2. 用套管针从穿刺点进针，套管针与皮肤呈 30°，与足背动脉走行相平行进针，当见到套管针内有血液呈搏动状涌出，证明穿刺成功。此时将套管针放低，与皮肤呈 10°，再将其向前推进 2mm，使外套管的圆锥口全部进入血管腔内，用手固定针芯，将外套管送入足背动脉内并推至所需深度，拔出针芯。

3. 将外套管连接测压装置，用纱块包裹压力传感器防止污染；绷带和胶布固定好穿刺针，防止脱出和打折。

4. 监护仪调零，观察动脉压力波形及压力值，监测血压。

5. 将准备的肤色胶布对半折叠。

6. 正中剪裁，大小为长 2 小格，宽 1 小格。

7. 在两边进行彻底剪断。

8. 开始进行二重导管固定：沿导管垂放处以乙醇或清水擦拭皮肤，去除污垢和油脂，增加敷贴的黏合性。待干后将敷贴贴于皮肤上，边贴边抚平敷贴，避免气泡和空隙，边缘压实。

9. 二重固定：肤色胶布中间端塑形粘贴固定导管，两边断端粘贴于透明薄膜敷料上，两端 0.5 ～ 1cm 重叠固定（图 5-6）。

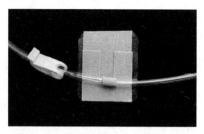

图 5-6　二重高举平台导管固定法

六、并发症及应对措施

1.远端肢体缺血

（1）临床表现：肢体远端发凉、苍白、疼痛。

（2）应对措施

①足背动脉置管术前行 Allen 试验，以判断侧支循环情况。

②穿刺动作轻柔、稳准，避免反复穿刺造成血管壁损伤，必要时行直视下足背动脉穿刺置管。

③选择适当的穿刺针，切勿太粗及反复使用。

④密切观察术侧远端皮肤的颜色与温度，当发现有缺血征象（如肤色苍白、发凉及有疼痛感等异常变化），应及时拔管。

⑤固定置管肢体时，切勿行环形包扎或包扎过紧。

2.局部出血血肿

（1）临床表现：局部出现硬结、渗血，局部肿胀、疼痛。

（2）应对措施

①穿刺失败及拔管后要有效的压迫止血，尤其对应用抗凝药物的患者，压迫止血应在 5 分钟以上，并用宽胶布加压覆盖，必要时局部用绷带加压包扎，30 分钟后予以解除。

②加强巡房，暴露穿刺部位，及时发现置管拔出或脱出导致出血等危急情况。一旦发生，应立刻行有效的压迫止血

措施。

3. 感染

(1) 临床表现：感染通常无特异性表现，可仅表现为发热、乏力或四肢酸痛。

(2) 应对措施

①严格无菌操作，保持测压管内无菌状态，定期消毒换药。

②加强临床监测，观察体温及血象的变化。如患者出现寒战、高热，应及时寻找感染原，必要时行血培养检查，并合理使用抗生素。

③置管时间一般不应超过 7 天，一旦发生感染迹象应立即拔除导管。

七、注意事项

1. 防止动脉内血栓形成，除以肝素盐水持续冲洗测压导管以外，还要做好以下几点。

(1) 每次经测压管抽取动脉血后，均应立即用肝素盐水进行快速冲洗，以防凝血。

(2) 导管内如果有血块应及时予以抽出，切勿将血块推入，以防发生动脉栓塞。

(3) 动脉置管时间长短也与血栓形成呈正相关，在患者循环功能稳定后，应及早拔出。

(4) 防止导管漏液，测压导管的各个接头应连接紧密，三通保持性能良好。

2. 保持测压导管的通畅。

3. 严格无菌技术操作，置管时间不应超过 7 天，穿刺部位 24 小时消毒更换敷料；自动脉测压管内抽血化验时，导管接头处应用吉尔碘消毒，不得污染。

4.防止气栓发生。在调试零点，取血过程中严防气体进入桡动脉内造成气栓形成。

5.防止穿刺针及测压管脱落,妥善固定,尤其是患者烦躁时,应严防被其自行拔出。

八、健康宣教

1.穿刺点未愈合之前禁止洗澡，起床、下蹲时动作要缓慢，1周内应注意休息。活动量应循序渐进增加，使心脏的负荷逐渐增加，切不可操之过急。

2.保持情绪稳定和良好的心态，避免情绪激动和精神紧张。

3.定期复查。

第六节　皮下镇痛泵

一、概述

患者自控镇痛（PCA）：即在患者感到疼痛时，可自行按压PCA装置的给药键，按设定的剂量注入镇痛药，从而达到镇痛效果。

二、目的

1.自行缓解术后剧烈的疼痛。

2.减少肺部感染和静脉血栓等并发症的发生。

三、适应证

1.手术范围广、时间长的患者，如肿瘤根治手术。

2.开胸、开腹且切口较长的手术患者。

3.泌尿外科前列腺电切术后的患者。

4. 骨科大手术患者。

5. 部分腹腔镜手术患者。

6. 有高血压或冠心病病史的手术患者。

7. 敏感的女性患者。

8. 有强烈要求的患者。

四、禁忌证

1. 高龄患者、婴幼儿。

2. 精神异常，不能很好地控制镇痛泵面板。

五、常用固定方法

【方法】

贴膜固定法。

【要求】

牢固，美观，舒适，清洁，通畅。

【操作前准备】

1. 评估　患者皮肤有无破损、红肿、硬结、瘙痒。

2. 准备

（1）护士：护士着装整齐，洗手，戴口罩及修剪指甲。

（2）物品：皮肤消毒剂、棉签、弯盘、透明敷料、抗过敏透气性胶布、手套。

（3）环境：清洁、舒适。

（4）体位：平卧位。

【操作流程】

1. 护士携用物至床旁，核对患者床号、姓名，确认患者镇痛泵是否运行正常。

2. 戴手套清洁局部皮肤，将导管整理整齐，摆好固定形状，将透明敷料无张力粘贴。

3. 取 6cm 抗过敏透气性胶布 1 条，将镇痛泵导管贴膜固定（图 5-7）。

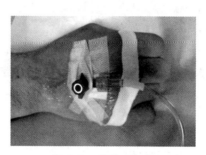

图 5-7　贴膜固定法

六、并发症及应对措施

1. 呼吸抑制

（1）临床表现：血氧降低，吸氧时 $SpO_2 < 90\%$，不吸氧时 $SpO_2 < 85\%$，呼吸 < 10 次 / 分钟。

（2）应对措施：一旦发生呼吸抑制时，立即夹闭镇痛泵，必要时按医嘱应用纳洛酮。

2. 呕吐

（1）临床表现：胃肠道功能紊乱，如出现恶心，呕吐。

（2）应对措施

①阿片类因药物种类、用药途径、剂量和患者的不同而有所差异，故术后头偏向一侧，避免呕吐物引起窒息。

②必要时遵医嘱给予镇吐药。

3. 皮肤瘙痒

（1）临床表现：皮肤瘙痒。

（2）应对措施

①吗啡和芬太尼的发生率较高，注意保持皮肤清洁，使用中性肥皂，禁用碱性肥皂，修剪指甲，避免皮肤抓伤。

②必要时给予抗组胺药物，如异丙嗪等，可缓解症状，严重者停用 PCA。

4. 尿潴留

（1）临床表现：腹胀，排尿困难。

（2）应对措施

①阿片类药物作用于脊髓和膀胱的阿片受体引起尿潴留，与剂量无关，使用 PCA 患者最佳排尿时间为术后 3 ～ 5 小时，术后 6 ～ 8 小时未排尿应给予相应处理。一般给予腹部热敷、按摩、听流水声，无效者可给予导尿，同时做好导尿管的护理，预防泌尿系感染。

②留置导尿管的患者应掌握好拔尿管的时间，一般于镇痛泵拔除之后拔除尿管。

5. 嗜睡

（1）临床表现：镇静、睡眠障碍、幻觉、记忆力模糊。

（2）应对措施：术后严密观察患者意识变化，轻度嗜睡对休息有益。但一定要防止中度以上嗜睡，若患者持续嗜睡，这反映患者体内镇痛药的血药深度已超过治疗需要，需立即通知医师，适当减少泵注药量，以防嗜睡而掩盖其他病情。

6. 腹胀

（1）临床表现：腹部胀气，肠蠕动慢。

（2）应对措施

①鼓励患者多翻身及早期下床活动，以促进肠功能恢复。

②饮食上多食蔬菜、水果、粗纤维的食物。

7. 低血压

（1）原因：镇痛泵中的药物通过促进释放内源性组织液而

扩张外周血管，引起直立性低血压，并能抑制血管运动中枢，可出现低血压。

（2）临床表现：头晕、视物模糊、脸色苍白。

（3）应对措施

①术中、术后出血多，补充血容量不足。

②在用镇痛泵时追加用药24小时最多不超过8次，防止药量过大而引起低血压。

③镇痛期间30分钟至1小时监测血压、脉搏、呼吸1次，使脉搏保持在每分钟60次以上，收缩压不低于90mmHg（1mmHg=0.133kPa）。若血压低于基础压10%，在病情允许的情况下可适当加快输液速度，当血压低于基础血压的20%，则应暂停使用镇痛泵。

8.压力性损伤

（1）临床表现：皮肤缺血、缺氧、红肿、青紫、皮肤破损。

（2）应对措施

①保持皮肤清洁干燥。

②病情许可的情况下协助患者每2小时翻身一次。

③积极鼓励患者早期下床活动，避免局部组织长期受压，注意保持皮肤清洁和皮肤的完整性。

七、注意事项

1.机身底部蓝色旋钮为储液部分与电子控制部分连接开关，此开关必须处于竖直旋紧状态，一旦打开，麻醉液体将在重力作用下快速流入患者体内，造成严重后果。

2.镇痛泵与机体连接必须牢固，在患者手术结束回病房后，首先要检查镇痛泵与机体的连接是否通畅、牢固。并告知患者活动时，注意保持镇痛泵的连接，不能脱开与折断。

3. 持续给药剂量：按照麻醉师设置值，每小时持续泵入一定剂量的镇痛药液至患者体内。如图中显示"2.0"，即表示持续给药剂量每小时为 2.0ml。

4. 自控给药剂量：在持续给药剂量下，患者仍感到疼痛时，可按压黄色"自控"按钮追加一次给药，给药剂量由麻醉师设定。

5. 间隔时间：设定两个单次有效给药的间隔时间，在此期间内按压"自控"给药无效，以防止过度用药。

6. 已输注量：即已输注药液的量，储液装置中麻醉药液总量为 100ml。

7. 次数：即自控给药累计次数，24 小时内追加次数不能超过 8 次。若追加 8 次后，患者仍感到疼痛，需与麻醉师联系调节持续给药剂量。

8. 灯：红灯闪烁，且有报警提示音时，可能存在导管堵塞、药液将尽、电量不足或硬件引起的故障，应及时排除以上问题或通知麻醉科医师。

9. 确认：如电池电量不足，可直接从侧面将电池取出、更换，更换后按压"电源确认键"，显示屏左下角图标转动，即表示装置已正常运行。

10. 按键：均为麻醉师使用按键，护理人员不能调节。

八、健康宣教

1. 在咳嗽、翻身、下床活动前及感觉疼痛时，按键加压给药。

2. 不可随意更换面板上的功能键与各项参数。

第七节　体外膜肺氧合导管

一、概述

体外膜肺氧合（extracorporeal membrane oxygenation，ECMO）是一种非心脏手术的体外循环技术。其原理是将体内的静脉血引出体外，经过预肝素处理的导管经膜肺氧合后通过离心泵和导管再注入患者动脉或静脉系统，起到部分心肺替代作用，维持人体脏器组织氧合血供。ECMO的基本结构是由动静脉插管、连接管、离心泵（人工心脏）、膜肺（人工肺）、供气导管（氧气、空气）以及监测系统组成。

二、目的

减少呼吸机的使用强度及因呼吸机而引起的各种并发症，保证血液的正常氧合，减少儿茶酚胺类药物的支持，降低心肌组织的耗氧，改善全身灌注，为心功能和肺功能的恢复赢得宝贵时间。

三、适应证

1. 心脏术后因心肌顿抑导致心力衰竭，不能脱离体外循环。
2. 心脏术后出现肺水肿或合并可逆性的肺高压。
3. 心肌炎、冠状动脉痉挛等所致急性心力衰竭。
4. 心脏移植或心室机械辅助装置置入前的辅助治疗。
5. 心、肺移植术后心、肺功能不全或肺高压危象。
6. 各种原因引起的急性肺损伤。
7. 药物或呼吸机治疗无效的新生儿顽固性肺动脉高压。
8. 应用于某些气管手术和神经外科等手术。

9. 应用指征

（1）ECMO 的循环支持指征

①心脏排血指数＜ 2.0L/（min·m^2）已达 3 小时以上。

②代谢性酸中毒，BE ＜－ 5mmol/L 已达 3 小时以上。

③平均动脉压过低，新生儿＜ 40mmHg，婴幼儿＜ 50mmHg，儿童和成人＜ 60mmHg。

④尿量＜ 0.5ml（kg·h）。

⑤手术畸形矫正满意，使用大剂量血管活性药物效果不佳，难以脱离体外循环支持。

（2）ECMO 的呼吸支持指征

①肺氧合功能障碍，PaO$_2$ ＜ 50mmHg 或 DA-a O$_2$ ＞ 620mmHg。

②急性肺损伤患者，PaO$_2$ ＜ 40mmHg，pH ＜ 7.3 已达 2 小时。

③机械通气 3 小时后，PaO$_2$ ＜ 55mmHg（FiO$_2$ 1.0），pH ＜ 7.3。

④机械通气期间出现严重气道损伤。

四、禁忌证

1. 体重低于 2kg，胎龄不足 32 周的新生儿。

2. 长时间机械支持呼吸治疗（新生儿 10 天，成人 7 天），导致肺组织纤维化和严重的气压伤等不可逆改变的患者。

3. 长时间处于休克状态的患者，持续代谢性酸中毒，BE ＜－ 5mmol/L 超过 12 小时；持续尿量＜ 0.5ml（kg·h）超过 12 小时。

4. 不可逆的肺疾患，近期又无移植治疗可能的患者，如广泛肺纤维化。

5. 有明显出血倾向，特别是颅内出血的患者。

6. 多器官功能衰竭的患者。

7. 不可逆的脑损伤。

8. 严重感染或晚期恶性肿瘤患者。

五、常用固定方法

【方法】

贴膜固定法，二重固定法，床单固定法。

【要求】

牢固，美观，舒适，清洁，通畅。

【操作前准备】

1. 护士　护士着装整齐，洗手，戴口罩。

2. 物品　皮肤消毒剂、棉签、弯盘、手套、透明敷料、纱布绷带、止血钳、医用胶布。

3. 环境　清洁、舒适。

4. 体位　功能体位。

【操作流程】

1. 护士携用物至床旁，核对患者床号、姓名，确认患者ECMO 导管通畅。

2. 戴手套消毒导管穿刺点，充分干燥后，使用无张力手法粘贴透明贴膜。

3. 为了保证导管充分固定，严防导管滑脱，需在医师帮助下，使用纱布绷带在导管上进行捆绑后，根据导管穿刺部位选择固定在头部或大腿根处（图 5-8）。

4. 由于 ECMO 导管管径粗，自重大，除了上述两种固定方法以外，需在两根导管上使用医用胶布缠绕，增加导管摩擦力，避免滑动。使用床单对延伸导管进行包裹并运用止血钳固定（避免使用止血钳直接钳夹导管），起到防止牵拉的作用（图 5-9）。

5. 医护共同确定导管固定是否有效，确保 ECMO 正常

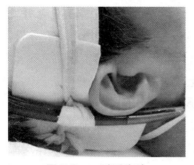

图 5-8　二重固定法

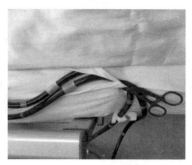

图 5-9　床单固定法

运行。

六、并发症及应对措施

1. 出血

（1）临床表现：患者口腔、鼻腔、呼吸黏膜出现出血点。

（2）应对措施

①出血是最常见的并发症，ECMO 治疗过程中由于血液在体外与大量非生理的异物表面接触，故必须采用全身肝素化的方法避免血液凝固。长期肝素化导致出血难以避免，观察 ECMO 插管处，口腔、鼻腔、呼吸道等黏膜处。维持 ACT 在 140～180 秒为宜，ACT 不足可致血栓形成、栓塞。

②出血后立即给予补充血小板、冷沉淀、血浆以及全血等，切口处予以沙袋加压止血，必要时逐渐调节肝素用量，同时注意避免抗凝不足引起环路凝血。

2. 血栓、栓塞

（1）临床表现：胸闷、气短、咳嗽，肢体麻木等。

（2）应对措施

①空气栓塞和血栓栓塞。ECMO 是一个体外循环装置，同

样存在空气栓塞问题，由于中空纤维膜的应用，空气栓塞并发症已明显减少，为防止意外情况的发生，在上机前严格检查导管，排尽空气，保持导管连接严密，无漏气，防脱落。

②控制好氧流量，防止氧流量过大引起破膜。

③长时间应用 ECMO 可导致血液成分破坏，加上出血时抗凝不充分均可导致血栓形成，要避免血栓形成则必须良好的抗凝。

④在护理中每小时评估并记录患者的感觉反应、肢体皮温色泽、脉搏强弱等，及时发现处理机体栓塞，防止出现栓塞情况。

⑤定期用亮度光源监测 ECMO 导管，及早发现可能的血栓形成。

⑥在定时监测 ACT 的基础上完善抗凝治疗（利用肝素）。

⑦更换整套 ECMO 装置。

3. 感染

（1）临床表现：感染通常无特异性表现，可仅表现为发热、乏力或四肢酸痛。

（2）应对措施

①接受 ECMO 支持治疗的患者，处于发生医院内感染的高危状态，机体抵抗力低下，继发感染的危险很高。发生感染的原因可能与深部动静脉置管、手术创伤、机械辅助治疗时间长、管理操作不到位等因素有关。

②应用空气消毒机以及紫外线消毒，专人护理，严格执行无菌操作等，根据药敏实验应用抗生素，及时更换穿刺口渗血敷料，以减少感染机会。

③ ECMO 装置的中空纤维膜可被微生物定植，成为潜在的真菌、细菌感染源，患者本身的机体应激、免疫功能低下也增加了感染的风险。最常见的感染部位是呼吸道及肺部，加强无

菌操作，预防呼吸机相关性肺炎。

④ ECMO 支持期间是机器控制体温，因此感染症状不易被察觉。确诊感染的金标准仍然是血培养，血常规、CRP 和 PCT 等指标检测对感染诊断亦有所帮助。怀疑发生感染时需及时采血进行血培养、导管培养等。

⑤一旦感染确诊宜早期用药，不推荐预防性用药，谨慎使用广谱抗生素，可根据药敏结果调整用药方案。

⑥ ECMO 长时间维持也是发生感染的另一高危因素，当患者病情好转达到撤机标准时应及时撤机。

4. 多器官功能衰竭

（1）临床表现：常见急性肾损伤，尿蛋白阳性，出现少尿或无尿症状。

（2）应对措施

① ECMO 治疗期间，肾是常见的受累器官。急性肾损伤可能是继发多器官功能衰竭的表现，接触体外循环装置可能加剧其严重程度。肾损伤的发生率在各文献报道不一，Cheng 等发现 ECMO 治疗期间发生肾损伤的概率为 35.5% ～ 74.0%。肾损伤可能与溶血、组织器官灌注不良、感染等因素有关。

②急性肾损伤时需要调整肾代谢药物的剂量以及避免肾毒性药物的使用；一旦发生肾损伤，应早期应用肾透析及连续性肾替代治疗（CRRT），CRRT 可直接连接在 ECMO 导管上，无需重新穿刺，减少出血风险。

③在 ECMO 支持早期，注重对器官功能的保护可改善儿童生存质量，儿童发生急性肾损伤时可能进展为慢性肾病，故 ECMO 脱机后需长期监测肾功能。

5. 神经功能不全

（1）临床表现：弥漫性缺氧、出血或栓塞，严重程度从轻微的认知功能障碍或神经心理损害到症状明显的脑卒中、颅内大出血或脑死亡。

（2）应对措施

①需对患者进行连续性神经系统评估，一旦有脑出血倾向或者已出现出血症状，应立即停止 ECMO 治疗。如果因栓塞或缺血造成脑梗死，应尽早进行溶栓治疗，适当提高患者的血压，增加脑部灌注，减少缺血、缺氧的发生。

②保证大脑组织血糖水平对预防脑损伤有重要作用。大脑依靠血糖供能，在应激尤其是低灌注的情况下糖代谢显著增加。当血糖低于 5mmol/L 时，血糖每下降 1mmol/L，住院病死率比值比增加 1.21 ～ 1.31；当血糖低于 7.0mmol/L 时，血糖每下降 1mmol/L，住院病死率比值比增加 1.05 ～ 1.08。低血糖可能是终末器官损伤的标志，采用 VA-ECMO 支持的患者建议连续性地监测血糖。

6. 氧合器功能障碍

（1）临床表现：气体交换功能下降、氧合不全、血浆渗漏，机体持续缺氧，使红细胞破坏增加，容易发生血浆渗漏。

（2）原因：氧合器是 ECMO 的气体交换装置，可将含氧量较低的血液氧合形成含氧量较高的氧合血。氧合器功能障碍主要与氧合器类型有关。

（3）应对措施

①由于受到凝血系统的激活、血浆渗漏等因素的制约，ECMO 长期维持也受到限制，带有纤维表面涂层的 ECMO 装置可以减少血液与异物的接触，避免了凝血系统的激活，从而减少了血栓形成等事件的发生。

②临床使用中，应合理地选择膜肺，密切关注装置的使用情况，一旦发生血浆渗漏、血栓形成、氧合不全等情况，立即

更换氧合器。

七、注意事项

1. 密切观察病情变化及生命体征的变化，如有异常变化及时通知医师，严格无菌操作，每 1 小时监测 ACT，每 1 小时监测血气分析，定时检查导管是否固定牢固，防止导管打折，定时观察离心泵转速和血液流量，患者全身肝素化，谨慎外周血管抽血或穿刺等，如抽血需按压不少于 15 分钟，呼吸道吸痰时，操作轻柔，减少呼吸道黏膜损伤出血等。

2. 术前注意事项

（1）明确适应证。

（2）明确 ECMO 支持的方式和途径。

（3）由体外循环医师、外科医师、ICU 医师和护士组成 ECMO 工作小组，分工明确。

3. 器材准备

（1）膜式氧合器：主要有中空纤维氧合器、硅胶氧合器 2 种。

（2）血泵：滚压泵适合于儿童及新生儿输入流量较低者；离心泵适合于成人使用。

（3）插管及导管系统：目前多采用肝素涂抹的导管材料，延长使用时间。

（4）变温水箱：维持血温恒定。

（5）监测系统：包括 ACT、动静脉血氧饱和度、氧合器跨膜压差、静脉导管负压监测等。

4. 术后注意事项

（1）ECMO 工作小组负责 ECMO 的系统调试、运行管理及紧急情况处理。

（2）ECMO 刚开始的 15 分钟应尽量提高灌注流量，机体缺氧改善后，根据心率、血压、中心静脉压等调整最适流量，并根据血气结果调整酸碱、电解质平衡。心、肺功能恢复后逐渐降低流量，直至脱离 ECMO。灌注流量以全身流量的 50% 为佳。

ECMO 期间血压可偏低，特别是在 ECMO 初期。ECMO 辅助过程中平均动脉压维持在 6.7 ～ 8.0kPa（50 ～ 60mmHg）即可。组织灌注的情况主要根据静脉血气、经皮血氧饱和来评估。

（3）低频低压呼吸机辅助呼吸。常采用呼吸频率 5 ～ 10 次 / 分，通气量 7 ～ 10ml/kg，吸入氧浓度 21% ～ 40%，峰值压力 2.0 ～ 2.4kPa，根据实际情况调整。定期膨肺，以防止肺不张和肺炎。氧供和耗氧的比值一般情况维持在 4 : 1。如果动脉血氧合完全、机体的代谢正常，最佳的静脉血氧饱和度应为 ±70%。氧供明显减少时，氧耗量也会下降，并伴有酸中毒、低血压等。定时检测患者血气情况，PaO_2 维持在 10.7 ～ 16.0kPa（80 ～ 120mmHg），$PaCO_2$ 维持在 4.7 ～ 6.0kPa（35 ～ 45mmHg）。

（4）抗凝治疗。ECMO 全程使用肝素抗凝。肝素首剂（插管前）100U/kg；辅助开始后每小时追加 5 ～ 30U/kg，使 ACT 维持在 140 ～ 160 秒（中空纤维氧合器）或 180 ～ 220 秒（硅胶氧合器），适当应用止血类药物，如氨基己酸、抑肽酶，以减少出血。

（5）补充血容量，维持水、电解质平衡。新生儿和儿童维持血细胞比容（HCT）35% ～ 40%，成人血细胞比容 30% ～ 35%，维持硅胶渗透压 20 ～ 24mmHg。及时补充血小板及凝血酸（依他尼酸）、丁脲胺、甘露醇等促进肾排尿，尿量＞ 1ml/（kg·h）；也可用人工肾滤水。同时应重视机体水分的丢失，及时补充。高钠血症时可考虑零平衡超滤。

（6）维持患者处于镇静、镇痛的状态，减少对患者的精神刺激。

（7）应用广谱抗菌药物预防感染。注意无菌操作及清洁护理。

（8）ECMO 辅助期间尽量减少血管活性药物用量，以使心脏得到充分休息。同时禁用脂性药物，如异丙酚、脂肪乳等，以减少膜式氧合器血浆渗漏的发生。

（9）注意泵、管的维护，离心泵底座有时因发热易出现血栓。当离心泵转数与流量不相符、出现血红蛋白尿等情况时，提示可能有血栓形成，此时可用听诊器听到泵运转声音异常。静脉导管引流不畅时，导管会出现抖动；导管内负压过高（$>-30mmHg$）时易出现溶血。导管必须固定牢固，避免滑脱和扭折；对负压导管系统进行操作时，必须先停泵。长时间 ECMO 辅助，当膜式氧合器出现血浆渗漏、气体交换不良、栓塞或患者出现严重血红蛋白尿时，应及时更换膜式氧合器。更换氧合器和导管应事先设计好流程，循环导管上应预留有排气的循环通路。

（10）ECMO 为短期心、肺辅助手段，一般支持 4～5 天后要考虑更换膜式氧合器和导管。随辅助时间延长，并发症增加。

（11）ECMO 期间出现特殊情况，需停止循环紧急处理，首先应钳夹动、静脉导管，开放导管桥；接着将呼吸机设置增加至全支持；排除和更换故障部位；快速评估是否需要重新开始 ECMO 支持。

5. 撤除指征

（1）ECMO 灌注流量减少至机体正常血流量的 10%～25%，血流动力学仍维持稳定。

（2）血管活性药物用量不大，且依赖性小。

（3）心电图无心律失常或心肌缺血的表现。

（4）X 线胸片正常，肺顺应性改善，气道峰压下降。

（5）膜式氧合器的吸入氧浓度已降至 21%，机械通气的 $FiO_2 < 50\%$，$PIP < 30cmH_2O$，$PEEP < 8cmH_2O$，而血气正常。

（6）在 ECMO 支持 7 ～ 10 天后有下述情况时，应终止并撤除辅助：不可逆的脑损伤、顽固性出血、肺部出现不可逆损害、其他重要脏器功能严重衰竭。

八、健康宣教

1. 对清醒患者介绍 ECMO 诊疗计划和基本病情，对气管插管患者可以通过手势、书写等方法鼓励患者表达自己的意愿和要求。如条件许可给患者提供广播和各种音乐播放器，使患者保持与外界社会的必要沟通。

2. 对患者疾病本身、身体约束、插管不适、心理恐惧和悲观提供各种舒适方法，比如药物方法、体位变动、抚触和提供安静的环境。

3. 护理人员应始终保持对患者的同情，积极鼓励患者的乐观情绪，使治疗对象逐渐放心和情绪稳定。

4. 休息与活动：睡觉和休息时取头高足低位，便于血液灌注下肢，避免长时间取同一姿势，影响血液循环，要注意适当的运动。

5. 保暖患肢：切勿赤足，避免外伤，注意保暖，穿宽松的鞋袜。

6. 饮食护理：高蛋白，高维生素，低盐低脂、高钾饮食。

7. 定期复查凝血功能：出院后需继续口服抗凝药，服药期间定期检查凝血酶原，凝血时间明显延迟需门诊随诊，停药或调整药量。

8. 观察有无出血倾向：最常见为鼻出血，牙龈出血，皮肤瘀斑，血尿、便血，伤口及溃疡处出血等。

第6章

神经系统疾病常见导管固定及护理

第一节　脑室引流管

一、概述

脑室引流管是经颅骨钻孔或穿刺侧脑室，放置于脑室，将脑脊液引流至体外的引流管。

二、目的

1. 抢救因脑脊液循环通路受阻所致的颅内高压危急状态的患者（如枕骨大孔疝）。

2. 自引流管注入造影剂进行检查（注入核素检查，以明确诊断及定位）。

3. 脑室内手术后安放引流管，引流血性脑脊液，减轻脑膜刺激症状，预防脑膜脑粘连和蛛网膜粘连，以保持脑脊液正常循环及吸收功能。

4. 引流术后早期还可起到控制颅内压的作用。

三、适应证

1. 因脑积水引起严重颅内压增高的患者，病情危重甚至发生脑疝或昏迷时，先采用脑室穿刺和引流，作为紧急减压抢救措施，为进一步检查治疗创造条件。

2. 脑室内有出血的患者，穿刺引流血性脑脊液可减轻脑室反应及防止脑室系统阻塞。

3. 开颅术中为降低颅内压，有利于改善手术区的显露，常穿刺侧脑室，引流脑脊液。术后尤其在颅后窝术后为解除反应性颅内高压，也常用侧脑室外引流。

4. 向脑室内注入阳性对比剂或气体做脑室造影。

5. 引流炎性脑脊液，或向脑室内注入抗生素治疗室管膜炎。

6. 向脑室内注入靛胭脂 1ml 或酚磺酞 1ml，鉴别是交通性抑或梗阻性脑积水。

7. 做脑脊液分流手术，放置各种分流管。

8. 抽取脑脊液做生化和细胞学检查等。

四、禁忌证

1. 硬脑膜下积脓或脑脓肿，脑室穿刺可使感染向脑内扩散，且有脓肿破入脑室的危险。

2. 脑血管畸形，特别是巨大或高流量型或位于侧脑室附近的血管畸形，脑室穿刺可引起出血。

3. 弥散性脑肿胀或脑水肿，脑室受压缩小者，穿刺困难，引流也很难奏效。

4. 严重颅内高压，视力低于 0.1 者，穿刺需谨慎，因突然减压有失明危险。

五、常用固定方法

【要求】　无菌、牢固、通畅、舒适、美观。

【目的】

1. 充分引流脑脊液。

2. 辅助维持正常颅内压。

【用物准备】　治疗盘1个、弯盘1个、无菌手套1副、皮钉、无菌纱布2块、水胶体敷料1块、消毒液、洗手液、无菌棉签、固定胶布、脑室引流标签、医嘱本。

【操作前准备】

1. 评估　患者意识、病情、心理状态及合作程度。

2. 准备

（1）洗手，戴口罩。

（2）环境清洁，室温24 ～ 26℃。

（3）用物准备。

【操作步骤】

1. 全麻下行脑室外引流术，徒手或采用超声或导航辅助下做脑室穿刺，脑室管头端置入脑室后，将引流管末段从皮下隧道引出，用镊子固定引流管，并用两个皮钉在引流管出皮下隧道处固定。以中号丝线将引流管结扎固定于头皮上。注意切勿损伤引流管，这是最为精细的一步（图6-1）。

2. 用一块薄的水胶体敷料，一边剪一开口，从引流管皮钉固定处贴敷于头皮上。敷料大小根据患者实际情况选择，一般4cm×8cm 即可（图6-2）。

3. 再取一块差不多大小的水胶体敷料覆盖引流管（图6-3）。

4. 用皮钉沿引流管两边将两层敷料固定（图6-4）。这样引流管固定在两层水胶体敷料，切口及引流管各连接处以无菌纱

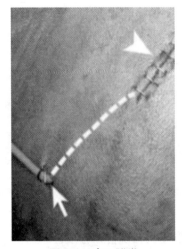

图 6-1　皮下隧道

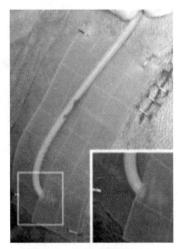

图 6-2　水胶体敷料固定

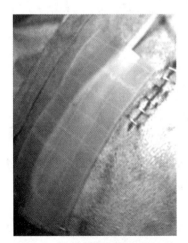

图 6-3　水胶体敷料覆盖引流管

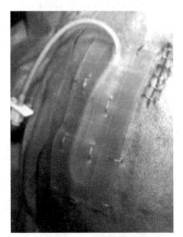

图 6-4　皮钉固定

布妥善包扎，防止污染，可以有效地预防引流管脱出。

5. 术毕回病房后，在医师指导下将脑室引流管（袋）妥善固定在床头，入口应高于外耳道 10 ～ 15cm，以维持正常的颅内压。

六、并发症及应对措施

1. 颅内出血

（1）诱发原因：穿刺不力，穿刺针固定不牢，颅内活动引起脑组织脉络丛血管损伤而导致脑室内出血，或因颅内压降得过低，脑组织塌陷，使桥静脉撕裂，造成硬膜下血肿。

（2）预防措施

①引流管位置要妥善固定，限制头部活动。翻身和操作时，头部和引流管的方向保持一致，避免牵拉引流管。

②对躁动者用约束带约束四肢。

③密切观察病情变化，做好颅内压监护，预防低颅压。若出现大量鲜红色脑脊液，可能为脑室出血，必要时用止血药；同时特别注意观察患者的神志变化，若出现剧烈头痛、频繁呕吐或癫痫发生，立即行 CT 检查。

2. 脑疝

（1）诱发原因：因引流袋位置过低或变化体位时接头脱落，使脑脊液流出过多、过快，颅内压力突然降低，使脑干上移而发生小脑疝；也可因引流不畅，高颅压得不到纠正而发生枕骨大孔疝。

（2）预防措施

①调节引流袋的高度，使颅内压逐渐下降到正常水平。

②更换引流袋和调节引流袋高度时，应避免大幅度升降。

③保持引流管通畅，勿使引流装置受压、打折、扭曲。若引流管内不断有脑脊液流出，管内的液面随呼吸、脉搏等上下波动则表明引流管通畅。

3. 颅内感染

（1）诱发原因：操作中无菌观念不强、穿刺器械及引流装置消毒不严、穿刺部位有炎症或感染、持续引流时间过长等。

（2）预防措施

①保持病室清洁，定时消毒，最好将患者安置于单人房间。

②进行各种操作时严格遵守无菌操作，整个引流系统应保持密闭和无菌，对暴露在头皮外端的导管及接头，每天用75%乙醇消毒3次，并用无菌纱布覆盖，伤口敷料若有渗湿，应立即更换。

③预防脑脊液反流。搬动时，应先夹闭引流管，防止颅内压急剧波动。

④防止脑室外引流管与引流袋接头处脱落。若有脱落者，应严格消毒后再连接。

⑤应用抗生素预防感染。

⑥引流时间不宜过长，一般为5～7天，如引流超期应更换穿刺部位。

⑦定期行脑脊液检查，做细菌培养。

4. 气颅

（1）诱发原因：治疗脑室内出血有时需要行双侧脑室外引流，当双侧引流装置压力不平衡时，空气可由引流管进入脑室，形成气颅。

（2）预防措施：引流护理中应加强对双侧引流管液面情况的观察，最好采用两侧引流管交替开放的方法。

七、注意事项

1. 患者的护理　术后至少24小时内每隔0.5～1小时测量并记录患者的体温、脉搏、呼吸、血压、意识、瞳孔对光反射变化、四肢活动及有无剧烈头痛、频繁呕吐等。保持患者平卧位（如要摇高床头，需遵医嘱对应调整引流管的高度）。适当限制患者头部活动范围，患者躁动时，可酌情给予约束。

2. 引流管的位置　脑室引流管入口应高于外耳道 10 ～ 15cm，以维持正常的颅内压。

3. 引流速度及量　术后早期注意控制引流速度，若引流过快过多，可使颅内压骤然降低，导致意外发生。正常脑脊液每日分泌 400 ～ 500ml，故每日引流量以不超过 500ml 为宜；颅内感染因脑脊液分泌增多，引流量可适当增加，但同时应注意补液，以维持水电解质平衡。

4. 保持引流管通畅　标识清楚，防止引流装置受压、打折、扭曲，若引流管内不断有脑脊液流出、管内的液面随呼吸、脉搏等上下波动则表明引流管通畅。观察引流管是否畅通可参照下列方法：有无自流现象；脉搏性波动，即随着脉搏的跳动，液面可上下波动 2mm 左右；呼吸性波动每 3 ～ 4 秒 1 次；将引流袋放低，看是否有脑脊液流出，再将引流袋提高液面将恢复原位；捏一下引流管，将波动柱内的脑脊液引出后，看波动柱内的液面是否恢复原位。如引流管不畅，而外接管正常，可能是颅内部分阻塞或脱出脑室，应立即通知医师。

5. 观察并记录脑脊液的颜色、性状及量　正常脑脊液无色透明，无沉淀，术后 1 ～ 2 天脑脊液可略呈血性，以后转为橙黄色。若脑脊液中有大量血液，或血性脑脊液的颜色逐渐加深，常提示有脑室内出血。一旦脑室内大量出血，需紧急手术止血。感染后的脑脊液浑浊，呈毛玻璃或有絮状物，有颅内感染的全身及局部表现。

6. 严格遵守无菌操作原则　每日定时更换引流袋时，应先夹闭引流管以免管内脑脊液反流入脑室,注意保持整个装置无菌。

7. 脑室持续引流中的故障处理

(1)防止引流管曲折:护士应随时检查并保持引流管位置正确,尤其在翻身或进行各项护理操作后应仔细检查。

(2)防止引流管堵塞:若引流管被血凝块或沉淀物阻塞,应用双手顺行捏挤至引流管通畅。

(3)防止引流管脱出

①对于清醒者应向其解释与指导取得主动合作,对于意识障碍者可对其进行约束。

②引流管穿出头皮阻塞处要用缝线固定且松紧适宜,过紧会影响引流,过松则易脱出。

③局部覆盖的敷料也应用胶布牢靠固定。

④勿将引流管固定在床头,以免头部转动时引流管脱出。

⑤一旦引流管脱出切不可将其插回脑室,应立即用无菌敷料覆盖并通知医师。

⑥若连接管接头处脱开,应及时关闭引流管上端,在无菌操作下迅速更换一套脑室引流装置。

8. 拔管 开颅术后脑室引流管一般放置 3 ~ 4 日,此时脑水肿期已过,颅内压开始逐渐降低。拔管前一天应试行抬高引流袋或夹闭引流管 24 小时,以了解脑脊液循环是否通畅,有否颅内压再升高的表现。若出现头痛、呕吐等颅内压增高的症状,应立即放低引流袋或开放夹闭的引流管,并告知医师。拔管时应先夹闭引流管,以免管内液体反流入脑室引起感染。拔管后,切口处若有脑脊液漏出,也应告知医师妥善处理,以免引起颅内感染。

八、健康宣教

1. 告知患者及家属脑室引流管的重要性及意义，引起患者及家属的重视。

2. 告知患者及家属留置引流管期间安全防范措施，如不能随意大幅度摇晃头部、不能随意移动引流袋的位置、翻身时注意不要牵拉导管、保持伤口敷料清洁、不能抓挠伤口等。

3. 告知家属如发现引流液呈鲜红色或者患者意识出现障碍，及时告知护理人员。

第二节　硬膜外引流管

一、概述

硬膜外引流管是指留置于硬脑膜外的引流管（一般为硅橡胶材质），与颅骨内板相贴，外接无菌引流袋，该引流管可以预防开颅术后产生的硬膜外血肿。

二、目的

1. 硬膜外引流管在引流组织液、血液及血性分泌物的同时也可引流出部分脑脊液，此时引流液性状应为血性脑脊液。

2. 减轻头部疼痛，降低颅内压，预防血肿发生，有利于脑复张，从而减少脑移位时间，降低脑功能损害。

三、适应证

1. 硬膜外血肿手术行血肿清除术后留置。

2. 不同部位的开颅手术后为预防硬膜外血肿留置。

3. 外伤、车祸等原因导致的硬膜外血肿行血肿引流术后留置。

4. 脑肿瘤行开颅术后预防硬膜外出血及血肿留置。

四、禁忌证

1. 凝血功能障碍。

2. 穿刺部位感染。

3. 濒死、危重患者。

4. 颅骨修补术后预防硬膜外出血及血肿留置。

五、常用固定方法

【要求】

无菌，牢固，通畅，舒适，美观。

【目的】

1. 充分引流颅脑手术后的血液及脑脊液。

2. 观察术后渗血、渗液情况。

【用物准备】

治疗盘 1 个、弯盘 1 个、无菌手套 1 副、量杯 1 个、引流袋 1 个、止血钳 1 个、消毒液、无菌棉签、洗手液、固定胶布、硬膜外引流标签、医嘱本。

【操作前准备】

1. 评估　患者意识、病情、心理状态及合作程度，询问有无头痛等主观感受。

2. 准备

（1）护士着装整齐，洗手，戴口罩。

（2）环境清洁，室温 24 ～ 26℃。

（3）用物准备。

【操作流程】

1.护士携用物至床旁,核对患者床号、姓名,解释操作目的,取得配合。

2.观察

(1)观察引流袋高度。

(2)观察引流管是否通畅、受压、扭曲、打折、脱出。

(3)观察伤口敷料有无渗出,保持伤口敷料清洁、干燥。

(4)观察引流液颜色、性状、量,并做好记录。

3.更换引流袋

(1)备物、洗手、戴手套。

(2)止血钳夹毕引流管。

(3)消毒引流管接口处。

(4)分离引流管并再次消毒。

(5)更换并连接引流袋。

(6)打开止血钳,观察引流是否通畅。

(7)妥善固定引流管,并将引流袋固定于合适高度。

(8)整理用物,用量杯测量引流液的量并记录。

(9)协助患者取舒适体位。

(10)洗手,交代注意事项。

【固定方法】

1.引流管出口部位固定

(1)专用固定敷料:如图6-5和图6-6所示。

(2)螺旋固定法:Y形无菌敷料覆盖引流管出口(图6-7),取抗过敏透气弹性胶布,手工裁剪形状,修剪美观(图6-8),将胶布上下固定,中间环绕(图6-9)。同样方法对侧固定,更加牢固、美观(图6-10)。

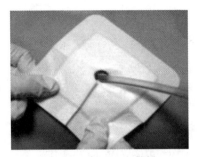

图 6-5　专用固定敷料

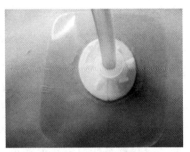

图 6-6　专用固定敷料

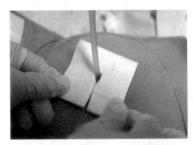

图 6-7　覆盖引流管出口

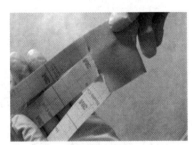

图 6-8　形状

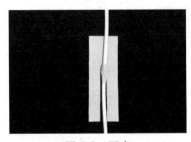

图 6-9　固定

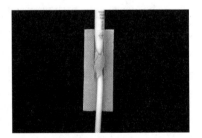

图 6-10　固定

2. 引流管固定

（1）高举平台法 1：取抗过敏透气弹性棉布宽胶布 5cm×
1cm 两条，修剪美观。高举平台法固定引流管见图 6-11 和图

6-12。

（2）高举平台法 2：取抗过敏透气弹性棉布宽胶布 5cm×8cm 后对折，沿着图中线剪开（图 6-13），手工裁剪成工形、T 形、H 形，修剪美观。高举平台法固定引流管于患者额头或面颊上，如图 6-14 和图 6-15 所示。

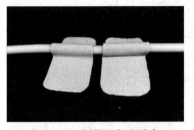

图 6-11　高举平台法胶布

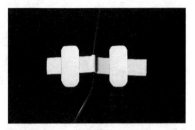

图 6-12　高举平台固定法

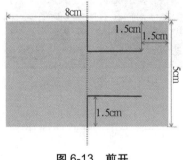

图 6-13　剪开

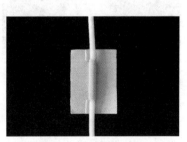

图 6-14　固定引流管

（3）高举平台法 3：取抗过敏透气弹性棉布宽胶布 5cm×7cm 后，左右各留 2cm（图 6-16），对折并沿着图中线剪开，中间剪开两个长约 1cm 开口，高举平台法固定引流管（图 6-17）。

（4）"工字法"：取抗过敏透气弹性棉布宽胶布，手工裁剪

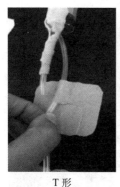

T形　　　　　　　　H形　　　　　　　　工形

图 6-15　高举平台法

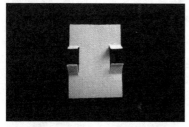

图 6-16　高举平台法胶布

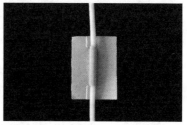

图 6-17　高举平台固定法

成工形（图 6-18），修剪美观。固定引流管于患者额头或面颊上，如图 6-19 所示。

（5）螺旋固定法：取抗过敏透气弹性胶布，手工裁剪形状，修剪美观（图 6-20）。将胶布上下固定，中间环绕（图 6-21）。

（6）专门的导管固定敷料，固定引流管于患者额头或面颊上，松紧适宜（图 6-22 至图 6-25）。

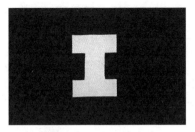

图 6-18　工形胶布

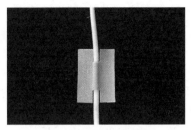

图 6-19　工字固定法

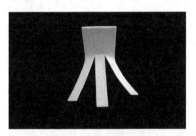

图 6-20　螺旋固定胶布

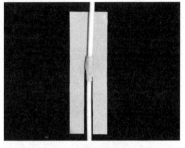

图 6-21　螺旋固定法固定

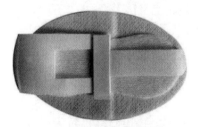

图 6-22　导管固定敷料

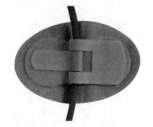

图 6-23　导管固定敷料

六、并发症及应对措施

1.感 染

（1）长期留置引流管可并发感染，医务人员在做任何操作时应戴帽子、口罩及手套，必要时戴无菌手套。

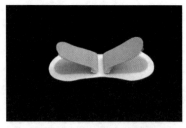
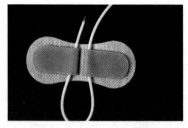

图 6-24　导管固定敷料　　　　　图 6-25　双边固定导管

（2）保持引流管通畅，勿打折，勿弯曲，勿受压，每天更换 1 次引流袋。

（3）严格无菌操作，更换引流袋时注意无菌操作，严防逆行感染。

（4）用碘伏、乙醇等消毒液消毒穿刺点，每日 1 次，操作前后应洗手。

（5）控制病房里陪伴及探视人数，保持病室内清洁，病房通风每天 2 次，紫外线消毒每天 30 分钟。

（6）引流时间不宜过长，遵医嘱使用抗生素。

2. 出血

（1）严密观察引流液颜色、性状、量并严格记录。

（2）术后 1～2 天引出的血性引流量逐渐减少，提示血肿基本消失。

（3）引流液量较前增多或引流液颜色由暗红色转为鲜红色时提示有出血，及时通知医师，给予对症处理。

3. 血肿

（1）保证引流通畅，防止引流管阻塞，及时将硬膜外的渗血、渗液及部分脑脊液引出。

（2）若引流管被血凝块或沉淀物阻塞，应用双手顺行捏挤至引流管通畅。

4. 脱管

（1）清醒患者告知避免头部剧烈活动，躁动患者给予适当约束肢体或遵医嘱使用镇静药物。

（2）导管给予有效固定，给予健康指导，告知留置硬膜下引流管的重要性，取得配合。

七、注意事项

1. 患者护理

（1）术后给予持续低流量吸氧和心电监护加氧饱和度监测，严密观察患者意识、瞳孔大小及对光反射变化和肢体活动，有无剧烈头痛、频繁呕吐等，发现异常及时报告医师。

（2）术后平卧位或头低足高位，以利充分引流。

（3）适当限制头部活动范围，活动、翻身及需搬动患者检查或调床应妥善固定，避免牵拉引流管，使头偏向患侧以达到引流彻底。为保证安全引流管理，对意识不清的患者除适当使用镇静药物外，应适当采取约束措施。约束前，必须向患者及其家属说明约束的必要性，征得同意，以取得理解和配合。

（4）疼痛护理：解释疼痛原因，与患者及家属共同制订减轻疼痛的措施，分散患者注意力，如倾听音乐、深呼吸、保持病室安静、减少刺激等。遵医嘱使用镇痛药物。

（5）饮食护理：全麻术后禁食、水 6 小时，局麻术后遵医嘱进食清淡、易消化饮食。

（6）心理护理：介绍手术预后良好病例，消除紧张情绪。

2. 导管护理

（1）检查并保持引流管位置正确，尤其在翻身、排便或进行各项护理操作后均应仔细检查，如发现打折应及时纠正。

（2）妥善固定，防止脱出。术中严格无菌条件下连接引流袋或负压引流球，引流管要在头皮上固定好，定时观察贴膜、胶布及固定带，有受潮、松脱时应及时更换，防止意外脱出、打折、污染、倒流。一旦引流管脱出勿送回导管，应立即用无菌敷料覆盖创口并通知医师，协助医师处理伤口。

（3）保持有效引流，控制引流量及速度。引流管不可受压、扭曲、折叠，防止阻塞。发现不通畅时离心挤捏并及时通知医师处理。

（4）引流管高度：与血肿腔处于同一水平或低于切口，引流袋低于头部或使用低负压引流，根据医嘱合理放置引流袋，不可随意调节高度。若过高，可能引起引流不畅；若过低，可能引起过度引流。

3. *病情观察及记录* 观察并记录引流液的颜色、性状、量，每小时引流量以 ≤ 100ml 为宜。观察有无头痛、呕吐等颅内高压的症状，观察患者生命体征情况并记录。

4. *头部伤口护理* 观察头部敷料情况，定时消毒伤口并更换敷料，渗血、渗液较多时及时报告医师。

5. *拔管的护理* 硬膜外引流排液通常在 6 ～ 12 小时停止，引流管一般于术后 24 ～ 72 小时内拔除，或根据引流量和头颅CT 复查情况酌情延长引流时间。应尽早拔除，时间过长易增加感染机会。

八、健康宣教

1. 告知患者及家属术区留置硬膜外引流管的目的及意义，引起患者及家属的重视。

2. 告知患者及家属留置引流管期间安全防范措施，如不可随意大幅度摇晃头部、不可随意移动引流袋的位置、翻身时注意不要牵拉引流管、保持伤口敷料清洁、不能抓挠伤口等。

3. 保持引流通畅，引流管不可受压、扭曲、折叠，定时挤压引流管，防止堵塞。

第三节 血肿腔引流管

一、概述

血肿腔引流管是神经外科常见的引流管，目的是引流出血肿腔内残余的血液。

二、目的

引流残余血肿内血液。

三、适应证

1. 脑肿瘤术后。

2. 脑内血肿清除术后，大的血肿不能完全吸收，须手术切开刮除血肿、引流治疗。

四、禁忌证

1. 绝对禁忌证

（1）出血时间（发病时间）≤ 2 小时。

（2）严重的血液系统疾病，大剂量抗凝治疗。

（3）全身严重疾病，难以治愈者。

（4）脑疝发生单侧瞳孔散大 ≥ 6 小时，双侧瞳孔散大 ≥ 2 小时。

（5）家属不同意手术拒绝签字者。

（6）局部头皮严重感染者。

2. 相对禁忌证

（1）严重糖尿病患者。

（2）病变对侧基底节区曾发生过脑卒中者。

（3）脑血管淀粉样变者。

（4）散在多发血肿。

五、常用固定方法

【方法】

高举平台固定法，高举平台＋加强固定法，螺旋固定法。

【要求】

牢固，美观，舒适，清洁，通畅。

【操作前准备】

1. 评估　患者的意识及病情，引流管的位置。

2. 准备

（1）护士着装整齐，洗手，戴口罩及修剪指甲。

（2）弯盘，棉签，抗过敏透气弹性胶布。

【操作流程】

1. 高举平台固定法

（1）护士携用物至床旁，核对患者床号，姓名，确定引流管是否固定通畅。

（2）取抗过敏透气弹性胶布，剪出两块 10cm 胶布，按高举平台法行固定（图 6-26）。

2. 高举平台固定＋加强固定法

（1）护士携用物至床旁，核对患者床号，姓名，确定引流管是否固定通畅。

（2）取抗过敏透气弹性胶布，剪出一条 10cm 的胶布，两

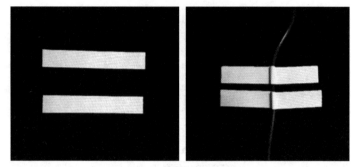

图 6-26　高举平台固定法

条 5cm 的胶布。用 10cm 的胶布用高举平台法固定导管，两条 5cm 的胶布固定在 10cm 胶布两侧（图 6-27）。

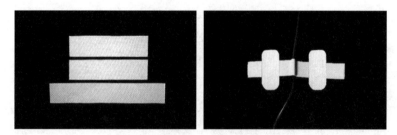

图 6-27　高举平台 + 加强固定法

3. 螺旋固定法

（1）护士携用物至床旁，核对患者床号，姓名，确定引流管是否固定通畅。

（2）取抗过敏透气性宽胶布，剪出 10cm 的胶布，纵向沿正中剪出一 1cm×5cm 的长度，未剪开端在导管一侧，将胶布以高举平台法粘在导管上，1cm×5cm 处在中间，将 1cm×5cm 的胶布以螺旋法缠绕在导管上（图 6-28）。

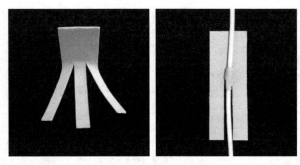

图 6-28　螺旋固定法

六、并发症及应对措施

1. **肺部感染**　预防肺部感染，在术后患者中肺部感染的发生率和病死率均较高，尤其是老年患者，由于其心肺代偿能力差、抵抗力差、机体耐受能力差等生理特点，加上长期卧床极易并发肺部感染。因此，在积极给予抗感染的同时，应鼓励清醒者咳嗽、排痰，对昏迷较深、痰多黏稠者应尽早行气管切开，保持气道畅通，并给予充分的气道湿化治疗，常使用庆大霉素、地塞米松加 α 糜蛋白酶做雾化吸入，每天 3 次；同时保持病房内清洁，空气流通，定时紫外线消毒，减少病室人员流动，合并心血管病和糖尿病者应积极检测和治疗，保持心功能及血糖水平正常。

2. **消化道出血**　消化道出血是脑部手术较常见的并发症，常由应激性溃疡所致，可使用 H_2 受体阻断药和质子泵抑制药预防和治疗。同时鼓励清醒者尽早进流质饮食，昏迷者应尽早予以鼻饲饮食，一旦出现呕血、黑粪情况，应密切观察并记录大便的颜色、性状、量，遵医嘱及时给予止血药物及输血。

3. **压力性损伤**　术后患者最易发生压力性损伤。术后患者病情重，肢体活动受限，恢复时间长，不同程度的营养障碍，加上受压部位皮肤、骨突出部位微循环差等因素而发生压力性损伤，因此要定时给予患者翻身，受压部位皮肤及骨突部位经常用热毛巾或红花乙醇按摩，保持全身皮肤清洁干燥，保持床单位整洁，加强营养，以减少压力性损伤发生。

4. 预防血栓　老年高血压脑出血患者多伴有动脉硬化、高脂血症，甚至糖尿病。由于长期卧床肢体活动受限，血流缓慢易导致下肢深静脉血栓形成。每 3～4 小时进行肢体自动或被动运动 1 次，每次持续 10～15 分钟，适当进行肢体肌肉按摩，必要时抬高下肢，促进血液回流。还可适当给予抗凝药物 [如注射用低分子肝素钙(速避凝)0.4ml], 腹部皮下注射,每天1～2次，持续 1 周。

5. 防止再出血　加强心理护理，稳定患者情绪。术后意识清醒患者，由于失语、偏瘫，生活不能自理，易产生急躁、焦虑和恐惧心理。由于住院时间长，恢复不理想，其家属亦会产生失望、厌烦情绪。因此，要多与患者及家人沟通，做好其思想工作，针对患者的顾虑和关注的问题给予耐心的解释及指导，认真做好每一项护理工作，并在生活上给予协助与照顾，防止因患者情绪激动而致再出血。

七、注意事项

1. 术前准备

（1）一般准备：血常规、生化、X 线胸片、心电图、备皮、签署手术同意书。

（2）控制血压在 150/90mmHg 左右。

（3）确保呼吸道顺畅，及时吸氧，必要时气管切开。

（4）烦躁患者需给予镇静治疗。

（5）药品准备。

2. **术前护理** 全面了解患者病情及心理状态。清醒患者因不了解治疗方法，术前均存在不同程度的紧张、恐惧心理。耐心解答其疑虑，争取患者以最佳的心理状态接受手术，对意识障碍患者则应着重了解生命体征变化及保持呼吸道通畅。

3. **术后护理** 患者术后需严密监测意识、瞳孔、血压、脉搏、呼吸、体温及肢体运动的变化，及时发现颅内再出血及脑疝先兆症状，特别是注射尿激酶后 24～28 小时。由于老年高血压脑出血患者发病前可能就已存在其他疾病如糖尿病、冠心病等，因此还需检测其心电图、血清电解质、血糖及肝肾功能等。凡是意识阻碍加重、瞳孔缩小或不等大、对光反射减弱或消失、心动过缓、呼吸节律及频率改变、持续高热、术后血压再度升高等，均提示再出血或脑疝发生的可能。通过对上述指标的观察，及时提供信息给医师作出相应的处理。

4. **血肿腔引流管的护理** 立体定向血肿排空术后均置引流管接无菌引流袋，引流袋过高引流压力不够，且易导致管内液体反流引起感染；位置过低会使血肿腔内负压过大发生再出血的可能，在护理过程中要注意以下内容。

（1）保持患者相对固定，以防止引流管拔出、脱落，同时观察并记录引流液量、颜色、性状。

（2）穿刺部位每天更换无菌敷料 1 次，每日更换引流袋并注意无菌操作。

（3）患者需外出检查时，先夹管，以防引流液反流。

（4）拔管前先做闭管试验，闭管期严密观察患者意识、瞳孔的改变。如引流管处敷料有潮湿、渗漏情况应及时通知医师处理后再行闭管试验。

5. **检测并控制血压** 术后部分病例可出现血压突然升高，

易发生再出血，因此控制高血压是预防术后再出血的关键措施。

（1）严密注意血压变化：血压过高者按医嘱给予降压药，清醒者可给予长效、降压平稳的口服药（如贝那普利、非洛地平缓释剂），每天 1 次；昏迷者可采用输液泵持续、微量输注硝普钠等降压，待意识清醒后改口服药，使血压稳定在 140 ～ 150/90 ～ 100mmHg。注意避免血压下降过快、过低，以免造成脑供血不足，加重脑细胞损害。

（2）若降压效果不满意，血压持续升高，应考虑有颅内高压的可能，须同时使用脱水药降低颅内压。

（3）护理过程动作要轻柔，避免医源性过度刺激和连续护理操作，以免造成血压波动。

6. 保持正常体位及大便通畅　保持患者正常的卧位和大便通畅是预防术后再出血的又一重要措施，锥颅穿刺血肿引流术后都留有残腔，血肿越大术后残腔越大，当大幅度翻动体位，会造成脑组织移位过度牵拉，血管撕裂而导致再出血。因此，给予患者翻身时动作要轻柔、缓慢，头部尽量避免转动，血压稳定者可抬高床头 30°，尽量使患者保持舒适体位。术后患者因长时间卧床，肠蠕动减弱，大便容易秘结，排便用力过猛可导致血压骤升而诱发再出血，因此必须保持大便畅通，可采用药物和低压灌肠。老年男性患者多有前列腺肥大，需留置导尿管，防止引起躁动不安使血压升高而导致再出血。

八、健康宣教

1. 告知患者及家属术区留置硬膜外引流管的目的及意义，引起患者及家属的重视。

2. 告知患者及家属留置引流管期间安全防范措施，如不可随意大幅度摇晃头部、不可随意移动引流袋的位置、翻身时注意不要牵拉引流管、保持伤口敷料清洁、不能抓挠伤口等。

3. 保持引流通畅,引流管不可受压、扭曲、折叠,定时挤压引流管,防止堵塞。

第四节　头部皮下引流管

一、概述

头部皮下引流管是供临床外科引流用、置于颅骨与头皮之间,将头皮下积聚的血液、脓液及组织液等导引至体外的导管,可防止术后感染,促进伤口愈合。

二、目的

利用虹吸或负压吸引原理,放置在头皮与颅骨之间,并经过皮肤切口穿出体外,将头皮下的积血、脓液及组织液等导引至体外,防止液体淤积导致术后感染,促进伤口愈合和疾病康复。

三、适应证

1. 颅骨修补置入钛板等异物的刺激,反应性渗出较多留置。

2. 颅骨和头皮病变术后留置。

3. 脑外伤和脑肿瘤术后,头皮下渗血较多留置。

4. 头皮感染行清创缝合术后留置。

四、禁忌证

1. 凝血功能障碍。

2. 穿刺部位感染。

3. 濒死患者。

五、常用固定方法

【要求】

无菌，牢固，通畅，舒适，美观。

【目的】

1. 充分引流头部手术后皮下残余积血、积液。

2. 观察术后渗血、渗液情况。

【用物准备】

治疗盘1个、弯盘1个、无菌手套1副、量杯1个、止血钳1个、消毒液、无菌棉签、洗手液、固定胶布、皮下引流标签、医嘱本。

【操作前准备】

1. 评估　患者意识、病情、心理状态及合作程度，询问有无不适主诉。

2. 准备

(1) 护士着装整齐，洗手，戴口罩。

(2) 环境清洁，室温24～26℃。

(3) 用物准备。

【操作流程】

1. 护士携用物至床旁，核对患者床号、姓名，解释操作目的，取得配合。

2. 体位：平卧位，固定头部。

3. 观察

(1) 观察引流袋（或负压吸引球）情况（有无漏液，是否负压）。

(2) 观察引流管是否通畅、受压、扭曲、打折、脱出。

（3）观察伤口敷料有无渗出，保持伤口敷料清洁、干燥。

（4）观察引流液颜色、性状、量，并做好记录。

4.倾倒负压引流球中引流液

（1）备物、洗手、戴手套。

（2）止血钳夹闭引流管。

（3）分离引流球并倾倒引流液。

（4）消毒引流管及引流球接口处。

（5）连接引流球并使引流球呈负压状态。

（6）打开止血钳，观察引流是否通畅。

（7）妥善固定引流管，并再次检查引流球负压情况。

（8）整理用物，用量杯测量引流液的量并记录。

（9）协助患者取舒适体位。

（10）洗手，交代注意事项。

5.更换引流袋

（1）备物、洗手、戴手套。

（2）止血钳夹毕引流管。

（3）消毒引流管接口处。

（4）分离引流管并再次消毒。

（5）更换并连接引流袋。

（6）打开止血钳，观察引流是否通畅。

（7）妥善固定引流管，并将引流袋固定于合适高度。

（8）整理用物，用量杯测量引流液的量并记录。

（9）协助患者取舒适体位。

（10）洗手，交代注意事项。

【固定方法】

1.引流管出口部位固定

（1）专用固定敷料：如图6-29和图6-30所示。

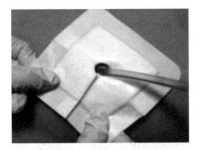

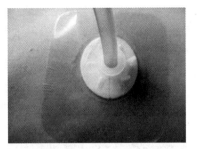

图 6-29 专用固定敷料　　　图 6-30 专用固定敷料

（2）螺旋固定法：Y 形无菌敷料覆盖引流管出口（图 6-31），取抗过敏透气弹性胶布，手工裁剪形状，修剪美观（图 6-32），将胶布上下固定，中间环绕（图 6-33）。同样方法对侧固定，更加牢固、美观（图 6-34）。

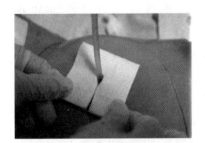

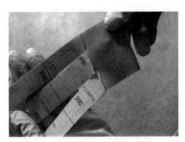

图 6-31 覆盖引流管出口　　　图 6-32 形状

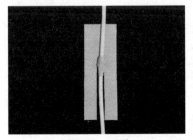

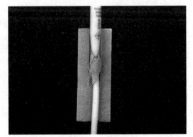

图 6-33 固定　　　图 6-34 固定

2. 引流管固定

（1）高举平台法1：取抗过敏透气弹性棉布宽胶布5cm×1cm两条，修剪美观。高举平台法固定引流管见图6-35和图6-36。

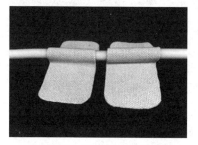

图6-35 高举平台法胶布

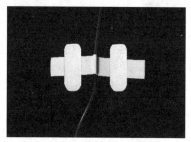

图6-36 高举平台固定法

（2）高举平台法2：取抗过敏透气弹性棉布宽胶布5cm×8cm后对折，沿着图中线剪开（图6-37），手工裁剪成工形、T形、H形，修剪美观。高举平台法固定引流管于患者额头或面颊上，见图6-38和图6-39。

（3）高举平台法3：取抗过敏透气弹性棉布宽胶布5cm×7cm后，左右各留2cm（图6-40），对折并沿着图中线剪开，中间剪开两个长约1cm开口，高举平台法固定引流管（图6-41）。

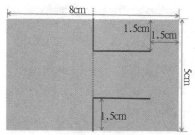

图6-37 剪开

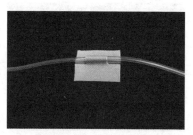

图6-38 固定引流管

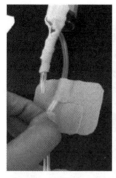 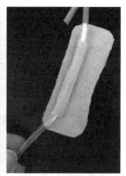

T 形   H 形   工形

图 6-39 高举平台法

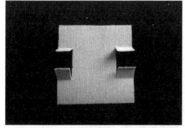

图 6-40 高举平台法胶布

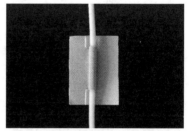

图 6-41 高举平台固定法

（4）工字形法：取抗过敏透气弹性棉布宽胶布，手工裁剪成工形（图 6-42），修剪美观。固定引流管于患者额头或面颊上，见图 6-43。

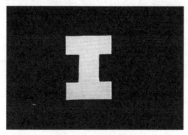

图 6-42 工字形法胶布

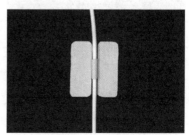

图 6-43 工字形固定法

（5）螺旋固定法：取抗过敏透气弹性胶布，手工裁剪形状，修剪美观（图 6-44）。将胶布上下固定，中间环绕（图 6-45）。

（6）专门的导管固定敷料，固定引流管于患者额头或面颊上，松紧适宜（图 6-46 至图 6-49）。

图 6-44　螺旋固定法胶布

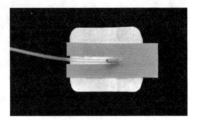

图 6-45　螺旋固定法固定

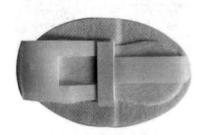

图 6-46　导管固定敷料

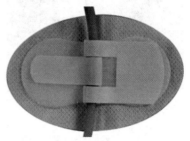

图 6-47　固定导管

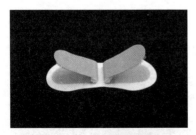

图 6-48　导管固定敷料

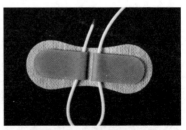

图 6-49　双边固定导管

六、并发症及应对措施

1. 感染

（1）切口感染是外科手术后最常见并发症，医务人员操作时应戴帽子、口罩及手套，必要时戴无菌手套。

（2）保持引流管通畅，勿打折，勿弯曲，勿受压，每天更换 1 次引流袋或负压引流球。

（3）加强无菌观念，严格无菌操作，严格消毒，避免感染。

（4）换药时用碘伏、乙醇等消毒液消毒切口部位皮肤，操作前后应洗手。

（5）控制病房里陪伴及探视人数，保持病室内清洁，病房通风每天 2 次，紫外线消毒每天 30 分钟。

（6）引流时间不宜过长，遵医嘱使用抗生素。

2. 出血

（1）术后引流液量过少应注意引流管是否弯曲、打折或堵塞。

（2）引流液量过多或呈鲜红色血性，应考虑是否有持续出血情况，及时通知医师。

3. 血肿

（1）保证引流通畅，防止引流管阻塞，将皮下的渗血、渗液及时引出。

（2）若引流管被血凝块阻塞，应用双手顺行捏挤至引流管通畅，防止皮下血肿形成。

七、注意事项

1. 患者护理

（1）严密观察患者生命体征及有无不适主诉。

（2）术后去枕平卧位，以利于充分引流。

（3）适当限制头部活动范围，活动、翻身及需搬动患者时应妥善固定，避免牵拉引流管。为保证安全引流管理，对意识不清的患者除适当使用镇静药物外，应适当采取约束措施。约束前，必须向患者及其家属说明约束的必要性，征得同意，以取得理解和配合。

（4）疼痛护理：解释疼痛原因，与患者及家属共同制订减轻疼痛的措施，分散患者注意力，如倾听音乐、深呼吸、保持病室安静、减少刺激等。遵医嘱使用镇痛药物。

（5）饮食护理：全麻术后禁食、水 6 小时，局麻术后遵医嘱进食清淡、易消化饮食。

（6）心理护理。

2. 引流管护理

（1）检查并保持引流管位置正确，引流球（限留置负压吸引患者）呈负压状态。尤其在改变体位或进行各项护理操作后均应仔细检查，如发现引流管曲折、引流球无负压应及时纠正。

（2）妥善固定，防止脱出。术中严格无菌条件下连接引流袋或负压引流球，引流管要在头皮上固定好，防止脱出。一旦引流管脱出，勿送回引流管，应立即用无菌敷料覆盖创口并通知医师，协助医师处理伤口。

（3）保持有效引流，控制引流量及速度。发现不通畅时离心挤捏并及时通知医师处理。

3. 病情观察及记录　观察并记录引流液的颜色、性状、量。观察有无头痛症状，观察患者生命体征情况并记录。

4. 头部伤口护理　观察头部伤口敷料情况，定时消毒伤口并更换敷料，保持伤口敷料清洁、干燥，渗血、渗液较多时及时报告医师。

5. *拔管的护理*　皮下引流管一般于术后24～72小时内拔除，引流液量减少或颜色变淡时应尽早拔除，时间过长易增加感染机会。

八、健康宣教

1. 清醒患者加强健康宣教，告知患者及家属术区留置皮下引流管的目的和重要性；对意识不清、躁动患者，使用约束带适当约束，防止引流管脱出。并告知保护引流管的方法，穿衣或活动时防止引流管脱出。

2. 告知患者及家属留置引流管期间安全防范措施，如不可随意大幅度摇晃头部、不可随意移动引流袋的位置、翻身时注意不要牵拉引流管以防脱出、保持伤口敷料清洁、不能抓挠伤口等。

3. 保持引流通畅，引流管不可受压、扭曲、折叠，定时挤压引流管，防止堵塞。

第五节　腰大池引流管

一、概述

腰大池引流取 L_3-L_4（L_4-L_5）棘突为穿刺点，以腰穿包内穿刺针穿刺成功后，由穿刺点向骶尾部3～5cm处固定引流管，将脑脊液引流至体外，观察引流量及引流液颜色，持续引流7～15天。颅内感染者每天自引流管鞘内注射有效抗生素，控制颅内感染。

二、目的

通过持续腰大池脑脊液引流，将颅内压控制在正常范围内，减轻血性脑脊液对脑膜和脑的刺激，促进脑脊液的循环和吸收，缓解脑血管痉挛，改善脑缺血状态，减轻脑水肿和脑梗死的发生。

三、适应证

1. 蛛网膜下腔出血或积血，脑脊液呈血性者。
2. 各种脑脊液切口漏患者。
3. 颅内感染者。

四、禁忌证

1. 穿刺部位术前准备皮肤或软组织有感染者。
2. 脑脊液循环通路梗阻原因去除。
3. 躁动不能配合者。
4. 颅内压明显增高者（ICP）> 22.5mmHg。
5. 全身感染、休克。
6. 高颈段脊髓压迫性病变。
7. 穿刺部位腰椎畸形或骨质破坏者。
8. 脑疝。

五、常用固定方法

【方法】
专用固定敷料，一字法，螺旋法，卡扣式固定。
【要求】
无菌，牢固，通畅，舒适，美观。
【用物准备】
治疗盘 1 个、弯盘 1 个、无菌手套 1 副、量杯 1 个、止血钳 1 个、消毒液、无菌棉签、洗手液、固定胶布、腰大池引流标签、医嘱本。

【操作前准备】

1. 评估　患者意识、病情、心理状态及合作程度，询问有无不适主诉。

2. 准备

(1) 护士着装整齐，洗手，戴口罩。

(2) 环境清洁，室温 24 ～ 26℃。

(3) 用物准备。

【操作流程】

1. 护士携用物至床旁，核对患者床号、姓名，解释操作目的，取得配合。

2. 体位：协助患者取左侧或右侧卧位。

3. 观察

(1) 观察引流管及集液袋状况。

(2) 观察引流管是否通畅、受压、扭曲、打折、脱出。

(3) 观察伤口敷料有无渗出，保持伤口敷料清洁、干燥。

(4) 观察引流液颜色、性状、量，并做好记录。

4. 倾倒引流液

(1) 备物、洗手、戴手套。

(2) 止血钳夹毕引流管。

(3) 消毒穿刺部位及引流管口处。

(4) 用一字法或螺旋法等固定引流管。

(5) 打开止血钳，观察引流是否通畅。

(6) 妥善固定引流管，再次检查引流管是否受压、扭曲、打折。

(7) 整理用物，用量杯测量引流液的量并记录。

(8) 协助患者取舒适体位。

（9）洗手，交代注意事项。

【常用固定方法】

引流管固定

（1）专用固定敷料：护士携用物至床旁，核对患者床号、姓名、检查腰大池引流管。护士按七步洗手法洗手，戴无菌手套，选择适合引流管直径大小的敷料，将引流管从无菌敷料中间圆孔穿过，无张力将敷料贴膜固定好即可（图6-50至图6-52）。

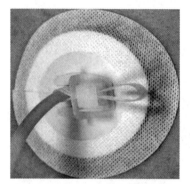
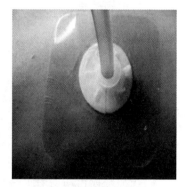

图6-50　专用固定敷料　　　图6-51　专用固定敷料

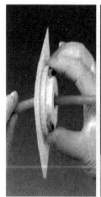
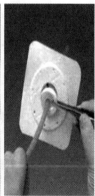
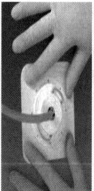
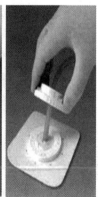

图6-52　专用固定敷料

（2）一字法固定：护士携用物至床旁，核对患者床号、姓名、检查腰大池引流管。护士按七步洗手法洗手，戴无菌手套，用一字无菌敷料覆盖引流管出口，将无菌敷料完全覆盖穿刺点，并将引流管固定于肩部，若敷料过小可使用多块敷料（图 6-53，图 6-54）。

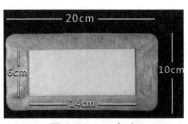

图 6-53　一字法

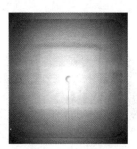

图 6-54　一字法

（3）螺旋法固定：护士携用物至床旁，核对患者床号、姓名、检查腰大池引流管。护士按七步洗手法洗手，戴无菌手套。取无菌胶布将胶布剪裁成长 20cm，宽 9cm 大小，将胶布分成 3 等份，末端留 4cm（图 6-55）；取无菌纱布覆盖穿刺点，然后将胶布上下固定，中间环绕（图 6-56）。同样方法对侧固定，更加牢固、美观（图 6-57）。

（4）卡扣式固定：护士携用物至床旁，核对患者床号、姓名、检查腰大池引流管。护士按七步洗手法洗手，戴无菌手套。

① 使用前清洁皮肤，使装置使用部位皮肤完全干燥，保证敷料的粘贴力（图 6-58）。

② 撕开装置包取出棉垫（光滑面朝下），卡入引流管（图 6-59）。

③ 取出装置，将敷料置于棉垫上方并撕掉水胶体底面的隔离纸，贴于皮肤穿刺部位（图 6-60）。

图 6-55 螺旋法

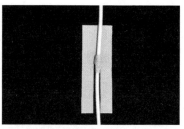

图 6-56 螺旋法

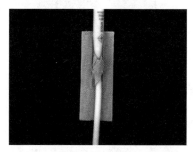

图 6-57 螺旋法

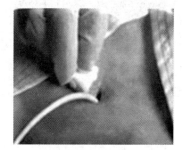

图 6-58 清洁皮肤

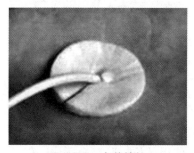

图 6-59 安装棉垫

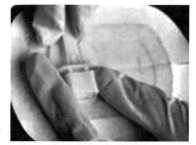

图 6-60 粘贴敷料

④将引流管、导管从敷料十字切开口穿出，调整位置，使锁扣装置位于引流管、导管出口下方，便于引流（图 6-61）。

⑤将敷料压紧在皮肤上，确保完全与皮肤贴合，然后撕下装置边缘隔离纸并将固定贴按压至皮肤上（图 6-62）。

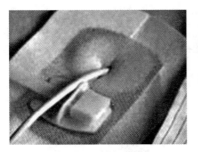

图 6-61 锁扣方向

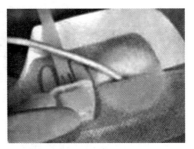

图 6-62 去除边缘隔离纸

⑥将引流管、导管置于锁舌根部上面，然后将锁舌远端越过引流管。导管上方从装置插孔入口穿出（图 6-63）。

⑦从一侧牵拉穿出锁舌，直到锁舌紧贴在引流管、导管上，松紧要适度（图 6-64），拉锁舌切勿过于用力，以防引流管、导管闭塞，导致引流不畅。

⑧将锁舌尾部向下反插入锁扣装置插孔出口处（图 6-65）。

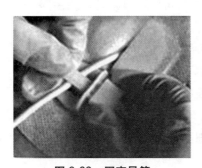

图 6-63 固定导管

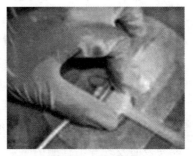

图 6-64 固定锁扣

六、并发症及应对措施

1. 颅内感染

（1）诱发原因：操作中无菌观念差，消毒不彻底，或引流

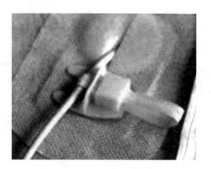

图 6-65 固定效果

管持续时间过长等。

（2）预防措施

①将患者置于单独病室或监护病室，病室内定时通风，减少探视和人员流动，每天用空气负离子消毒机消毒 2 次。

②严格遵守无菌操作规程，防止院内感染。

③倾倒引流袋、调节高度时，先夹闭引流管，连接部位用无菌纱布包裹保护，防止脱出。

④保持置管部位的敷料清洁干燥，每天换药 1 次。出汗较多时，随时更换敷料。随时观察置管部位皮肤，如有发红、肿胀或穿刺点渗漏等异常现象，及时汇报医师予以处理。

⑤严格控制置管引流时间，定期留取脑脊液做常规及生化检查，检查脑脊液糖、蛋白及细胞计数，必要时可做细菌培养，以便及时发现并治疗颅内感染。

2. 颅内血肿

（1）诱发原因：脑脊液引流速度过快、流量过多导致。

（2）预防措施

①置管后严格卧床休息，保持环境安静，应去枕平卧 6 小时，之后平卧或侧卧位，或保持头高位（床头抬高 15°～30°），

便于脑脊液引流。

②严密观察意识、瞳孔、生命体征及其他神经系统体征，如有无恶心、呕吐，原有头痛症状程度是否减轻等。如发现异常，立即报告医师并及时处理。正确区分颅内高压与颅内低压性头痛：颅内低压性头痛的特点是在抬高床头或坐立时，头痛加重，给予放低床头及减慢引流速度处理后，头痛得到缓解；颅内高压引起的头痛较剧烈，有喷射性呕吐，脑膜刺激征阳性。对意识清楚的患者询问其头痛症状是否减轻，观察患者有无烦躁不安的症状。

③患者改变体位时，引流袋重新调整高度，防止脑脊液反流。通过调节引流水止和引流袋位置高低控制流速与流量。急性期引流管部分开放，引流袋平或略低于腋中线水平（0～5cm），7 天后可下调至 5～10cm，水止完全开放。

3. 脱管

（1）诱发原因：患者意识不清，躁动，或敷料固定不牢固。

（2）预防措施

①及时拔管：一般置管时间为 3～7 天，最长不超过 2 周。随着脑脊液颜色的澄清，各项指标的恢复（脑脊液中红细胞 $< 100 \times 10^6$/L，蛋白 < 0.8 g/L），颅内压降低，患者临床症状明显减轻时，一般情况良好，夹闭引流管 24 小时患者无高颅压症状，方可考虑拔管。拔管后应继续严密观察患者的意识状态、瞳孔、生命体征。经引流，颅内感染控制后拔除引流管前应夹闭引流管 24～48 小时，观察有无不良反应。先观察 1～2 天，然后夹闭导管前段直接拔出。

②可适当使用静脉保养液每天冲管 1 次，防止堵管。

A. 当引流不畅时，找出原因，并加以处理，必要时更换和放置导管。皮肤出口处保持干燥，每天换药 1 次。

B. 将 EDM 导管沿脊柱侧向头部方向延长固定，从肩侧伸出固定于床旁输液架上，可防止引流管打折，方便患者翻身，远离肛周而减少引起感染的机会。

C. 引流管口必须高于腰椎管水平 3～4cm，引流袋则低于椎管水平。引流袋入口处高于外耳道平面 10～20cm 为佳，或根据每天引流量调节高度或锁的松紧。

D. 患者翻身或躁动时常可致引流管脱落或不通畅，每次巡视时，仔细检查引流管有无弯曲、受压、折叠等现象。在搬动患者或转运的途中应先关闭引流管，以免引起脑脊液反流。对烦躁不安的患者，应给予适当的镇静或约束，以免引流管被牵拉或拔出。

七、注意事项

1. **严格无菌技术，防止颅内感染**　保持局部皮肤干燥，可每天换药 1 次。保持室内空气清新，定时开窗通风，每天紫外线消毒 1 次，减少探视和人员流动。严格控制置管引流时间，定期留取脑脊液做脑脊液的常规及生化检查，查脑脊液糖、蛋白及细胞计数，必要时可做细菌培养，以便及时发现并治疗颅内感染。随着脑脊液颜色的澄清、各项指标的恢复（脑脊液中红细胞 < 100×10^6/L，蛋白 < 0.8g/L），脑脊液漏的消失，患者一般情况的好转，应及时拔管，以防止引流过久，诱发或加重感染。一般置管 3～7 天，最长持续引流时间 8 天。拔管后严密观察患者的意识状态、瞳孔、生命体征，以防脑脊液漏的再发生。

2. **观察生命体征及意识瞳孔的改变**　术后严密观察患者瞳孔、意识状态、生命体征及有无头痛、呕吐、肢体活动障碍、颈部抵抗感等。置管后要去枕平卧 6 小时，12 小时内要密切观察，24 小时后根据患者的病情定时监测，发现异常立即报告医师，及时处理。

3. **密切观察引流量、颜色和性状**　严格控制引流的速度，避免引流过量，防止继发枕骨大孔疝、颅内出血、低颅压及气颅等。集液袋入口处高于外耳道平面 10 ～ 20cm 为佳，或根据每天引流量调节高度或锁的松紧。每天引流量为 200 ～ 300ml，即每小时 10ml 左右。

4. **保持引流通畅**　注意检查引流管是否扭曲、脱落；如堵塞或血性引流液较浓的患者，可经引流管定期用少量生理盐水冲洗，必要时更换引流管或重新置管。引流管通畅，但无脑脊液滴出，颅内压高，经甘露醇脱水后仍无法引流脑脊液者则采用本法无效，应拔除引流管。引流袋要每天更换，更换时避免抬高集液袋以免反流，要严格无菌操作。

5. **注意患者体位和引流管的高度**　患者要绝对卧床，但可以左右翻身，转动体位时，可暂时夹闭引流管。积极消除引起颅内压变化的因素，如控制患者咳嗽、保持大便通畅等。患者每天测颅内压 1 次，腰大池脑脊液压力超过 2.0kPa 界定为颅内压增高。

6. **加强营养**　腰大池持续体外引流，丢失了大量的蛋白质，要鼓励患者进食或鼻饲高蛋白、高纤维素、高热量的食物，补足所需的营养。

7. **皮肤观察**　为避免发生压力性损伤，皮肤护理至关重要。帮助患者每 2 小时翻身 1 次并及时更换湿衣服，保持清洁干燥。对身体骨隆突处垫气圈、局部按摩，改善局部血液循环，或给予气垫。

8. **基础护理**　重型颅脑损伤的患者常会发热并且昏迷不醒，注意每 2 小时翻身 1 次并及时更换湿衣服，保持清洁干燥，避免增加感染的机会。每日进行口腔护理，防止口腔溃疡及口臭。鼓励清醒患者做深呼吸和有效咳嗽，多饮水。留置尿管，每日要清洁消毒 2 次，以防尿路感染。对于便秘患者，给予开塞露，或遵医嘱使用缓泻药，帮助其排便，保持大便通畅，严禁患者用力，以防发生脑疝。

八、健康宣教

1. 清醒患者加强健康宣教，告知患者及家属术区留置腰大池引流管的目的和重要性；对意识不清、躁动患者，使用约束带适当约束，防止导管脱出。并告知保护导管的方法，穿衣或活动时防止导管脱出。

2. 告知患者及家属留置引流管期间安全防范措施。如不可随意移动引流袋的位置，翻身时注意不要牵拉导管以防脱出，保持伤口敷料清洁，不能抓挠伤口等。

3. 保持引流通畅，引流管不可受压、扭曲、折叠，定时挤压引流管，防止堵塞。

参 考 文 献

[1] 周良辅. 现代神经外科学 [M]. 上海：复旦大学出版社，2004:198-803.

[2] 王丽芹. 外科护理急性事件处理预案 [M]. 北京：科学出版社，2017:318-327, 336-340.

[3] 王忠诚. 神经外科学 [M]. 武汉：湖北科学技术出版社，2005:436-448, 872-876.

[4] 王丽芹，张晓琳. 危急重症患者预见性护理 [M]. 北京：科学出版社，2019:122-129.

[5] 何冰娟，王慧. 临床管道护理指导 [M]. 北京：中国医药科技出版社，2019:82-88

[6] 王晓芳，吴益芬，陈玲玲. 腰穿持续外引流的护理及并发症观察 [J]. 护士进修杂志，2015(7):669.

[7] 江基晓，朱诚. 现代颅脑损伤学 [M]. 上海：第二军医大学出版社，1999:289-297.

第7章

骨关节疾病常见导管固定及护理

第一节　脓肿引流管

一、概述

脓肿引流是急性感染过程中将组织、器官或体内因病变组织坏死、液化而出现的局限性脓液引离原处的方法，可以减轻压力、缓解疼痛、防止炎性扩散。

二、目的

1. 排出脓肿或其他化脓性病变的脓液或坏死组织。
2. 预防血液、渗出液在体腔内蓄积。
3. 预防继发性感染、组织损害。
4. 减轻局部疼痛、肿胀。
5. 通过观察引流情况及早发现病情变化。

三、适应证

1. 浅表脓肿已有明显波动。
2. 深部脓肿经穿刺证实有脓液。

3. 重度软组织损伤或缺损。

4. 骨筋膜室综合征。

5. 关节炎由邻近骨髓炎蔓延引起，骨髓炎需要一并处理者。

6. 血肿或积液。

四、禁忌证

1. 感染区或脓肿未形成。

2. 脓肿范围不明确者。

3. 癌性溃疡伤口。

4. 活动性出血伤口。

五、常用固定方法

【方法】

高举平台法，工字形固定法，螺旋固定法。

【要求】

牢固，美观，舒适，清洁，通畅。

【操作前准备】

1. 评估　患者的病情、配合程度及引流管固定情况等。

2. 准备

（1）护士：着装整齐，洗手，戴口罩及修剪指甲。

（2）物品：弯盘、棉签、75% 乙醇、医用胶布、工字形胶布、螺旋形胶布、护理导管标识、手套、手消液。

【操作流程】

1. 高举平台法

（1）护士携用物至床旁，核对患者床号、姓名，向患者解释目的，确认引流管位置及是否通畅。

（2）洗手、戴手套，75% 乙醇消毒周围皮肤，待干。取两条 5cm×2cm 医用胶布，使引流管高于患者皮肤（图 7-1）；取一条 15cm×2.5cm 医用胶布粘贴于皮肤表面，最后取两条 7cm×3cm 医用胶布加强固定（图 7-2）。

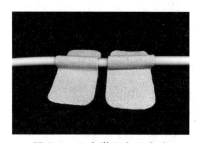
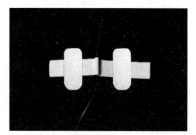

图 7-1　双高举平台固定法　　　　　图 7-2　高举平台＋加强固定

（3）粘贴标识，检查导管，整理用物，脱手套，洗手。

2. 工字形固定法

（1）护士携用物至床旁，核对患者床号、姓名，向患者解释目的，确认引流管位置及是否通畅。

（2）洗手、戴手套，用 75% 乙醇消毒周围皮肤，待干。选择一条 7cm×5cm 医用胶布，裁剪成工形（左右两边的中间部分剪开 1.5cm×3cm 的开口），将工字形胶布一分为二，去掉一侧背面的离型纸，将去掉离型纸的部分粘贴于切口下方约 20cm 处，将引流管放于工字形胶带中间，全部包裹导管，塑形（图 7-3）。

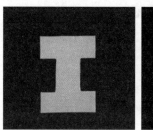
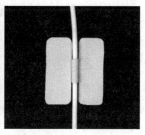

图 7-3　工字形固定法

（3）粘贴标识，检查导管，整理用物，脱手套，洗手。

3. 螺旋固定法

（1）护士携用物至床旁，核对患者床号、姓名，向患者解释目的，确认引流管位置及是否通畅。

（2）洗手、戴手套，用75%乙醇消毒周围皮肤，待干。取两条15cm×6cm医用胶布，左右旁开2cm处剪两条10cm的开口，去掉未裁剪的5cm处离型纸，并粘贴于皮肤上；去掉边缘两条胶布粘贴于敷料上，同时需盖过敷料紧贴于皮肤；中间一条胶布先将引流管塑形，沿拉直方向螺旋式缠绕固定；同样方法用另一条胶布固定对侧引流管（图7-4，图7-5）。

（3）粘贴标识，检查导管，整理用物，脱手套，洗手。

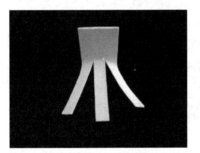

图7-4 螺旋固定法胶布

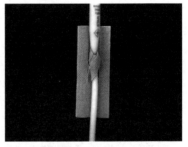

图7-5 螺旋固定法

六、并发症及应对措施

1. 脱管

（1）临床表现：导管脱出。

（2）应对措施

①妥善固定导管，班班交接。

②嘱患者避免大幅度活动，加强防脱管健康教育。

③避免将滑脱的导管送回，及时报告医生。

2. 导管堵塞

(1)临床表现：患者诉切口胀痛；引流不通畅，伤口敷料渗血、渗液。

(2) 应对措施

①定时挤压引流管。

②长期置管应注意检查和定期冲洗，冲洗量和压力不宜过大。

③鼓励患者早期康复锻炼，如踝泵运动等。

3. 感染扩散、窦道形成

(1) 临床表现：切口感染、异物存在；感染切口处理不当形成窦道。

(2) 应对措施

①及时清除坏死组织。

②无菌操作。

4. 切口周围肿胀

(1) 临床表现：切口周围肌肉、皮肤或黏膜等软组织体积增大。

(2) 应对措施

①抬高患肢。

②冷敷疗法。

③应用弹力绷带。

5. 下肢深静脉血栓

(1) 临床表现：患肢突发肿胀，皮肤发红，皮温偏高；肢体疼痛、压痛。

(2) 应对措施

①使用弹力袜或抬高患肢。

②术后早期进行下肢肌肉收缩运动，如踝泵运动和股四头肌运动。

③遵医嘱使用抗凝药物。

七、注意事项

1. 评估患者：手术后切口放置引流管的患者，观察引流管是否通畅、折叠、扭曲、受压、移位、滑脱。

2. 保持引流管通畅：检查患者引流管的数量及位置，保持引流管通畅，维持有效引流。引流管位置应低于切口位置50cm，防止逆行感染。

3. 引流管的固定：妥善固定引流管，应双固定，同时留有一定长度，以便于患者活动。

4. 引流管的观察

（1）各班护士准确记录引流液的颜色、性状和量。

（2）保持切口敷料清洁干燥，有渗血、渗液及时更换。

（3）术后24小时引流量一般不超过500ml。如引流量过多，要警惕有无潜在失血性休克，严密观察患者意识、尿量及生命体征，有异常及时报告医师。

5. 观察末梢血供情况、抬高患肢，以利于静脉回流，减轻肿胀。

6. 严格无菌操作，倾倒引流液前，先夹闭引流管，防止逆行感染。

7. 提供良好的病室环境，保持空气流通。

八、健康宣教

1. 向患者讲解床上翻身、坐起时注意引流管，避免打折、受压、滑脱。

2. 向患者讲解引流管的固定方法和放置位置等。

3. 向患者讲解防止引流管脱出的注意事项。

4. 告知患者留置引流管的目的和重要性及脱管的危害，躁动患者必要时遵医嘱使用约束带。

5. 鼓励患者进食营养丰富及易消化饮食。

第二节　膝关节引流管

一、概述

引流管是手术后常用的基本措施之一，基本原理是消除积液、有害物质，解除管腔阻塞。留置膝关节引流管是指膝关节手术后将切口内或腔隙中的分泌物、血液、脓液、组织液、渗出液等，通过引流管引出体外。

二、目的

1. 避免膝关节术后出现软组织下血肿。

2. 减少膝关节术后切口感染的风险。

3. 减少术后瘢痕粘连的风险。

4. 促进切口愈合。

三、适应证

1. 膝关节炎症或囊肿。

2. 膝关节结核。

3. 经穿刺冲洗注药疗法数日，全身和局部情况未见改善或改善不显著。

4. 脓液黏稠或纤维蛋白沉积多，不能用穿刺冲洗疗法。

5. 关节炎由邻近骨髓炎蔓延引起，骨髓炎需要一并处理者。

四、禁忌证

1. 心肺功能差、不能耐受麻醉的患者。

2. 有严重出血性疾病或出血倾向的患者。

3. 对引流管材料过敏的患者。

五、常用固定方法

【方法】

分叉交织法、工字形法、靴形固定法。

【要求】

牢固，美观，舒适，清洁，通畅。

【操作前准备】

1. 评估　患者的病情、配合程度、体位及引流管固定情况。

2. 准备

（1）护士：着装整齐，洗手，戴口罩及修剪指甲。

（2）物品：75% 乙醇、棉签、手消液、弯盘、医用胶布（分叉交织法）、工字形胶布、靴形胶布、手套、护理导管标识。

【操作流程】

1. 分叉交织法

（1）护士携用物至床旁，核对患者床号、姓名，向患者解释操作目的，确认患者膝关节引流管在位。

（2）洗手、戴手套，75% 乙醇消毒周围皮肤，待干。取医用胶布，剪出 10cm×1.5cm 胶布 2 条，修边角至美观。沿引流管交叉固定于小腿周围皮肤，再将另一条胶布高举平台横向贴于引流管加强固定（图 7-6，图 7-7）。

（3）粘贴标识，检查导管，整理用物，脱手套，洗手。

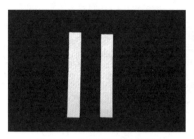

图 7-6　分叉交织法胶布

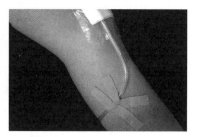

图 7-7　分叉交织固定法

2. 工字形法

（1）护士携用物至床旁，核对患者床号、姓名，向患者解释操作目的，确认患者膝关节引流管在位。

（2）75% 乙醇消毒周围皮肤，待干。取医用胶布，剪出 7cm×4cm 胶布 1 条，剪成工字形，中间保留 3cm×1cm，于膝关节切口下约 15cm 处固定引流管；上下端保留 1.5cm×4cm，贴于引流管周围皮肤上，修边角至美观（图 7-8，图 7-9）。

（3）粘贴标识，检查导管，整理用物，脱手套，洗手。

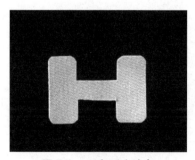

图 7-8　工字形法胶布

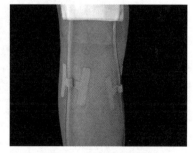

图 7-9　工字形固定法

3. 靴形固定法

（1）护士携用物至床旁，核对患者床号、姓名，向患者解释操作目的，确认膝关节引流管在位。

（2）洗手、戴手套，75%乙醇消毒周围皮肤，待干。取医用胶布，剪出6cm×3cm胶布1条，剪成靴形状，上端保留2cm×3cm，下端保留1cm×4cm，用于固定导管，修边角至美观（图7-10，图7-11）。

（3）粘贴标识，检查导管，整理用物，脱手套、洗手。

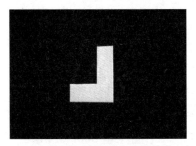

图7-10 靴形固定法胶布

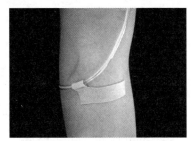

图7-11 靴形固定法

六、并发症及应对措施

1. 脱管　应对措施如下。

（1）检查引流管固定情况，留有足够长度的引流管固定在床沿上。

（2）一般引流管切口处有缝线固定，另在皮肤上加用胶布固定。

（3）引流袋悬挂于易看见、不影响翻身的位置。

（4）告知患者陪护，当患者翻身或活动时一定要先固定引流袋再进行活动，引流袋位置应低于切口。

（5）如果发现引流管滑脱，立即协助患者保持合适的体位，安慰患者，采取必要的紧急措施，用无菌敷料覆盖引流口处，立即通知医师。

2.堵管　应对措施如下。

（1）避免引流管过度弯曲，尤其避免成角，成角后管腔堵塞，无法有效引流。

（2）间断挤压引流管，避免受压。

（3）严格无菌操作，长时间置管者应注意检查和定期冲洗，冲洗量和压力不宜过大。

（4）如堵管，用稀释的抗生素溶液冲洗疏通。

3.出血　应对措施如下。

（1）各班护士准确记录引流液的颜色、性状和量。如若颜色鲜红，量明显增多，及时通知医师。

（2）切口敷料有大量渗血、渗液，及时通知医师。

（3）术后 24 小时引流量一般不超过 500ml，如引流量过多，要警惕有无潜在失血性休克。严密观察患者意识、尿量及生命体征，有异常及时报告医师。

4.感染　应对措施如下。

（1）保持引流袋位置低于切口，引流袋过高易引起逆行感染。

（2）引流袋下方的引流口应保持关闭状态，高于地面。

（3）严格无菌操作。

七、注意事项

1.做好标识，妥善固定，防止脱管。

2.保持引流管通畅，防止引流管受压、扭曲、折叠。

3.保持引流管与切口或黏膜接触部位的洁净，以防感染。

4.做好引流液颜色、性状、量、气味的观察及记录。

八、健康宣教

1.向患者讲解放置膝关节引流管的目的、操作过程，减轻患者焦虑。

2. 向患者讲解引流的必要性和注意事项，使患者积极配合治疗。

3. 告诉患者若膝关节切口有渗血、疼痛等不适，及时告知医护人员。

4. 告诉患者如果引流量过多，应及时告知医护人员。

5. 向患者讲解引流管固定的方法。

6. 向患者讲解功能锻炼的方法，促进引流液的排出。

第三节　髋关节引流管

一、概述

留置髋关节引流管是治疗髋关节化脓性感染时使用的手术方式，髋关节手术后将切口内或腔隙中的分泌物、血液、脓液、组织液、渗出液等，通过引流管引出体外。

二、目的

1. 防止切口积血、积液及感染。

2. 减少切口血肿的形成，并减少术后疼痛及肢体肿胀。

3. 加速切口愈合。

4. 预防感染，降低切口并发症的发生。

三、适应证

1. 髋骨关节炎。

2. 髋关节结核。

3. 经穿刺冲洗注药疗法数日，全身和髋关节局部情况未见改善或改善不显著。

4.髋部脓液黏稠或纤维蛋白沉积多，不能用穿刺冲洗疗法。

5.关节炎由邻近骨髓炎蔓延引起，骨髓炎需要一并处理者。

四、禁忌证

1.心肺功能差、不能耐受麻醉的患者。

2.有严重出血性疾病或出血倾向的患者。

3.对引流管材料过敏的患者。

五、常用固定方法

【方法】

分叉交织法，工字形法，靴形固定法。

【要求】

牢固，美观，舒适，清洁，通畅。

【操作前准备】

1.评估 患者的病情、配合程度、体位及引流管固定情况等。

2.准备

(1)护士：着装整齐，洗手，戴口罩及修剪指甲。

(2)物品：75% 乙醇、棉签、手消液、弯盘、医用胶布（分叉交织法）、工字形胶布、靴形胶布、手套、护理导管标识。

【操作流程】

1.分叉交织法

(1)护士携用物至床旁，核对患者床号、姓名，向患者解释操作目的，确认患者髋关节引流管在位。

(2)洗手、戴手套，75% 乙醇消毒周围皮肤，待干。取医用胶布，剪出 10cm×1.5cm 胶布 2 条，修边角至美观。沿引流管交叉固定于大腿周围皮肤，再将另一条胶布高举平台横向贴于引流管加强固定（图 7-12，图 7-13）。

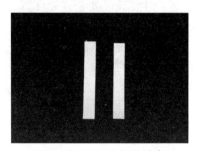

图 7-12　分叉交织法胶布

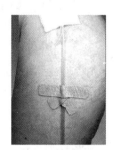

图 7-13　分叉交织固定法

（3）粘贴标识，检查导管，整理用物，脱手套，洗手。

2. 工字形法

（1）护士携用物至床旁，核对患者床号、姓名，向患者解释操作目的，确认患者髋关节引流管在位。

（2）75% 乙醇消毒周围皮肤，待干。取医用胶布，剪出 7cm×4cm 胶布 1 条，剪成工字形，中间保留 3cm×1cm，于髋关节切口下约 15cm 处固定引流管；上下端保留 1.5cm×4cm，贴于引流管周围皮肤上，修边角至美观（图 7-14，图 7-15）。

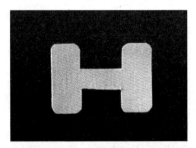

图 7-14　工字形法胶布

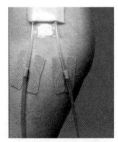

图 7-15　工字形固定法

（3）粘贴标识，检查导管，整理用物，脱手套，洗手。

3.靴形固定法

（1）护士携用物至床旁，核对患者床号、姓名，向患者解释操作目的，确认髋关节引流管在位。

（2）洗手、戴手套，75%乙醇消毒周围皮肤，待干。取医用胶布，剪出 6cm×3cm 胶布 1 条，剪成靴形状，上端保留 2cm×3cm，下端保留 1cm×4cm，用于固定导管，修边角至美观（图 7-16，图 7-17）。

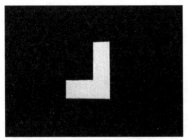 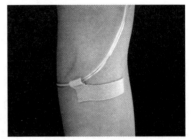

图 7-16　靴形固定法胶布　　　　图 7-17　靴形固定法

（3）粘贴标识，检查导管，整理用物，脱手套、洗手。

六、并发症及应对措施

1.脱管　应对措施如下。

（1）检查引流管固定情况，留有足够长度的引流管固定在床沿上。

（2）一般引流管切口处有缝线固定，另在皮肤上加用胶布固定。

（3）引流袋悬挂于易看见、不影响翻身的位置。

（4）交代患者陪护，当患者翻身或活动时一定要先固定引流袋再进行活动，引流袋位置应低于切口。

（5）如发现引流管滑脱，立即协助患者保持合适的体位，安慰患者，采取必要的紧急措施，用无菌敷料覆盖引流口处，立即通知医师。

2. 堵管 应对措施如下。

（1）避免引流管过度弯曲，尤其避免成角，成角后管腔堵塞，无法有效引流。

（2）间断挤压引流管，避免受压。

（3）严格无菌操作，长时间置管者应注意检查和定期冲洗，冲洗量和压力不宜过大。

（4）如堵管，用稀释的抗生素溶液冲洗疏通。

3. 出血 应对措施如下。

（1）各班护士准确记录引流液的颜色、性状和量。如若颜色鲜红，量明显增多，及时通知医师。

（2）切口有大量渗血、渗液，及时通知医师。

（3）术后24小时引流量一般不超过500ml，如引流量过多，要警惕有无潜在失血性休克。严密观察患者意识、尿量及生命体征，有异常及时报告医师。

4. 感染 应对措施如下。

（1）保持低位，引流袋位置应低于切口，引流袋过高易引起逆行感染。

（2）引流袋下方的引流口应保持关闭状态，高于地面。

（3）严格无菌操作。

七、注意事项

1. 做好标识，妥善固定，防止脱管。

2. 保持引流管的通畅，防止引流管受压、扭曲、折叠。

3. 保持引流管与切口或黏膜接触部位的洁净，以防感染。

4. 做好引流液颜色、性状、量、气味的观察及记录。

八、健康宣教

1. 向患者讲解放置髋关节引流管的目的、操作过程，减轻患者焦虑。

2. 向患者讲解引流的必要性和注意事项，使患者积极配合治疗。

3. 告诉患者若髋关节切口有渗血、疼痛等不适，及时告知医护人员。

4. 告诉患者如果引流量过多，应及时告知医护人员。

5. 向患者讲解引流管固定的方法。

6. 向患者讲解功能锻炼的方法，促进引流液的排出。

第四节　关节腔冲洗管

一、概述

留置关节腔冲洗管是关节外科临床上常见的操作，是治疗骨髓炎、化脓性关节炎和手术后感染患者最重要的方法。采用大量的等渗性液体，在一定的压力下，将残留在关节腔内及滑膜上的异物、变性组织、游离体通过灌注冲洗排出体外。

二、目的

1. 利用流动的冲洗液冲洗，引流病灶内炎性物质、坏死组织及血肿，使坏死组织充分溶解后被及时冲出，正常组织得到修复。

2. 利用冲洗液中的抗生素在局部病灶达到较高浓度，从而有效地控制感染。

3. 防止继发感染，促进切口愈合。

4. 保持关节腔内有一定的液体充盈，避免关节粘连。

三、适应证

1. 急性化脓性关节炎有脓液渗出者，早期效果更好。

2. 骨关节结核合并窦道、继发感染。

3. 污染严重的开放性骨关节损伤。

4. 骨关节手术后，内固定术、假体置换术后早发、晚发感染。

5. 急性骨髓炎经抗生素治疗后 48 ～ 72 小时仍不能控制局部症状。

6. 慢性骨髓炎或小儿患者，在病灶清除术后要求消灭死腔者。

7. 急、慢性骨髓炎的脓腔、死腔、死骨处理后残留腔洞不能用充填法治疗，但切口必须能被严密缝合者。

四、禁忌证

1. 活动性出血切口。

2. 癌性溃疡切口。

3. 凝血功能障碍者。

五、常用固定方法

【方法】
高举平台法，分叉交织法，工字形固定法。

【要求】
牢固，美观，舒适，清洁，通畅。

【操作前准备】

1. 评估　患者的意识及病情，冲洗管数量、位置及是否通畅等情况。

2. 准备

（1）护士：着装整齐，洗手，戴口罩及修剪指甲。

（2）物品：弯盘、棉签、75% 乙醇、手套、医用胶布、手消液、护理导管标识。

【操作流程】

1. 高举平台法

（1）护士携用物至床旁，核对患者床号、姓名，确认患者冲洗管数量、位置及是否通畅。

（2）洗手，戴手套，用 75% 乙醇消毒周围皮肤，待干。取医用胶布，按刻度剪出 7cm×3cm 胶布 4 条，修边角至美观，用高举平台法分别将冲洗管和引流管固定在距离切口 20cm 处，使引流管高于皮肤，目的是防止引流管紧贴皮肤，将皮肤压伤（图 7-18，图 7-19）。

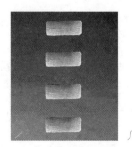

图 7-18　高举平台法胶布

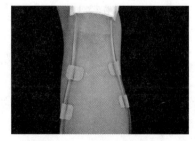

图 7-19　高举平台固定法

（3）将关节腔冲洗袋悬挂于切口上方 60cm，引流袋固定于床沿。

（4）冲洗管和引流管分别贴护理导管标识，脱手套，洗手。

2. 分叉交织法

（1）护士携用物至床旁，核对患者床号、姓名，确认患者冲洗管数量、位置及是否通畅。

（2）洗手，戴手套，用 75% 乙醇消毒周围皮肤，待干。取医用胶布，按刻度剪出 10cm×1.5cm 胶布 4 条，修边角至美观。取两条胶布，蝶形将冲洗管和引流管分别固定于距离切口 20cm 处，剩余两条横向固定于蝶形胶布上（图 7-20，图 7-21）。

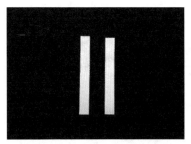 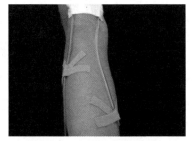

图 7-20　分叉交织法胶布　　　图 7-21　分叉交织固定法

（3）将关节腔冲洗袋悬挂于切口上方 60cm，引流袋固定于床沿。

（4）冲洗管和引流管分别贴护理导管标识，脱手套，洗手。

3. 工字形法

（1）护士携用物至床旁，核对患者床号、姓名，确认患者冲洗管数量、位置及是否通畅。

（2）洗手，戴手套，用 75% 乙醇消毒周围皮肤，待干。取医用胶布，按刻度剪出 6cm×4cm 胶布 2 条，剪成工字形，将冲洗管和引流管分别固定在距离切口 20cm 处（图 7-22，图 7-23）。

（3）将关节腔冲洗袋悬挂于切口上方 60cm，引流袋固定

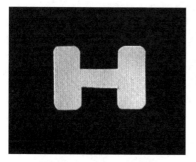

图 7-22　工字形法胶布

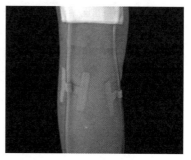

图 7-23　工字形固定法

于床沿。

（4）冲洗管和引流管分别贴护理导管标识，脱手套，洗手。

六、并发症及应对措施

1. 脱管

应对措施：冲洗管脱落，立即报告医师，查看导管是否完整，如有导管断裂在体内，需进一步处理；观察切口渗出情况，需要再次置管时，协助医师做好相关准备。

2. 堵管

应对措施：保持冲洗导管通畅，防止导管打折、扭曲或受压。当有脓性分泌物或血凝块堵塞引流管时，可用 20 ～ 50ml 注射器在无菌条件下从引流管处抽吸或加压逆行冲洗，禁止挤压引流管，防止引流液逆行流入关节腔内。

3. 出血

应对措施：冲洗液初期颜色比较鲜红，后期会逐渐变淡。如持续为鲜红色液体，可能有出血征象，应及时通知医师，必要时遵医嘱使用止血药物。密切观察生命体征，防止低血容量性休克。

4. 骨筋膜室综合征、下肢深静脉血栓

应对措施：若患肢极度肿胀且张力高、疼痛加剧、足背动脉减弱或消失、皮温下降、肤色变暗，立即报告医师，给予相应处理。

七、注意事项

1. 保持冲洗管通畅，防止引流管打折、扭曲或受压。

2. 持续冲洗期间，患者应平卧，患肢保持屈曲位 10°～30°，膝下垫一软枕，注意观察患肢血供及感觉情况。

3. 妥善固定冲洗管，防止松动及脱出。冲洗液悬挂在高于切口 60～70cm，引流袋位置低于切口。冲洗液与静脉输入液体分开悬挂，防止误输入静脉内。

4. 根据病情决定冲洗液的量及速度。术后 1～2 天引流管易堵塞，应快速持续冲洗，1 分钟速度为 80～100 滴，持续冲洗 3 天后，可减慢冲洗速度。

5. 观察引流液颜色、性状和量，如引流液颜色深红，报告医师及时处理，保持出入量平衡，冲入量与引流量应基本相等。

6. 加强生命体征的观察，特别是体温的变化。高热时给予物理降温，必要时遵医嘱给予药物降温。

7. 将患肢抬高 20°～40°，以减轻肿胀促进血供循环，利于患肢血液回流。如发现肿胀、麻木、发凉，则立即停止冲洗，寻找原因并告知医师。

八、健康宣教

1. 向患者说明冲洗治疗的必要性和可靠性，以消除患者的紧张心理，促使患者主动配合。冲洗液中的抗生素可以在病灶局部达到并维持较高的浓度，从而杀灭致病菌，有效地控制感染，为关节的修复提供良好的生理环境。

2.患者在床上活动时,要注意保护引流管,防止引流管打折、脱落、反流。引流管长度适宜,翻身活动时避免牵拉,以防导管脱落。

3.有创伤及失血的患者,术后要注意营养,指导高能量、高蛋白、高维生素的饮食。

4.避免患肢过早负重,防止跌倒,预防病理性骨折的发生。

5.切口愈合之后,如再次出现红、肿、热、痛应及时就诊。

6.出院后继续功能锻炼,直到关节恢复正常的活动功能。

7.定期复诊。

第五节　负压引流管

一、概述

负压引流是指用含有引流管的聚乙烯乙醇(酒精)水化海藻盐泡沫敷料(VSD 敷料),来覆盖或填充皮肤、软组织缺损的创面,再用生物半透膜对之进行封闭,使其成为一个密闭空间,最后把引流管接通负压源,通过可控制的负压来促进创面愈合的一种全新的治疗方法。

二、目的

1.及时排出体腔、器官或组织中的脓性积液、坏死组织、异物、异常积聚的血液和消化液等有害物质,以降低压力、消灭死腔,消除对机体的炎性刺激,改变感染部位的生物环境,减轻机体的炎性反应,抑制局部细菌繁殖,防止感染扩散,促进炎症消退,即预防或治疗脓性渗出液、坏死组织、异物、血液、消化液等积聚而对机体造成的生物学损害。

2. 保证缝合部位的正常愈合，减少并发症的发生。

3. 观察引出物的量和性状，以便判断被引流区内的情况。

三、适应证

1. 重度软组织挫裂伤及软组织缺损。

2. 较大的血肿或积液。

3. 骨筋膜室综合征。

4. 开放性骨折可能或合并感染者。

5. 关节腔感染需切开引流者。

6. 急、慢性骨髓炎需开窗引流者。

7. 体表脓肿和化脓性感染。

8. 手术后切口感染。

9. 植皮术后的植皮区。

10. 溃疡、压疮。

四、禁忌证

1. 对于大面积骨及内置物外露者，由于基底缺乏血供，不会形成肉芽组织。

2. 厌氧菌感染。

3. 活动性出血切口。

4. 癌性溃疡切口。

5. 凝血功能障碍。

五、常用固定方法

【方法】

高举平台法，分叉交织法，工字形固定法。

【要求】

牢固，美观，舒适，清洁，通畅。

【操作前准备】

1. 评估　患者的意识及病情，引流管数量、位置及是否通畅等情况。

2. 准备

（1）护士：着装整齐，洗手，戴口罩及修剪指甲。

（2）物品：弯盘、棉签、75% 乙醇、手套、医用胶布、手消液、护理导管标识。

【操作流程】

1. 高举平台法

（1）护士携用物至床旁，核对患者床号、姓名，确认患者负压引流管压力大小、数量、位置及是否通畅。

（2）洗手，戴手套，用 75% 乙醇消毒周围皮肤，待干。取医用胶布，按刻度剪出 7cm×3cm 胶布 2 条，修边角至美观。用高举平台法将引流管固定在距离切口 20cm 处，使引流管高于皮肤，目的是防止引流管紧贴皮肤，将皮肤压伤（图 7-24，图 7-25）。

（3）将负压引流瓶放置于床旁。

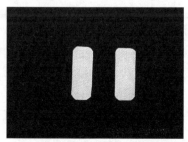

图 7-24　高举平台法胶布

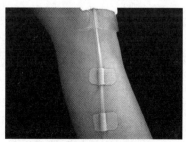

图 7-25　高举平台固定法

（4）引流管、引流瓶贴护理导管标识，脱手套，洗手。

2. 分叉交织法

（1）护士携用物至床旁，核对患者床号、姓名，确认患者负压引流管数量、位置、压力大小及是否通畅。

（2）洗手，戴手套，用75%乙醇消毒周围皮肤，待干。取医用胶布，按刻度剪出10cm×1.5cm胶布2条，修边角至美观。第1条胶布蝶形将引流管固定在距离切口20cm处，第2条胶布横向固定于蝶形胶布上（图7-26，图7-27）。

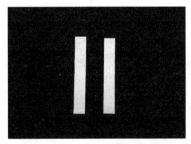
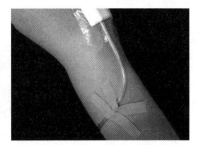

图 7-26　分叉交织法胶布　　　　图 7-27　分叉交织固定法

（3）将负压引流瓶放置于床旁。

（4）引流管、引流瓶贴护理导管标识，脱手套，洗手。

3. 工字形法

（1）护士携用物至床旁，核对患者床号、姓名，确认患者负压引流管数量、位置、压力大小及是否通畅。

（2）洗手，戴手套，用75%乙醇消毒周围皮肤，待干。取医用胶布，按刻度剪出6cm×4cm胶布1条，剪成工字形，将引流管固定在距离切口20cm处（图7-28，图7-29）。

（3）将负压引流瓶放置于床旁。

（4）引流管、引流瓶贴护理导管标识，脱手套，洗手。

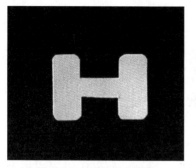

图 7-28　工字形法胶布

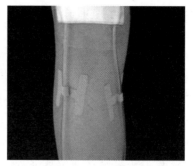

图 7-29　工字形固定法

六、并发症及应对措施

1. 脱管

应对措施：负压引流管脱落，立即报告医师，查看引流管是否完整，如有导管断裂在体内，需进一步处理；观察切口渗出情况，需要再次置管时，协助医师做好相关准备。

2. 引流管负压失效或堵塞

应对措施：保持负压引流导管通畅，防止导管打折、扭曲或受压，维持负压状态。当有脓性分泌物或血凝块堵塞引流管时，常用挤捏导管、注射器冲洗引流管、更换三通接头及引流管冲洗等方法予以解决。

3. 低血容量性休克

应对措施：密切观察患者生命体征，如有异常及时报告医师给予对症处理。

4. 骨筋膜室综合征、下肢深静脉血栓

应对措施：若患肢极度肿胀且张力高、疼痛加剧、足背动脉减弱或消失、皮温下降、肤色变暗，立即报告医师，给予相应处理。

七、注意事项

1. 尽可能彻底清除创面内的坏死组织、异物和线结等。

2. 在无菌条件下按创面大小和形状修剪高分子泡沫材料，务必使泡沫置入创面后能充分接触整个创面，创面较大时可使用多块材料，但应使泡沫材料充分接触创面。

3. 引流管的所有侧孔和顶端应全部包埋在泡沫内，引流管距泡沫材料边缘的距离不宜超过 2mm，如果所用泡沫较大应置入两根或更多引流管，按创面大小修剪并剪去多余引流管即可。

4. 创面封闭要严密，封闭所用的聚氨甲酸乙酯薄膜是一种生物透性薄膜，既具有良好的粘贴性，又能保证皮肤（汗孔）的蒸发，即使连续使用 2 晚以上亦不会引起皮肤变态反应（过敏反应）。封闭创面是一种重要的步骤，关系到负压能否保持，因而需要细致耐心的操作。在粘贴时利用足够长度的薄膜先包裹引流管，再敷贴在创面周围。

5. 接通引流管的负压可用吸引器，优点是封闭不够严密时仍有足够的负压引流，缺点是患者行动不便。也可用负压瓶，优点是患者行动方便，缺点是如封闭不严密，负压很快消失。有效负压的可靠标志是泡沫材料明显收缩变硬（可通过薄膜观察触摸到），必须注意的是负压一旦消失，要立即检查封闭是否严密，必要时加以弥补，否则创面处于封闭而无负压环境中，可能很快感染恶化。

6. 创面一旦清洁，即可进行二期缝合、游离植皮或组织瓣移植。若创面较大或感染严重，可能在第一次负压封闭 5 天后再做第二次负压封闭。通常，第二次封闭时所用泡沫材料的面积可以是第一次的 2/3 ～ 3/4，更有利于肉芽生长和填充死腔。

手术分二次进行，第一次手术行创面清创术，有骨折者应用外固定架固定，将 VSD 按创面大小和形状剪裁，使其泡沫置入创面后能充分接触整个创面，再将其边缘和周围正常皮肤缝合固定，用聚氨甲酸乙酯薄膜将 VSD 硅胶引流管和周围正常皮肤一起覆盖封闭，术后硅胶引流管连接高负压引流装置，制成并保持高负压封闭引流，高负压维持 40 ～ 60kPa。5 ～ 15 天后去掉 VSD 行第二次手术，再次手术时根据创面肉芽组织生长情况决定是否再次使用 VSD，或者单独应用组织瓣移植还是联合游离植皮术覆盖骨外露创面。

7. 配合抗感染治疗。VSD 使创面处于负压、相对隔离状态，抗厌氧菌治疗不应忽视。

8. 高负压下的引流可能导致出血，因此清创时止血要彻底，避开血管，术后要观察出血情况，必要时对症处理。

八、健康宣教

1. 向患者及家属解释负压引流管的目的及意义，强调引流管和引流瓶必须保持无菌和密闭状态。

2. 告诉家属观察负压状态的基本知识，即压力表的使用。

3. 骨科患者术后恢复，依赖于患者主动的功能锻炼，在引流管未拔除时，只能在床上活动，做踝泵运动和股四头肌运动，拔管后可适当下地活动。

4. 患者在床上活动时，要注意保护引流管，防止引流管打折、脱落、反流。引流管长度适宜，翻身活动时避免牵拉，以防导管脱落。

5. 因创伤及失血的患者，术后要进食高能量、高蛋白、高维生素饮食。

6. 切口愈合之后，如再次出现红、肿、热、痛时应及时就诊。

7. 出院后继续功能锻炼，加强营养，直到关节恢复正常的活动功能。

8. 定期复诊。

第8章
泌尿系统疾病常见导管固定及护理

第一节 尿　　管

一、概述

导尿是指在无菌操作下，用无菌导尿管经尿道插入膀胱内引出尿液，或将导尿管保留在膀胱内，引流出尿液的方法。导尿分为导管留置性导尿及间歇性导尿两种。尿管是以天然橡胶、硅橡胶或聚氯乙烯（PVC）制成的导管，导尿管插入膀胱后，靠近导尿管头端有一个气囊固定导尿管留在膀胱内，使导尿管不易脱出，且引流管连接尿袋收集尿液。

二、目　的

1. 采集患者尿标本做检查。

2. 为尿潴留患者引流尿液，减轻痛苦。

3. 用于患者术前膀胱减压及下腹、盆腔器官手术中持续排空膀胱，避免术中误伤。

4. 患者尿道损伤早期或者手术后作为支架引流，经导尿管对膀胱进行药物灌注治疗。

5. 患者昏迷、尿失禁或者会阴部有损伤时，留置导尿管以保持局部干燥、清洁，避免尿液的刺激。

6. 抢救休克或者危重患者，准确记录尿量、比重，为病情变化提供依据。

7. 为患者测定膀胱容量、压力及残余尿量，向膀胱注入造影剂或者气体等协助诊疗。

三、适应证

1. 无菌法取尿标本做检查或做尿细菌、真菌学检查。

2. 解除尿潴留。

3. 测定膀胱内残余尿量。

4. 测定膀胱容量和膀胱内压力改变，测定膀胱对冷热刺激的感觉及膀胱本体觉。

5. 行膀胱注水试验，鉴别膀胱破裂。

6. 注入对比剂，进行膀胱造影检查。

7. 危重患者观察尿量变化。

8. 产科手术前的常规导尿。

9. 大型手术前导尿，方便术中观察尿量，防止术中膀胱过度充盈。

10. 进行下尿路动力学检查。

11. 膀胱内药物灌注或膀胱冲洗。

12. 探测尿道有无狭窄，了解少尿或无尿原因。

四、禁忌证

1. 急性尿道炎。

2. 急性前列腺炎、附睾炎。

3. 女性月经期。

4. 尿道损伤已完全断裂的患者。

5. 尿道狭窄，导尿管无法插入的患者。

五、常用固定方法

【方法】

导管固定贴固定法，高举平台固定法，I 形固定法，H 形固定法，工字贴固定法，胶布结合绳索固定法。

【要求】

牢固，美观，舒适，清洁，通畅。

【操作前准备】

1. 评估　患者的意识及病情，尿道口有无破损出血及炎症等特殊情况。

2. 准备

(1) 护士：护士着装整齐，洗手，戴口罩及修剪指甲。

(2) 物品：弯盘、棉签、导尿包、引流袋、导管固定贴、3M 胶布，I 字形胶布 (I 形固定法)、H 字形胶布 (H 形固定法)、工字形胶布 (工字贴固定法)、寸带 (胶布结合绳索固定法)、纸巾、手套、治疗盘。

(3) 环境：清洁、舒适。

(4) 体位：平卧位。

【操作流程】

1. 导管固定贴固定法

(1) 护士携用物至床旁，核对患者床号、姓名，确认患者尿管在膀胱内，尿道口清洁、无渗液。

(2) 选择合适型号的导管固定贴。用 75% 乙醇消毒固定部位皮肤，去掉离型纸贴于大腿内侧，去掉中间贴膜，并包裹尿管、塑形。酌情更换或标记留置时间，贴于引流袋的近心端 (图 8-1，图 8-2)。

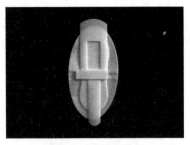
图 8-1　导管固定贴

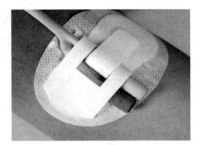
图 8-2　导管固定贴固定

2. 高举平台固定法

(1) 护士携用物至床旁,核对患者床号、姓名,确认患者导尿管在膀胱内,尿道口清洁、无渗液。

(2) 取抗过敏透气弹性胶布,按胶布背面刻度剪出 5cm×7cm 胶布 1 块,修边角至美观。用 75% 乙醇消毒固定部位皮肤,去掉离型纸将剪好的胶布固定在大腿内侧(女性)或固定于腹股沟处(男性)。将导尿管分叉口前端放于胶布中间,并全部包裹、塑形。酌情更换或标记留置时间,贴于引流袋的近心端(图 8-3,图 8-4)。

3. I 形固定法

(1) 护士携用物至床旁,核对患者床号、姓名,确认患者导尿管在膀胱内,尿道口清洁、无渗液。

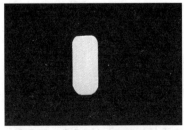
图 8-3　高举平台固定法胶布

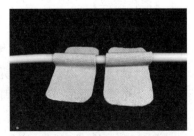
图 8-4　高举平台固定法

（2）取抗过敏透气弹性胶布，按胶布背面刻度剪出 6cm×7cm 胶布 1 块，左右两边的中间各裁剪 1.5cm×2cm 修边角至美观。用 75% 乙醇消毒固定部位皮肤，去掉离型纸的部分贴于大腿内侧，将导尿管分叉口前端放于胶布中间，并全部包裹、塑形。酌情更换或标记留置时间，贴于引流袋的近心端（图 8-5，图 8-6）。

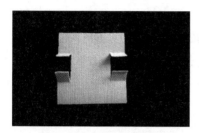
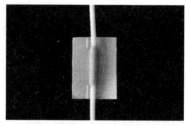

图 8-5　Ⅰ形固定法胶布　　　　图 8-6　Ⅰ形固定法

4. H 形固定法

（1）护士携用物至床旁，核对患者床号、姓名，确认患者尿管在膀胱内，尿道口清洁、无渗液。

（2）取抗过敏透气弹性胶布，按胶布背面刻度剪出 6cm×7cm 胶布 1 块，上下两边的中间各裁剪 2cm×2cm 修边角至美观。用 75% 乙醇消毒固定部位皮肤，去掉离型纸的部分贴于大腿内侧，并全部包裹、塑形。酌情更换或标记留置时间，贴于引流袋的近心端（图 8-7，图 8-8）。

5. 工字贴固定法

（1）护士携用物至床旁，核对患者床号、姓名，确认患者导尿管在膀胱内，尿道口清洁、无渗液。

（2）取抗过敏透气弹性胶布，按胶布背面刻度剪出 6cm×7cm 胶布 1 块，左右两边的中间各裁剪 1.5cm×1.5cm 修

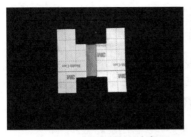

图 8-7　H 形固定法胶布

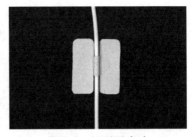

图 8-8　H 形固定法

边角至美观。用 75% 乙醇消毒固定部位皮肤,去掉离型纸的部分贴于大腿内侧,将尿管分叉口前端放于胶布中间,并全部包裹、塑形。酌情更换或标记留置时间,贴于引流袋的近心端(图 8-9,图 8-10)。

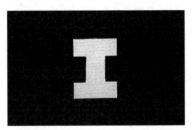

图 8-9　工字贴固定法胶布

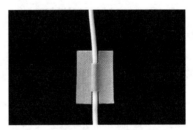

图 8-10　工字贴固定法

6.胶布结合绳索固定法

(1) 护士携用物至床旁,核对患者床号、姓名,确认患者导尿管在膀胱内,尿道口清洁、无渗液。

(2) 取抗过敏透气弹性胶布,按胶布背面刻度剪出 6cm×7cm 胶布 1 块,中间剪开,可容纳寸带穿过,修边角至美观。用 75% 乙醇消毒固定部位皮肤,去掉离型纸的部分贴于大腿内侧,用寸带将导尿管绑于胶带上,并全部包裹、塑形。酌情更换或标记留置时间，贴于引流袋的近心端（图 8-11，图 8-12）。

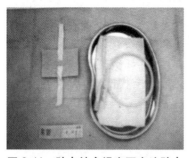 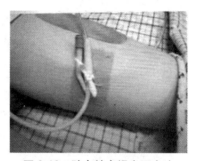

图 8-11 胶布结合绳索固定法胶布   **图 8-12 胶布结合绳索固定法**

六、并发症及应对措施

1. 尿路感染

（1）临床表现：以膀胱刺激征为主。主要因无菌操作不符合要求，采用的导尿管型号、质地不适宜，尿道黏膜损伤，破坏了尿道黏膜的屏障作用。

（2）应对措施

①操作时严格无菌，动作轻柔。

②注意会阴部消毒，留置导尿管后要注意保持会阴部清洁，用呋喃西林棉球擦洗尿道口，每日 1 ～ 2 次。每周更换尿袋，将尿袋固定在床旁，尿袋不得超过膀胱高度并避免挤压，防止尿液反流并注意观察尿量和颜色。

2. 尿道损伤

（1）临床表现：操作者技术不够熟练，导尿管插入不顺利，反复多次插管。男性患者尿道长，存在弯曲和狭窄部位，不易掌握插管深度，易造成损伤。下尿路有病变时，尿道解剖位置发生变化，如前列腺增生症，插管时易导致尿道损伤。烦躁昏迷患者易发生导尿管脱出。

（2）应对措施

①操作者动作熟练，避免反复插管。

②操作前应询问患者病史，对有尿路病变的患者应采取针对性的方法。留置导尿管后应嘱患者翻身时注意保护，以免发生尿管脱出，对烦躁患者约束固定好四肢，预防患者强行拔管。更换尿袋时，避免用力牵拉导尿管。观察导尿管是否扭曲、受压，是否移位或插入过深，以免损伤尿道黏膜。

3. 膀胱功能障碍

（1）临床表现：以排尿困难及尿等待为主，因长期留置导尿管开放引流，导致膀胱功能障碍。

（2）应对措施：定时开放导尿管能有效地维持膀胱的正常张力，应每两小时放尿一次，保护膀胱的收缩功能。

4. 尿管拔除困难

（1）临床表现：导尿管气囊损坏，抽不出气囊内气体或液体。患者极度紧张，尿道平滑肌痉挛，长期留置形成尿垢，使导尿管与尿道紧密粘贴。

（2）应对措施

①操作前认真检查球囊的完整且不破损，对于极度精神紧张者，要稳定患者情绪，适当给予镇静药。留置导尿管的患者应嘱患者多饮水，每日 1500 ～ 2500ml。

②安抚患者的情绪，遵医嘱肌内注射阿托品注射液或盐酸消旋山莨菪碱注射液松弛尿道平滑肌。

③以上方法都不可取时可行膀胱切开术取出。

5. 尿管引流不畅

（1）临床表现：导尿管引流腔堵塞，导尿管折断、打结。引流袋位置过低，拉力过大，导尿管受牵拉变形，直接影响尿液流畅。

（2）应对措施

①妥善固定导尿管及尿袋。

②长期留置导尿管者应每日膀胱冲洗，每月更换导尿管 1 次。

七、注意事项

1. 物品必须严格消毒灭菌，并按照无菌操作进行，以防感染。

2. 导尿管如误入阴道，应更换导尿管后重新插入。

3. 选择光滑和粗细适宜的导尿管，动作轻柔，以免损伤尿道黏膜。

4. 在插入尿道之前，先向气囊内注入 10 ～ 20ml 0.9% 氯化钠注射液，检查气囊充盈情况和是否漏气，然后再插入膀胱。

5. 若膀胱高度膨胀，第一次放尿不应超过 1000ml，因大量放尿可导致腹腔内压力突然降低，膀胱突然减压，可引起膀胱黏膜急剧充血而发生血尿。

6. 长期留置导尿管的患者应每日行会阴擦洗及膀胱冲洗，指导患者多饮水，防止尿路感染。

7. 尿袋集满尿液后，应及时倾倒，并记录尿量、颜色、性质。

八、健康宣教

1. 告知患者必须保持导尿管的通畅，防止导尿管受压、扭曲，尿袋固定必须低于导尿管，不可压迫尿袋，防止尿液倒流造成感染。

2. 如病情允许，鼓励患者多饮水，每天 1500 ～ 2500ml，达到自然冲洗膀胱的目的，鼓励患者多活动，预防出现感染和泌尿系结石。如出现烧灼感、疼痛等膀胱刺激征和尿液浑浊、沉淀和结晶等情况，应立即告知医护人员，及时处理。

3.告知患者保持会阴部清洁的重要性，预防感染。

4.向患者讲解长期保留导尿管应定时开放的必要性。定时开放能有效地维持膀胱的正常张力，应每2小时放尿1次，以保护膀胱的收缩功能。

第二节　腹膜后引流管

一、概述

腹膜后引流，多为胶管引流，是将引流管放置于腹膜后手术区，将术后渗血、渗液、体腔或组织间液排出体外的方法。可以起到降低局部压力，减少粘连，促进愈合的作用，同时也能帮助医务人员观察患者病情的变化。对患者的术后康复起着至关重要的作用。正常情况下，引流管引流出血性液体100～200ml。留置时间一般为1～2周。患者每日引流量持续小于30ml，连续保持3天及以上，可由医师给予拔除。若引流量增多，呈淡红色，混有尿液，则说明吻合口愈合欠佳，应延长拔管时间。引流方式为自然、低位引流。

二、目的

1.排出手术后渗血、渗液，预防渗出液在体腔内蓄积，预防继发感染及组织损害。

2.促使手术野死腔缩小或闭合。

3.预防渗出液积聚，导致伤口不能愈合，甚至液体长时间积聚造成感染。

4.观察创面出血情况、吻合口愈合情况及有无尿漏等情况发生。

三、适应证

肾切除术后肾窝引流、肾盂切开取石术后肾周引流、肾部分切除术后肾周引流、前列腺增生切除术后膀胱周围间隙引流、肾移植术后肾周引流、膀胱部分切除术膀胱周围间隙引流等手术需术后引流渗血、渗液，减轻伤口张力，促进愈合，同时利于病情观察。

四、禁忌证

无特殊禁忌证，根据患者手术情况，术中置入。

五、常用固定方法

【方法】

导管固定贴法，透明贴膜法，平行高举法，交叉固定法。

【要求】

牢固，美观，舒适，清洁，通畅。

【操作前准备】

1. 评估 患者的意识及病情，皮肤状态，导管位置等。

2. 准备

（1）护士着装整齐，洗手，戴口罩及修剪指甲。

（2）固定贴、棉签、液状石蜡、导管固定贴（固定贴）法、3M 胶布（平行高举法、交叉固定法）、透明贴膜（透明贴膜法）。

【操作流程】

1. 导管固定贴法

（1）护士携用物至床旁，核对患者床号、姓名，检查伤口敷料是否包扎固定良好，评估导管长度及位置，评估皮肤情况。选择合适位置固定导管，既保证导管有效固定，也不影响引流，不影响病号服穿着。

（2）选择放置位置。取导管固定贴1片（图8-13），调节导管适当长度及固定位置，放置好导管固定贴（图8-14）。一手将导管固定贴固定，另一手撕下导管固定贴背面的贴纸，露出黏胶部分，用手抚平一侧（图8-15）。再撕开另一侧固定贴贴纸（图8-16），双手固定好，抚平固定贴。撕开固定贴导管粘贴部贴纸，粘贴导管处（图8-17）。适当加压，固定导管（图8-18）。将两条固定条交叉固定，粘贴于固定贴底部（图8-19）。固定完毕检查导管固定是否牢固（图8-20）。

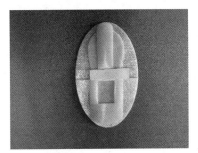

图 8-13　导管固定贴

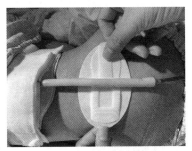

图 8-14　选择合适位置

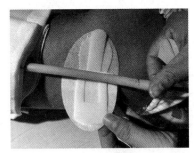

图 8-15　撕下贴纸固定好一侧

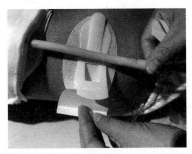

图 8-16　撕去底部贴纸固定底部

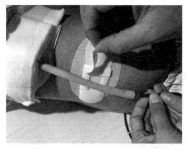

图 8-17　撕去导管固定处贴纸

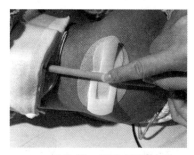

图 8-18　固定导管

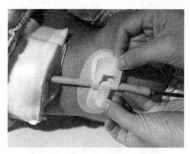

图 8-19　交叉固定导管

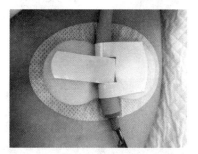

图 8-20　固定完毕

2. 透明贴膜法

（1）护士携用物至床旁，核对患者床号、姓名，检查伤口敷料是否包扎固定良好，评估导管长度及位置，评估皮肤情况。选择合适位置固定导管，既保证导管有效固定，也不影响引流，不影响病号服穿着。

（2）选择一 6cm×7cm 透明贴膜（图 8-21）。无张力放置于导管上方（图 8-22），先将导管中间处抓起塑形（图 8-23），保持导管高举平台位，减少导管对皮肤的压力，防止导管压伤皮肤。固定好中间导管后，双手拇指抚平两边贴膜（图 8-24）。一手撕去贴膜贴纸，另一手按压，边撕边按压，将贴膜贴平整（图

8-25）。贴好后，检查导管固定情况（图 8-26）。防止固定不牢，导管脱出。

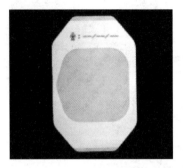

图 8-21　导管固定贴

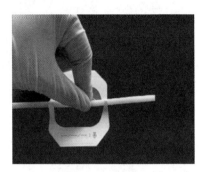

图 8-22　选择合适位置

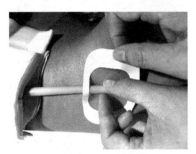

图 8-23　导管塑形

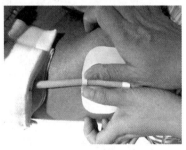

图 8-24　抚平贴膜

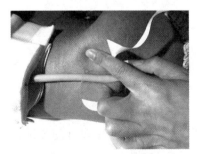

图 8-25　边撕边按压

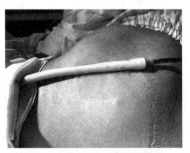

图 8-26　检查固定情况

3. 平行高举法

（1）护士携用物至床旁，核对患者床号、姓名，检查伤口敷料是否包扎固定良好，评估导管长度及位置，评估皮肤情况，选择合适位置固定导管，既保证导管有效固定，也不影响引流，不影响病号服穿着。

（2）取抗过敏透气弹性胶布，按胶布背面刻度剪出 12cm×3cm 胶布 2 条（图 8-27），先固定靠近伤口处的导管，采用高举平台的方法，先将胶布粘贴在导管上，再将导管底部的胶布互粘在一起，让导管离开皮肤表面，与皮肤形成一定的距离。以同样的方法，再固定另一条（图 8-28）。固定完毕，检查导管固定情况，保持固定良好，防止脱管（图 8-29）。

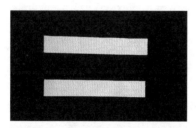

图 8-27　两条抗过敏透气弹性胶布

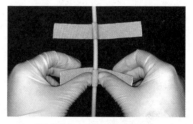

图 8-28　平行高举固定

4. 交叉固定法

（1）护士携用物至床旁，核对患者床号、姓名，检查伤口敷料是否包扎固定良好，评估导管长度及位置，评估皮肤情况。选择合适位置固定导管，既保证导管有效固定，也不影响引流，不影响病号服穿着。

（2）取抗过敏透气弹性胶布，按胶布背面刻度剪出 14cm×2cm 胶布 2 条（图 8-30）。先固定靠近伤口处的导管，将胶布黏胶面向上粘贴于导管上，再将两端胶布反折固定于两端皮肤上（图 8-31，图 8-32）。以同样的方法，固定另一条（图

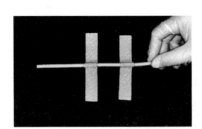

图 8-29　检查固定情况

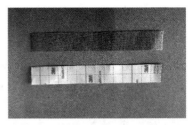

图 8-30　两条抗过敏透气弹性胶布

8-33）。固定完毕检查导管固定情况，保持固定良好，防止导管脱出（图 8-34）。

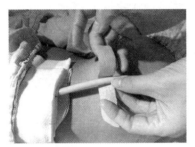

图 8-31　反向粘贴

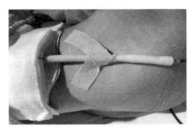

图 8-32　交叉固定

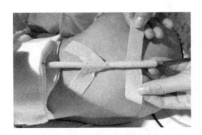

图 8-33　固定另一条胶布

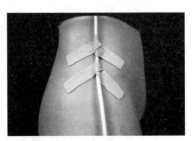

图 8-34　检查固定情况

六、并发症及应对措施

1. **出血** 出血的原因可能为伤口内出血，皮下出血等，要根据出血性状、出血量等情况进行判断。如引流液鲜红，每小时渗出超过100ml以上，患者血压下降，应考虑内出血可能，应立即通知医师处理，必要时手术止血。如出血虽然颜色鲜红，量较少，患者无血压下降，给予保守治疗，卧床，减少活动，应用止血药物，密切监测体征变化，如有异常及时报告医师。

2. **脱管** 由于固定松动、床上或下床活动不注意牵拉导管或患者自行拔除都会导致导管脱出。护理患者过程中，首先选取合适的固定方法，保持导管固定良好，同时做好健康教育，告知患者留置导管的重要性，以取得配合，并告知活动时，先确定好导管长度，在适当范围内翻身，以免脱出。

3. **堵管** 告知患者挤捏引流管的方法，每30分钟挤捏导管一次，防止堵管。如发现堵管情况，立即通知医师，必要时手术处理。

4. **尿漏** 观察引流液性质为清亮淡黄色，留取引流液标本，有尿液成分。一旦观察出现问题，及时通知医师处理。在护理患者的过程中，患者需取半卧位以适合引流，防引流液积聚，防止产生负压的动作，如咳嗽、打喷嚏等，负压增高时用手捂住伤口处，缓解压力过大。遇此类情况，可先保守治疗，让患者卧床，减少活动，尿漏可自行愈合。如尿漏长时间不愈合者，可手术处理。

5. **引流管口感染** 注意观察引流管周围皮肤有无红肿、损伤等情况。操作时注意无菌原则，伤口无菌敷料覆盖引流管出口处。防止病原菌从伤口处入侵。一旦发生感染，行引流液培养，针对性应用抗生素治疗。调整合理引流体位,保持引流通畅彻底,防止引流袋位置不当引起逆行感染。

七、注意事项

1. 注意观察引流液的颜色、量、性状,并准确记录。当每小时引流量超过 100ml,引流出鲜红色引流液,同时伴有患者血压下降时,应警惕术后出血的可能,应立即通知医师,紧急给予止血处理。

2. 妥善固定引流管,防止引流管扭曲、打折、脱出。

3. 保持引流通畅,如体内引流液,不能有效引流出,导致渗出液积聚体内,容易造成感染。发现导管堵塞时,须立即通知医师处理。

4. 每日记录引流液的量,使用标准的计量工具,切勿计量引流袋的刻度,因引流袋刻度不准确。

5. 患者下床活动时,注意引流袋低于引流管出口位置,防止引流液反流。

6. 注意观察记录。正常情况下,引流管引流出血性液体 100 ～ 200ml,一般日引流量小于 30ml,术后 3 天可拔除。若引流量增多,呈淡红色,混有尿液,则说明吻合口愈合欠佳,应延长拔管时间。

八、健康宣教

1. 给患者讲解腹膜后引流管引流的目的、引流液的性质,减轻患者焦虑。

2. 给患者讲解引流通畅的重要性,定时挤捏引流管时的注意事项。

3. 给患者讲解引流管妥善固定的方法、切勿牵拉导管、防止脱落或反折扭曲，翻身活动时评估导管长度再活动，防止引流管脱出。

4.给患者讲解更换引流袋注意事项，严格遵守无菌原则。

5.给患者讲解如何正确观察引流液的情况、准确记录引流量，如有异常及时告知医护人员。

6.给患者讲解下床活动时引流袋固定位置，引流袋不能高于管口水平，防止反流引发感染。

7.严格做好导管管理。如引流液颜色鲜红，每小时引流量超过 100ml，伴随患者血压下降等症状，应考虑有出血的可能，需立即通知医师，紧急处理。

第三节　肾造瘘引流管

一、概述

肾造瘘引流是通过穿刺或切开肾实质，把导管送到肾盂内，引流尿液、脓液、血液等，以改善肾功能，减轻感染。但术后肾盂又可因造瘘而引起感染，影响肾功能。因此，肾造瘘手术只能作为缓解梗阻的补救措施。

二、目的

1.解除上尿路的梗阻，改善肾功能，减轻肾盂和肾实质感染。

2.通过观察每日尿量判断肾功能。

3.将尿液直接排出体外，减轻输尿管张力，促进伤口愈合。

4.引流尿液、脓液、血液等。

三、适应证

1. 输尿管因某种原因梗阻（如损伤或结核等），全身情况不允许用其他方法解除梗阻者。

2. 肾积脓，全身情况不允许行肾切除术，或有其他原因必须保存病肾者。

3. 膀胱癌晚期，两侧输尿管堵塞者。

4. 肾结石取石术后。

5. 不可复性输尿管梗阻（晚期肿瘤、结核）需终身带管者。

四、禁忌证

非尿路梗阻引起的肾功能不良。

五、常用固定方法

【方法】

导管固定贴法，透明贴膜法，平行高举法，螺旋固定法。

【要求】

牢固，美观，舒适，清洁，通畅。

【操作前准备】

1. 评估　患者的意识及病情，皮肤状态，导管位置等。

2. 准备

（1）护士着装整齐，洗手，戴口罩及修剪指甲。

（2）固定贴、棉签、液状石蜡、导管固定贴（固定贴法）、3M 胶布（平行高举法、螺旋固定法）、透明贴膜（透明贴膜法）。

【操作流程】

1. 导管固定贴法

（1）护士携用物至床旁，核对患者床号、姓名，检查伤口敷料是否包扎固定良好，评估导管长度及位置，评估皮肤情况。选择合适位置固定导管，既保证导管有效固定，也不影响引流，且不影响病号服穿着。

（2）选择放置位置。取导管固定贴 1 片（图 8-35），调节导管适当长度及固定位置，放置好导管固定贴（图 8-36）。一手将导管固定贴固定，另一手撕下导管固定贴背面的贴纸，露出黏胶部分，用手抚平一侧（图 8-37）。再撕开另一侧固定贴贴纸（图 8-38），双手固定好，抚平固定贴。撕开固定贴导管粘贴部贴纸，粘贴导管处（图 8-39）。适当加压固定导管（图 8-40）。将两条固定条交叉固定，粘贴于固定贴底部（图 8-41）。固定完毕检查导管固定是否牢固（图 8-42）。

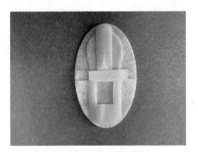

图 8-35　导管固定贴

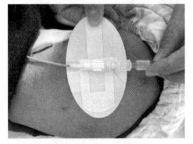

图 8-36　选择位置

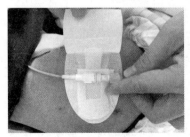

图 8-37　撕下贴纸固定好一侧

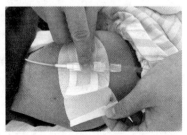

图 8-38　撕去底部贴纸固定底部

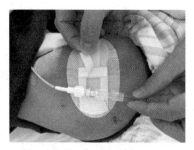

图 8-39　撕开粘贴纸

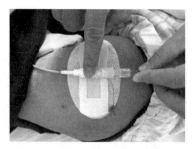

图 8-40　加压固定导管

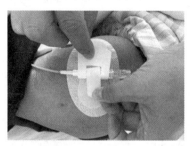

图 8-41　交叉固定

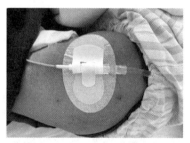

图 8-42　固定完毕

2. 透明贴膜法

（1）护士携用物至床旁，核对患者床号、姓名，检查伤口敷料是否包扎固定良好，评估导管长度及位置，评估皮肤情况。选择合适位置固定导管，既保证导管有效固定，也不影响引流，且不影响病号服穿着。

（2）选择一 6cm×7cm 透明贴膜（图 8-43）。无张力放置于导管上方（图 8-44），先将导管中间处抓起塑形（图 8-45），保持导管高举平台位，减少导管对皮肤的压力，防止导管压伤皮肤。固定好中间导管后，一手撕去贴膜贴纸，另一手按压，边撕边按压，将贴膜贴平整（图 8-46）。贴好后，检查导管固定情况（图 8-47，图 8-48）。防止固定不牢，导管脱出。

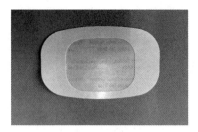

图 8-43　导管固定贴

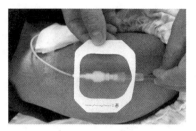

图 8-44　选择合适位置

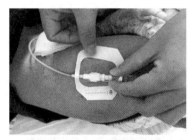

图 8-45　高举平台固定

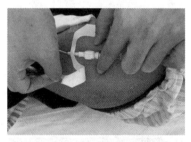

图 8-46　边撕边按压

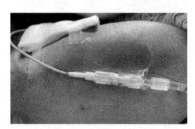

图 8-47　固定完毕

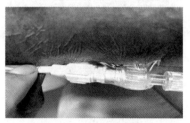

图 8-48　检查固定情况

3. 平行高举法

（1）护士携用物至床旁，核对患者床号、姓名，检查伤口敷料是否包扎固定良好，评估导管长度及位置，评估皮肤情况。选择合适位置固定导管，既保证导管有效固定，也不影响引流，也不影响病号服穿着。

（2）取抗过敏透气弹性胶布，按胶布背面刻度剪出 12cm×3cm 胶布 2 条（图 8-49）。先固定靠近伤口处的导管，采用高举平台的方法，先将胶布粘贴在导管上，再将导管底部的胶布互粘在一起，让导管离开皮肤表面，与皮肤形成一定的距离（图 8-50）。同样的方法，固定另一条（图 8-51）。固定完毕检查导管固定情况，保持固定良好，防止脱管（图 8-52）。

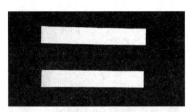

图 8-49　两条抗过敏透气弹性胶布

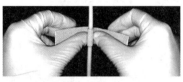

图 8-50　高举固定

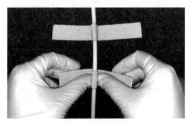

图 8-51　平行高举固定

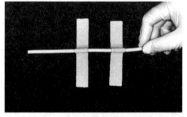

图 8-52　检查固定情况

4. 螺旋固定法

（1）护士携用物至床旁，核对患者床号、姓名，检查伤口敷料是否包扎固定良好，评估导管长度及位置，评估皮肤情况。选择合适位置固定导管，既保证导管有效固定，也不影响引流，且不影响病号服穿着。

（2）取抗过敏透气弹性胶布，按胶布背面刻度剪出 12cm×3cm 胶布 1 条与 14cm×5cm 胶布 1 条，将 14cm×5cm 的胶布延纵向正中剪开 3 条至 7cm 处，中间一条宽 1cm，边上两条宽为 2cm（图 8-53）。清洁周围皮肤，选择固定位置（图 8-54）。无菌敷料包扎固定伤口，用未剪开的 7cm 端胶布粘贴于导管上方皮肤，将剪开的正中一条 1cm 宽胶布螺旋缠绕于造瘘管上数周至牢固，胶布末端内折稍许，两边的两条并排贴于患者皮肤上，防止导管滑脱，再用一条 12cm×3cm 长的胶布，高举平台固定于 14cm×5cm 头端（图 8-55）。固定好后，检查固定情况，防止导管脱出（图 8-56）。

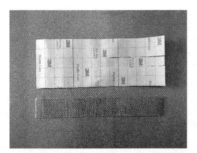

图 8-53　两条抗过敏透气弹性胶布

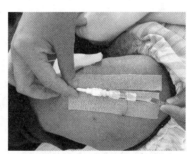

图 8-54　确定固定位置

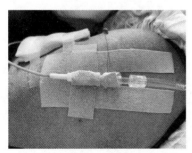

图 8-55　螺旋、加固固定导管

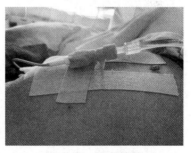

图 8-56　固定情况

六、并发症及应对措施

1. **出血** 严密观察肾造瘘管及尿管引流液的量、色、性状，并做好记录。出血量多时，让患者绝对卧床休息，监测患者生命体征，做好详细记录。对活动性出血，可夹闭造瘘管4～6小时，起到止血的作用。

2. **脱管** 由于固定松动、患者活动过度等原因所致。教育好患者造瘘管的重要性，告知患者一定要重视，妥善固定，防止扭曲打折，一旦脱出需手术重新置管。

3. **堵管** 长期留置，引流液中一些分泌物等堵塞导管或导管移位、扭曲导致引流液无法引流出。此时，需由医师用10ml 0.9%氯化钠注射液，低压无菌冲洗，如仍不能保持通畅，需手术换管。

4. **导管断裂** 长期留置，导管老化或更换引流袋时，暴力损伤导管，导致导管断裂者，需手术冲洗置管。

5. **感染** 个人身体原因引发感染、操作未注意无菌原则等原因导致导管感染，遵医嘱留取培养标本，根据培养结果，针对性应用抗感染药物。

七、注意事项

1. 膀胱切除患者，需要长期携带肾造瘘管，给患者日常生活及个人形象造成影响，一些患者对于外出有心理负担。做好心理护理，强调导管的重要性，做好个人卫生，可以将导管固定于衣服上，做适当的遮挡，不必有心理负担。

2. 遵医嘱每日保持饮水量在2000ml以上，起到冲洗引流、防止堵管的作用。

3. 注意观察引流液的颜色、性状、量。正常尿液清亮、呈淡黄色，如引流液变浑浊、絮状、有异味等，怀疑有感染的可能，遵医嘱留取血、尿培养，针对性的应用抗感染药物。如果引流液持续鲜红色且引流量过多，警惕是否有活动性出血的可能，及时报告医师。注意动态监测生命体征，按医嘱止血处理，指导卧床休息，避免剧烈活动，安抚患者情绪，取得患者配合。如果引流量过少或无液体引出，考虑是否堵管。及时报告医师，做好记录及交接班。

4. 引流袋遵医嘱定期更换，更换时注意无菌原则，防止逆行感染。

5. 准确记录出入量，如引流量减少，须查找减少原因，必要时就医。

6. 妥善固定，防扭曲打折，下床活动时引流袋低于引流管出口。伤口处敷料覆盖，防感染。

7. 需长期带管者，遵医嘱定期更换造瘘管。根据材质，一般 3 个月至 1 年更换 1 次造瘘管。

8. 定期更换引流袋时，不要过度用力旋拧连接口。因连接口处为塑料材质，长期暴力旋拧，容易造成螺旋口处断裂，使整个导管无法使用。

9. 更换引流袋，选用合适的螺旋口引流袋。

10. 造瘘管固定过程中保证胶布粘贴良好，固定妥善美观。

11. 更换引流袋时，注意夹闭引流管前端，防止尿液流出。

12. 一般情况下不做常规冲洗，以免引起肾感染。必要时在医师指导下进行冲洗，并严格无菌操作。冲洗时先将引流管末端 10cm 范围内用碘伏棉球消毒两遍，再用 0.9% 氯化钠注射液棉球擦洗一遍，无菌操作下用 0.9% 氯化钠注射液 5 ～ 10ml 缓慢冲洗。患者感觉腰部肿痛时立即停止冲洗。导管放置时间 2 ～ 3 周，夹管 3 天无异常再拔管。

13.拔管：经皮肾镜碎石一次手术效果好，拔管时间为 5～7 天。如需二次手术者则留置引流管至少两周以上，以便形成窦道，改善肾功能，为第二次手术创造条件。

八、健康宣教

1.告知患者及家属留置肾造瘘管的目的、重要性及留置时间。

2.指导患者转身或活动时避免牵拉引流管，防止其脱出。下床活动时，引流袋应低于造瘘口。

3.告知患者及家属避免引流管受压、扭曲、折叠、牵扯，以保持引流管通畅，勿自行开放或关闭引流管，如患者出现引流液血性液过多，头晕、头痛、恶心、呕吐等不适，及时告知护士及医师。

4.饮食：肠道恢复后多进食粗纤维素食物，保持大便通畅，预防便秘，避免排便时腹压增大诱发出血。

5.鼓励患者多饮水，每日 2000～3000ml。不憋尿，定时排尿，以防尿液反流，引起尿路感染，注意观察排尿情况。根据结石成分，分析指导结石术后患者饮食注意事项，预防结石复发。

6.术后下床时间：如引流液呈淡红色或淡黄色，术后 3 天可下床。如引流液颜色偏红或鲜红色，应避免下床，指导卧床休息。

7.经皮肾镜取石术后 1 个月内应避免剧烈活动和重体力劳动，不做四肢及腰部同时伸展动作，以及突然的下蹲动作，以免引起导管移位、脱出和出血。

8.复诊：定期行尿常规检查、X 线或 B 超检查，观察有无复发、残余结石情况，若出现腰痛、寒战、高热、血尿等症状及时就诊。

第四节　输尿管支架管引流管

一、概述

输尿管支架管分为内支架和外支架。内支架又称猪尾巴导管，有双 J 管、单 J 管两种，起支持和引流的作用。外支架管为单侧螺旋形，多用于诊断，留置时间较短。外支架管可用于肾移植术后，放置于新肾肾盂内，便于观察尿液、新肾工作情况。引流不畅时不要急于冲洗，先用手挤压导管看是否通畅，仍不通畅时，再用 0.9% 氯化钠注射液 5 ～ 10ml 冲洗。冲洗时不要用力过猛，避免混有肠液的尿液反流于肾盂，造成肾盂感染。此管放置时间一般为 10 ～ 15 天，如拔管过早，吻合口组织尚未愈合，会因异物刺激引起感染。拔管后注意观察患者有无发热、腰部疼痛、肿胀等。

二、目的

1. 起支撑作用，防止输尿管梗阻，保持引流通畅，防止吻合口狭窄及输尿管扭曲成角畸形。
2. 起引流作用，减轻肾积水造成的压力，保护肾功能。
3. 减压作用，有利于吻合口愈合，保护肾功能。
4. 便于观察引流液的性质。

三、适应证

1. 肾上腺、肾、输尿管术后留置。
2. 输尿管狭窄、肾积水等接触梗阻。
3. 经皮肾镜取石术、输尿管镜下碎石术、输尿管结石开放性手术等肾结石碎石后。

4. 输尿管瘘、妊娠急性肾积水。

5. 肾移植。

6. 肾及输尿管良性肿瘤。

7. 输尿管狭窄扩展治疗。

四、禁忌证

1. 梗阻严重致导管无法置入。

2. 不明原因的出凝血障碍。

五、常用固定方法

【方法】

导管固定贴法，透明贴膜法，平行高举法。

【要求】

牢固，美观，舒适，清洁，通畅。

【操作前准备】

1. 评估　患者的意识及病情，皮肤状态，导管位置等。

2. 准备

（1）护士着装整齐，洗手，戴口罩及修剪指甲。

（2）固定贴、棉签、液状石蜡、导管固定贴（固定贴法）、3M 胶布（平行高举法）、透明贴膜（透明贴膜法）。

【操作流程】

1. 导管固定贴法

（1）护士携用物至床旁，核对患者床号、姓名，检查伤口敷料是否包扎固定良好，评估导管长度及位置，评估皮肤情况。选择合适位置固定导管，既保证导管有效固定，也不影响引流，且不影响病号服穿着。

（2）选择放置位置。取导管固定贴 1 片（图 8-57），调节导管适当长度及固定位置，放置好导管固定贴（图 8-58）。一手将导管固定贴固定，另一手撕下导管固定贴背面的贴纸，露出黏胶部分，用手抚平一侧（图 8-59）。再撕开另一侧固定贴贴纸（图 8-60），双手固定好，抚平固定贴。撕开固定贴导管粘贴部贴纸，粘贴导管处。手指适当加压，使导管牢固固定于固定贴上（图 8-61）。将两条固定条交叉固定，粘贴于固定贴底部（图 8-62）。固定完毕检查导管固定是否牢固（图 8-63）。需要特别注意的是导管小帽处需在交叉固定时一起塞入另一侧固定端，起到加固作用（图 8-64）。

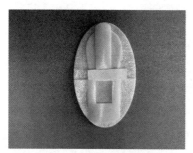

图 8-57　导管固定贴

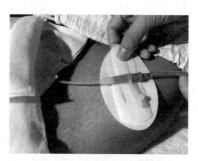

图 8-58　选择合适位置

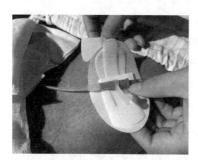

图 8-59　撕下贴纸

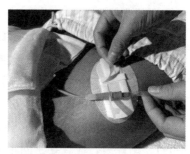

图 8-60　撕下贴纸固定好一侧

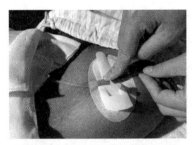

图 8-61　撕去底部贴纸固定底部

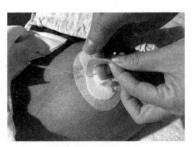

图 8-62　交叉固定

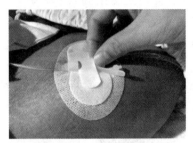

图 8-63　检查是否牢固

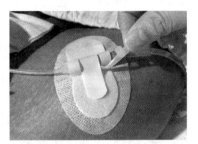

图 8-64　固定导管小帽

2. 透明贴膜法

（1）护士携用物至床旁，核对患者床号、姓名，检查伤口敷料是否包扎固定良好，评估导管长度及位置，评估皮肤情况。选择合适位置固定导管，既保证导管有效固定，也不影响引流，且不影响病号服穿着。

（2）选择一 6cm×7cm 透明贴膜（图 8-65）。无张力放置于导管上方（图 8-66），先将导管中间处抓起塑形（图 8-67），保持导管高举平台位，减少导管对皮肤的压力，防止导管压伤皮肤。固定好中间导管后，双手拇指抚平两边贴膜（图 8-68）。一手撕去贴膜贴纸，另一手按压，边撕边按压，将贴膜贴平整（图 8-69）。贴好后，检查导管固定情况（图 8-70）。防止固定不牢，

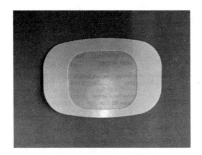

图 8-65　固定用贴膜

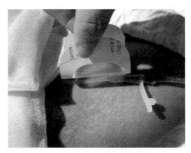

图 8-66　选择合适位置

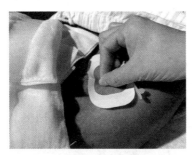

图 8-67　塑形导管

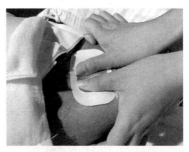

图 8-68　双手抚平贴膜

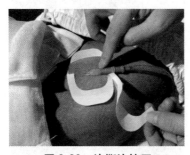

图 8-69　边撕边按压

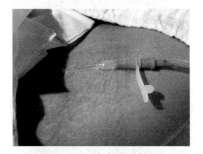

图 8-70　检查固定情况

导管脱出。

3. 平行高举法

（1）护士携用物至床旁，核对患者床号、姓名，检查伤口敷料是否包扎固定良好，评估导管长度及位置，评估皮肤情况。选择合适位置固定导管，既保证导管有效固定，也不影响引流，且不影响病号服穿着。

（2）取抗过敏透气弹性胶布，按胶布背面刻度剪出12cm×3cm胶布2条（图8-71）。先固定靠近伤口处的导管，采用高举平台的方法，先将胶布粘贴在导管上，再将导管底部的胶布互粘在一起，让导管离开皮肤表面，与皮肤形成一定的距离（图8-72）。用同样的方法，固定另一条（图8-73）。固定完毕，检查导管固定情况，保持固定良好，防止脱管（图8-74）。

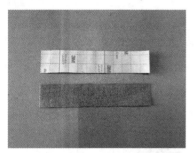

图 8-71　两条抗过敏透气弹性胶布

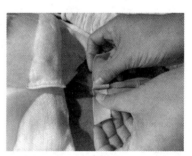

图 8-72　高举平台固定

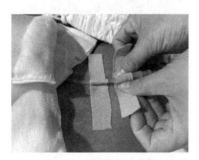

图 8-73　高举平台固定

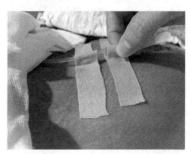

图 8-74　检查固定情况

六、并发症及应对措施

1.**置管后不适** 最常见的并发症就是支架管带来的不适感。置管后部分患者出现腰酸、腰胀等不适症状，不需特别处理，减少活动，尤其避免剧烈活动及弯腰等动作。

2.**血尿** 留置双J管可能因异物刺激导致输尿管和膀胱黏膜充血、水肿，导致血尿，应避免剧烈活动及弯腰动作。卧床、增加饮水量、口服抗生素后，大部分患者血尿可减轻，少数患者可延迟至拔管后，无需特殊处理。极少数患者血尿严重，呈鲜红色，需与医师联系进一步处理。

3.**尿道刺激症状** 患者常可出现不同程度的尿频、尿急、尿痛等症状。这可能与双J管激惹膀胱三角区或尿道有关，可口服解痉药物治疗，部分患者症状可缓解。

4.**膀胱输尿管反流** 留置双J管后，膀胱输尿管抗反流机制消失，膀胱内尿液随着膀胱收缩产生与输尿管的压力差而发生反流，因此术后需要留置导尿管。拔除导尿管后，平时应注意不能憋尿。

5.**结石** 多饮水，每日饮水量在2000ml以上，不但可以防止感染，还可以避免双J管壁结石形成。

6.**拔管困难** 不要暴力拔管，拆除缝线后，靠重力自行脱落。

七、注意事项

1.保持引流通畅，防止扭曲、打折。

2.定期更换引流袋，并注意无菌原则。

3.观察引出液颜色、量、性质。如颜色鲜红，则有出血可能，注意减少活动，卧床。肾移植患者放置的输尿管支架，位置在新肾肾盂，便于观察新肾工作情况，准确记录出入量非常重要，记录时需要使用准确刻度的量杯容器。

4. 妥善固定，防脱出。肾移植患者输尿管支架出口处需要马克笔在敷料外做好位置标记，因支架管很细，医生在换药过程中，不注意，容易造成慢慢滑出。做好标记后，能够确定导管位置。便于观察及护理。防止引流管脱出，起不到引流支撑的作用。并保持引流通畅，不憋尿，防止负压过高尿液反流，且不利于吻合口愈合。

5. 外支架管放置时间一般为 10 ～ 15 天。拔管过早则吻合口组织尚未愈合，久置则会因异物刺激引起感染。如拔管时，难以拔除，不要暴力拔管，可拆除缝线，去除固定，通过重力，使其自然脱落。拔管后注意观察患者有无发热、腰部疼痛、肿胀等。

6. 引流不畅时，不要急于冲洗，先用手挤压导管是否通畅，仍不通畅时，再用 0.9% 氯化钠注射液 5 ～ 10ml 低压冲洗。冲洗时不要用力过猛，避免损伤肾盂及逆行感染。

八、健康宣教

1. 给患者讲解置管的目的、意义、重要性，减轻患者焦虑并引起患者重视，注意保护导管。

2. 给患者讲解发生腰部不适症状的应对措施。

3. 给患者讲解更换引流袋的知识及注意事项。

4. 告诉患者正常引流液的颜色、量、性状，如异常情况发生，及时就医。

5. 给患者讲解妥善固定的方法。

6. 告诉患者勿憋尿，及时排空膀胱，防止尿液反流。

7. 告诉患者留置导管的重要性及脱管的危害，躁动患者必要时给予约束。

8.告诉患者多饮水的重要性及每日具体饮水量。

9.告诉患者拔管时间，内支架管拔管时间较长，遵医嘱及时就诊拔管，防止长时间留置形成结石等，发生拔管困难等情况。

第五节　膀胱造瘘引流管

一、概述

膀胱造瘘引流是将双腔或三腔气囊导尿管从耻骨联合上方插入膀胱引流尿液，目的是有效解除尿路梗阻，保护肾功能，维持机体水电解质代谢和内环境的平衡。

二、目的

为了消除长期存在的尿路梗阻对上尿路的不利影响，或下尿路术后确保尿路的愈合。

三、适应证

1.暂时性膀胱造瘘术

（1）梗阻性膀胱排空障碍所致尿潴留，如前列腺增生症、尿道狭窄、尿道结石，且导尿管不能插入者。

（2）尿道手术后确保尿路的愈合，如尿道整形、吻合手术和膀胱手术后。

（3）阴茎和尿道损伤；化脓性前列腺炎、尿道炎、尿道周围脓肿等。

2.永久性膀胱造瘘术

（1）神经源性膀胱功能障碍，不能长期留置导尿管，或留置导尿管后反复出现睾丸炎者。

（2）下尿路梗阻伴尿潴留，因年老体弱及重要脏器有严重疾病不能耐受手术者。

（3）尿道肿瘤行膀胱全切除术后。

四、禁忌证

原因不明的血尿和膀胱肿瘤。

五、常用固定方法

【方法】

导管固定贴法，透明贴膜法，平行高举法。

【要求】

牢固，美观，舒适，清洁，通畅。

【操作前准备】

1. 评估　患者的意识及病情，皮肤状态，导管位置等。

2. 准备

（1）护士着装整齐，洗手，戴口罩及修剪指甲。

（2）固定贴、棉签、液状石蜡、导管固定贴（固定贴法）、3M 胶布（平行高举法）、透明贴膜（透明贴膜法）。

【操作流程】

1. 导管固定贴法

（1）护士携用物至床旁，核对患者床号、姓名，检查伤口敷料是否包扎固定良好，评估导管长度及位置，评估皮肤情况。选择合适位置固定导管，既保证导管有效固定，也不影响引流，且不影响病号服穿着。

（2）选择放置位置。取导管固定贴 1 片（图 8-75 示），调节导管适当长度及固定位置，放置好导管固定贴（图 8-76）。

一手将导管固定贴固定，另一手撕下导管固定贴背面的贴纸，露出黏胶部分，用手抚平一侧（图 8-77）。再撕开另一侧固定贴贴纸（图 8-78），双手固定好，抚平固定贴。撕开固定贴导管粘贴部贴纸，粘贴导管处（图 8-79）。手指适当加压，使导管牢固固定于固定贴上（图 8-80）。将两条固定条交叉固定，粘贴于固定贴底部（图 8-81）。固定完毕（图 8-82），检查导管固定是否牢固。

2. 透明贴膜法

（1）护士携用物至床旁，核对患者床号、姓名，检查伤口敷料是否包扎固定良好，评估导管长度及位置，评估皮肤情况。选择合适位置固定导管，既保证导管有效固定，也不影响引流，

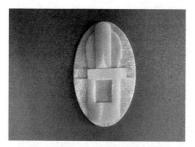

图 8-75　导管固定贴

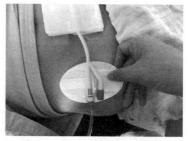

图 8-76　选择合适位置

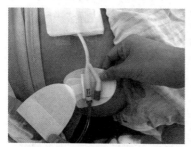

图 8-77　撕下贴纸固定好一侧

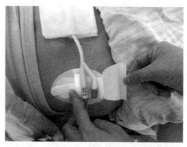

图 8-78　撕去底部贴纸固定底部

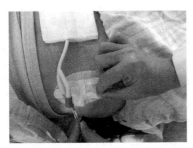

图 8-79 撕去导管固定处贴纸

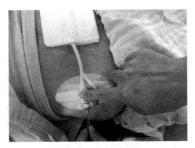

图 8-80 固定导管

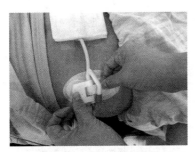

图 8-81 交叉固定导管

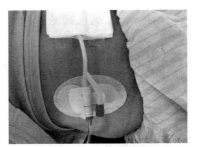

图 8-82 固定完毕

且不影响病号服穿着。

（2）选择一 6cm×7cm 透明贴膜（图 8-83）。无张力放置于导管上方（图 8-84），先将导管中间处抓起塑形（图 8-85），保持导管高举平台位，减少导管对皮肤的压力，防止导管压伤皮肤。固定好中间导管后，双手拇指抚平两边贴膜。一手撕去贴膜贴纸，另一手按压，边撕边按压，将贴膜贴平整（图 8-86）。贴好后，检查导管固定情况（图 8-87）。防止固定不牢，导管脱出。

3. 平行高举法

（1）护士携用物至床旁，核对患者床号、姓名，检查伤口敷料是否包扎固定良好，评估导管长度及位置，评估皮肤情况。

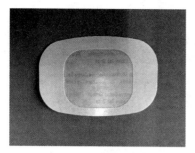

图 8-83　导管固定贴

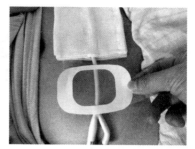

图 8-84　选择合适位置

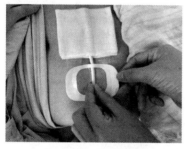

图 8-85　导管塑形

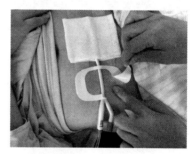

图 8-86　边撕边按压

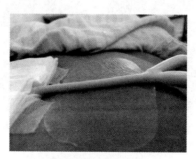

图 8-87　固定完毕

选择合适位置固定导管，既保证导管有效固定，也不影响引流，且不影响病号服穿着。

（2）取抗过敏透气弹性胶布，按胶布背面刻度剪出 12cm×3cm 胶布 2 条（图 8-88）。固定靠近伤口处的导管，采用高举平台的方法，将胶布粘贴在导管上，再将导管底部的胶布互粘在一起，让导管离开皮肤表面，与皮肤形成一定的距离（图 8-89）。用同样的方法，固定另一条（图 8-90）。固定完毕检查导管固定情况，保持固定良好，防止脱管（图 8-91）。

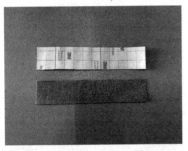

图 8-88　两条抗过敏透气弹性胶布

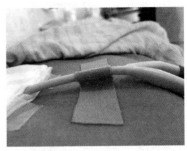

图 8-89　高举平台固定

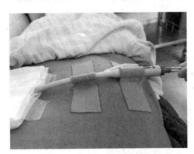

图 8-90　高举平台固定

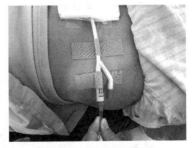

图 8-91　检查固定情况

六、并发症及应对措施

1. 感染

（1）原因：长期留置造瘘管，抵抗力差，操作中未注意严格无菌等。

（2）应对措施

①严格无菌操作是关键。注意造瘘管及皮肤消毒尤为重要，造瘘口周围皮肤消毒面积达到 15cm 以上，造瘘管消毒长度 10cm 以上。更换造瘘管及更换尿袋时注意无菌操作。造瘘口保持清洁干燥，定期更换敷料。

②注意观察感染征象。观察造瘘口局部皮肤有无红、肿、热、痛、发炎症状，体温有无异常。如引流管内有絮状物出现，引流液浑浊且坏死脱落组织较多，提示有膀胱炎或尿路感染发生，应及时报告医师处理。

③防逆行感染。术后护理造瘘管与尿袋应衔接紧密，不要随意拔开，防止逆行感染。

④定期更换集尿袋，造瘘管与尿袋位置勿高于膀胱区。

⑤注意妥善放置造瘘管，避免牵拉以防脱落。

⑥根据造瘘管材质，遵医嘱定期更换造瘘管。微生物繁殖和尿液沉淀是尿管堵塞的两个重要因素。因此，对于长期卧床患者，应勤翻身，以防尿液沉淀形成，从而防止导尿管堵塞和尿路感染。

2. 膀胱萎缩

（1）原因：长期留置膀胱造瘘管，长期开放导尿管，持续放尿可因膀胱长期处于空虚状态，引起膀胱逼尿肌萎缩，最终形成膀胱萎缩。

（2）应对措施：注意锻炼膀胱功能，指导患者或家属定时放尿，用夹子夹住造瘘管，每 2～4 小时放尿 1 次，以膀胱不觉胀为宜。定时放尿，使膀胱内储尿量不至于太少，既可预防膀胱缩小或过度膨胀，又有利于自律或反射性膀胱的建立。白天大部分时间里可将尿管夹闭，晚上则可放开，以免憋尿太多使尿液从尿管旁流出或影响睡眠。

3. 造瘘管堵塞

（1）原因：长期留置膀胱造瘘管，由于各种药物的结晶，尿碱的沉淀、黏膜的脱落等原因，易导致造瘘管的堵塞。

（2）预防措施：每日多饮水，饮水量每天＞2000ml，起到冲刷尿路的作用。如果观察到引流液絮状或沉淀较多，可以给予膀胱冲洗。

4. 造瘘口周围皮肤炎　留置造瘘管是一项侵袭性操作，导管会对周围组织产生炎性刺激，加上体位的频繁变动，导管与周围组织产生摩擦，易引起周围组织不同程度的损伤，导致炎性反应。另外，造瘘口分泌物，造瘘管包裹等物理刺激，都可产生刺激症状。护理中注意保护造瘘口周围皮肤清洁，如出现潮红、湿疹时可以外涂氧化锌软膏。固定好造瘘管，活动时减少机械性刺激的损伤。

七、注意事项

1. 在耻骨上插管时，最常用的是 16Fr 导管。

2. 定期更换造瘘管，一般原则是第一次插入导管应留置4～6周更换，接下来的更换时间取决于导管的材质，可为4～10周。

3. 记住应始终准备一根备用导管。一旦耻骨上导管脱出，则应于15～20分钟内重新插管。如不迅速更换脱出导管，插管处会很快闭合。

4. 更换造瘘管及引流袋时应遵循无菌原则。引流袋位置低于造瘘口，防止尿液反流。

5. 保持引流通畅，妥善固定导管，防止扭曲打折。

6. 注意观察引流液颜色、量、性状。如引流液浑浊、絮状、有异味，怀疑感染发生，须立即就医。

7. 造瘘口经消毒液消毒后以无菌敷料覆盖,防止造瘘口感染。观察造瘘口有无红肿、粘连,分泌物颜色、气味。

8. 下床活动时,注意引流袋低于膀胱出口,防止尿液反流,造成感染。

9. 适当增加饮水量,保证每日饮水量＞2000ml。随时观察尿液颜色、性质、气味。

10. 按照个人体质差异定时夹闭,开放引流管,以锻炼膀胱功能。

11. 遵医嘱定期做尿常规及尿培养检查,如发现问题及时处理。

八、健康宣教

1. 给患者讲解膀胱造瘘的目的、操作过程,减轻患者焦虑。

2. 给患者讲解妥善固定、引流通畅的重要性。

3. 给患者讲解正常引流液的颜色、性质、量,告知自我观察的方法及注意事项。

4. 告诉患者保持造瘘口敷料清洁干燥的重要性,定期更换敷料。

5. 给患者讲解饮食的注意事项,保持大便通畅的重要性,以免排便用力腹压过高引起伤口渗血和瘘管脱出。

6. 告诉患者出院后定期尿液检查。

第六节　血液净化置管

一、概述

连续血液净化治疗(简称血滤)是治疗终末期肾疾病的重

要治疗手段，在进行床旁血液净化过程中，建立和维持良好的血管通路是顺利进行血液净化治疗的关键。操作方法是将一根双腔导管置入中心静脉，将双腔导管中其中一腔作为动脉腔，用于引出血液，另一腔作为静脉腔，用于将净化后血液回输患者体内。静脉腔开口于导管末端，动脉腔开口于接近末端的导管侧壁，这样可以减少透析过程中的再循环。体外部分分别对动静脉腔用红蓝两色作出标记。以此作为血液透析的动静脉血管出入路径。

二、目的

1. 维持有效的血液透析治疗，排除体内毒素及水分，纠正电解质、酸碱平衡。

2. 解决自身动静脉内瘘建立困难的血管通路。

三、适应证

1. 需要血液透析但无血管通路者。

2. 中毒抢救。

3. 急性肾衰竭。

4. 单纯超滤。

5. 透析通路感染。

6. 长期血液透析患者通路失去功能。

7. 血浆交换疗法。

8. 临时终止腹膜透析。

9. 人工肝治疗。

四、禁忌证

1. 手术置管部位的皮肤或软组织存在破损、感染、血肿、肿瘤。

2. 患者不配合、不能平卧。

3. 患者有严重的出血倾向。

4. 既往在预定插管血管有血栓形成史、外伤史或血管外科手术史。

5. 患者存在深静脉处解剖变异或严重狭窄甚至缺如。

五、常用固定方法

【要求】

牢固，美观，舒适，清洁，通畅。

【操作前准备】

1. **评估**　患者的意识及病情，合作程度，评估穿刺点有无分泌物、渗血、渗液、疼痛、红肿、硬结，周围皮肤有无瘙痒、皮疹，穿刺侧颈部有无肿胀，敷料有无松动，查看导管外露长度，判断有无脱出。评估操作环境。向患者解释操作目的，注意事项，取得理解配合。

2. **准备**

（1）护士着装整齐，洗手，戴口罩及修剪指甲。

（2）弯盘、棉签、液状石蜡，一次性换药包（含透明贴膜、消毒液），手消毒液，治疗巾、标识、胶布。

【操作流程】

1. **静脉置管的固定**　置管时应用缝线缝合于周围皮肤上，双侧均缝合。消毒置管周围皮肤及导管（图 8-92），待干后，导管上覆盖双层无菌纱布 6cm×4cm（图 8-93），置管穿刺处位于纱布中点，纱布纵轴与人体纵轴垂直。外层覆盖无菌透明敷料 12cm×10cm，无菌透明敷料纵轴与人体纵轴垂直（敷料完全覆盖纱布，置管穿刺处位于敷料中点，敷料粘贴时采用无张力粘贴法，从中间向两边平整无褶皱塑形后固定，覆盖于纱布之外的敷料完全与皮肤接触）（图 8-34）。在标识上用黑色碳素笔标明置管日期、换药日期（具体到时间）、外露长度（cm）、换药人姓名（中文全称，字迹清晰），粘贴于敷料透明部分的下缘（图 8-95）。

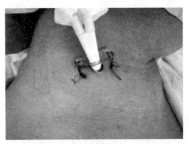

图 8-92　皮肤消毒

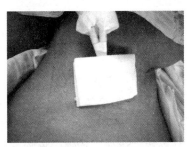

图 8-93　安放无菌纱布

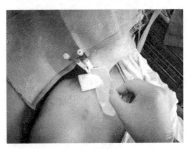

图 8-94　无张力粘贴无菌透明贴膜

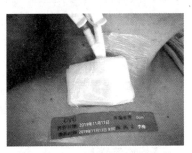

图 8-95　压实贴膜及书写标签

2. 导管透明敷料＋治疗巾固定　透析治疗时，用无菌纱布包裹置管与透析动静脉回路接口部分，将接口下端 5cm 左右处用胶布 10cm 固定于纱布上（图 8-96）。纱布包裹后，用胶布粘贴固定（图 8-97），再用治疗巾包裹，用两条胶布（各 10cm）粘贴治疗巾（图 8-98）。

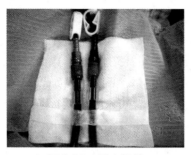

图 8-96 固定导管

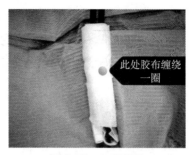

图 8-97 包裹导管

3. 透析结束后，置管固定 置管、冲封管维护结束，夹闭夹子，置管外露部分用无菌纱布包裹，用胶布粘贴。再用长 12cm、宽 10cm 的透明敷料覆盖，透明敷料完全覆盖纱布并塑形固定，其余部分完全与皮肤接触，平整无褶皱（图 8-99）。

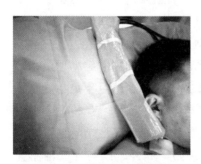

图 8-98 外包裹固定导管

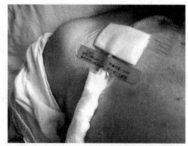

图 8-99 锁骨下导管透析结束后固定

六、并发症及应对措施

1. 感染 感染是最常见的并发症。可存在导管出口感染、隧道感染、血液扩散感染这 3 种主要感染。

（1）原因：主要是操作不规范，无菌观念差，操作不熟练。

还有患者自身条件的限制，糖尿病肾病的透析患者由于长期糖代谢异常，加重了微血管病变，造成组织损伤，而含糖的局部组织成为致病菌的培养基，促进细菌、真菌生长，从而发生感染。

（2）应对措施：严格无菌、规范、熟练操作。注意观察体温变化，注意保持导管出口位置的清洁卫生，导管接头及出口应认真规范消毒，每次透析更换新的肝素帽、敷料。遵医嘱全身或局部使用抗生素。

2. 出血、血肿　由于置管时过度扩张皮肤会导致出血或血肿发生，在置管时应适度扩张皮肤及皮下组织，以留置管恰能通过为宜。部分患者凝血功能差，以致血液透析时甚至血液透析结束后置管仍有出血，此种情况下在透析过程中需减少抗凝药物的使用。对于出血严重者使用凝血酶局部外敷可起到一定的作用。若有血肿形成，局部适度按压，24小时内局部冰敷，减少出血，24小时后局部湿热敷，以利于血肿消散。

3. 导管堵塞　导管内血栓形成或导管周围纤维鞘形成，穿刺后导管血流量不足，导管堵塞。导管内血流量不足与导管置入深度及导管在血管中的位置不佳或"贴壁"有关。应用时间长的导管出现管路堵塞的概率较高，因此要规范封管、调管时的操作，减少血栓形成的风险。此外，还与导管内不完全附壁血栓形成、患者的体位与活动、导管受压打折及扭曲相关。

4. 导管脱出　导管缝线脱落、皮肤黏膜粘贴不牢或用力牵拉导管可引起导管脱出或脱落。一般分为逐渐脱出或拔出两种情况。逐渐脱出与缝线脱落、换药时导管未固定、患者皮下血肿明显、皮肤黏膜粘贴不牢、导管多次牵拉、血流不畅反复调管有关。拔出则是由患者自己拔出和协助患者活动时未保护好导管牵拉脱出。护理过程中发现缝线脱落,需报告医师给予缝线。妥善固定好导管,教育患者导管是生命线,活动时一定保护好,勿牵拉、拔出。

七、注意事项

1. 护士严格、规范操作和日常维护是保护深静脉置管长期、有效运行的关键。

2. 选择合适的静脉位置,严格遵守无菌操作原则,可减少并发症发生。

3. 从置管、封管、管理护理到血液净化治疗参数,监测各环节,规范操作手法和流程,严格规范操作,细致认真观察护理。

八、健康宣教

1. 给患者讲解血液净化导管置管目的、操作过程,减轻患者焦虑。

2. 给患者讲解置管重要性,告知脱管的严重风险,让患者注意关注与自我保护。

3. 给患者讲解养成良好卫生习惯、保持局部干燥清洁,预防感染的重要性。

4. 告诉患者一旦发生脱管意外,如何进行紧急处理。

5. 给患者讲解活动及睡眠时避免压迫导管以防血栓形成和血管壁损伤。

6. 给患者讲解穿、脱衣服时要特别注意保护导管,以免导管拉出引起出血。

7. 给患者讲解导管维护的时机、封管时间等相关知识,遵医嘱按时血液净化,按时维护导管。

第七节 动静脉瘘置管

一、概述

血液透析是慢性肾衰竭患者延长生命的一种主要治疗手段，而动静脉内瘘置管则是维持透析患者最理想、最为常见的透析血管通路，被认为是血液透析患者的生命线。动静脉造瘘术是外科手术之一，是一种使血管吻合的小手术，将前臂靠近手腕的桡动脉和邻近的头静脉做一缝合，使吻合的静脉中流着动脉血，形成动静脉内瘘。为血液透析治疗充分提供了保障。

二、目的

1. 血液透析是治疗急、慢性肾衰竭或药物中毒的有效方法，而血管通路的建立又是血液透析的基本条件。

2. 动静脉瘘就是将静脉动脉化，使静脉血流量增大，以起到在血液透析时血流量充足，从而进行持续血液透析。

三、适应证

1. 血液透析。

2. 全胃肠外营养。

四、禁忌证

1. 四肢近端大静脉或中心静脉存在严重狭窄、明显血栓或邻近病变影响静脉回流。

2. 患者前臂 ALLEN 试验阳性，禁止行前臂动静脉造瘘术。

3. 预期患者存活时间短于 3 个月。

4. 心血管状态不稳，心力衰竭未控制或低血糖患者。

5. 手术部位存在感染。

6. 同侧锁骨下静脉安装心脏起搏器导管。

五、常用固定方法

【要求】

牢固，美观，舒适，清洁，通畅。

【操作前准备】

1. 评估　患者的意识及病情，评估穿刺点是否有渗血、渗液、疼痛、红肿、硬结，评估动静脉瘘搏动情况。评估操作环境。向患者解释操作目的，注意事项，取得理解配合。

2. 准备

（1）护士着装整齐，洗手，戴口罩及修剪指甲。

（2）弯盘，棉签，听诊器，手套，消毒液，胶布，创可贴。

【操作流程】

自体动静脉内瘘及移植物内瘘的固定　戴手套，穿刺后取一条 14cm×2cm、黏合力强、防过敏的胶布，固定穿刺针针柄。取创可贴，固定穿刺针眼，穿刺处位于创可贴中点。用一条 14cm×2cm 的防过敏胶布，蝶形交叉固定。用一条 14cm×2cm 的防过敏胶布，在交叉处加强固定。再用一条 14cm×2cm 防过敏胶布，于距穿刺针柄约 3cm 处，高举平台法将导管固定于皮肤上。另一根穿刺针固定同此法。两根穿刺针远端，用一条 14cm×2cm 防过敏的胶布，高举平台同时固定两根穿刺针于皮肤上。远端固定于床沿（图 8-100、图 8-101）。

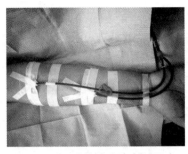
图 8-100　动静脉瘘穿刺针固定

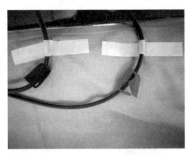
图 8-101　透析导管固定

六、并发症及应对措施

1. 内瘘血管狭窄

（1）临床表现：触诊狭窄部位僵硬、变细、远端扩张、搏动增强、近端可触及震颤。听诊狭窄部位可听到高尖、非连续杂音，近端可闻及连续杂音，症状血流量变小，静脉压力增高，B 超显示血管狭窄。

（2）应对措施：一旦发生动静脉瘘狭窄，立即通知师生处理。

2. 内瘘血栓形成

（1）原因：血管狭窄是造成血栓形成的最主要原因，此外低血压、脱水、高凝状态、创伤、穿刺压迫不当和感染也是造成血栓形成的常见原因。

（2）应对措施：如有血栓形成，可先行溶栓治疗，最好 24 小时内进行，用尿激酶、肝素等药物溶栓，48 小时内仍有再通希望。溶栓失败者可微创介入导管取栓。如上述措施失败，只能外科手术进行再吻合或搭桥。

3. 血管瘤形成

（1）原因：患者血管条件差、穿刺区域狭窄、护士技术不熟练、小区域内反复穿刺，致血液外渗、皮下血肿、血管壁损伤、弹性差膨出从而形成血管瘤。

（2）预防及治疗措施：避免过早使用新的动静脉瘘；禁止瘤上穿刺，预防破溃及感染；严格控制患者血压；提高穿刺技术，避免同区域穿刺；重视透析后止血，拔针后要及时准确压迫止血，勿形成血肿，拔针时动作要快，沿血管方向后抽，避免血管壁及皮肤撕裂；观察血管瘤的进展，如进行性增大，或直径大于 3cm，可予手术切除。

4. 出血

（1）原因：患者慢性疾病导致凝血功能异常，透析后未及时有效压迫止血。

（2）应对措施：护士需教会患者掌握内瘘出血的紧急处理方法，局部压迫止血，注意局部压迫应包括皮肤穿刺点及血管穿刺点，压迫力度为血液能通过，能摸到血管震颤，又不出血为标准，一般压迫 10～20 分钟，压迫后止血绷带绑扎，每小时放开一次，至不出血为止。压迫的同时可以抬高瘘侧肢体。必要时瘘口压迫止血，再到医院重新包扎，注意不能长时间压迫瘘口，以免内瘘血栓形成。

5. 感染

（1）临床表现：动静脉瘘感染早期局部有红、肿、热、痛，有时伴有内瘘闭塞，严重时会发生发热、寒战、全身不适等症状，血培养阳性，甚至发生败血症、骨髓炎等。

（2）应对措施：血液透析患者全身免疫能力低下，护士应指导患者保持术侧皮肤清洁干燥，透析后当日不能进行淋浴，避免弄湿伤口和穿刺点，透析后 24 小时内不沾水。不要随便抠血痂，以免造成出血和感染。如发现穿刺点有轻度发红和局部硬结，应采取积极的治疗和相应的护理措施，控制感染，局部用聚维酮碘溶液消毒，涂以抗生素软膏，严重者口服或静脉输入抗生素药物，切不可在家盲目治疗，延误病情。

七、注意事项

1. 动静脉瘘血管吻合后静脉扩张、管壁肥厚即为"成熟"，一般需要 4 ～ 8 周。如需提前使用至少应在 2 ～ 3 周以后，美国肾脏病基金会透析最低标准（NKF-DOQI）推荐内瘘成熟术后 1 个月使用。

2. 内瘘术后将术侧肢体抬高至 30°水平以上，促进静脉回流，减轻手臂肿胀。术后观察内瘘通畅情况。观察内瘘是否通畅，可通过手触及听诊检查，若于静脉侧扪及震颤，听诊器听到血管杂音，则提示内瘘通畅。

3. 定期更换敷料，严格无菌操作，包扎敷料不宜过紧，以能触摸到血管震颤为准。

4. 禁止在瘘侧肢体测血压、静脉注射、输液、输血、抽血等操作。以免出血造成血肿、内瘘闭塞。

5. 指导患者内瘘术后进行早期动能锻炼，可做手指运动，每日进行握拳运动，每日 3 ～ 4 次，一次 10 ～ 15 分钟。

6. 内瘘成熟后新瘘管壁薄而脆，且距吻合口越近血液的冲击压力就越大，开始几次穿刺应由有经验的护士操作，避免穿刺失败。

7. 在首次使用时每分钟血流量为 160 ～ 180ml，禁止强行提高血流量，以免造瘘管长时间塌陷。

8. 在透析过程中避免过度活动，以免穿刺针针尖损伤血管内膜，引起血肿形成。

9. 使用内瘘当日，保持针眼周围清洁干燥，24 小时内穿刺点不沾水，预防感染。

10. 不要反复穿刺同一部位，避免穿刺造成血管狭窄或血管瘤。

11. 透析结束后止血力度适当，不可过重，穿刺点上缘及下缘血管亦需略加压迫，手臂略微抬高，以减少静脉回流阻力，加快止血。

12. 拔针止血方法是保护内瘘的重要环节。针眼用止血贴膜覆盖，拔针时用 1.5cm×1.5cm 大小的棉球压迫穿刺部位，弹性绷带加压包扎止血，按压的力量以既能止血又能保持穿刺点上下两端有搏动或震颤，20～30 分钟后缓慢放松，2 小时后取下棉球，止血贴继续覆盖穿刺针眼处 12 小时后再取下。同时注意观察有无出血发生。

13. 患者每日自我检测内瘘 2～3 次有无震颤及血管杂音，以免瘘管闭塞，发现问题及时就医。如有假性动脉瘤，应用弹力绷带加以保护，避免继续扩张或意外撞破。

14. 避免瘘侧肢体受压、提重物、戴手表，睡眠时不压向瘘侧肢体，动静脉瘘仅限于透析时使用。

15. 保持穿刺部位的清洁，减少瘘管感染的机会，血液透析后穿刺部位当日避免接触水。

16. 瘘侧肢体适当活动，但要防止外伤。经常活动未造瘘侧肢体，以促进血液循环。穿刺点愈合后可洗澡和从事日常活动，注意预防感染。

17. 可将软枕垫于瘘侧肢体，促进静脉血流，以减轻肿胀程度。

18. 注意对内瘘侧肢体的保护，避免碰撞，防止受伤。

19. 平时不要穿衣袖太紧的衣服。

20. 每日监测血压，按时服用减压药物，防止血压过高或过低。

21.注意维持足够的血容量，在脱水量大、腹泻、低血压、高热时，适当补充血容量，注意内瘘是否通畅。

八、健康宣教

1.给患者讲解动静脉瘘目的、操作过程，减轻患者焦虑。

2.给患者讲解动静瘘的重要性，提高患者主动自我护理意识。

3.给患者讲解动静脉瘘的自我检测方法，如无法感知震颤及时就医。

4.给患者讲解防止内瘘受压的方法，避免瘘侧肢体提重物、戴手表，睡眠时不压向瘘侧肢体。

5.给患者讲解预防内瘘感染的方法。

6.给患者讲解功能锻炼的方法。

7.给患者讲解内瘘自我保护的注意事项。

8.给患者讲解遵医嘱合理饮食和水分控制的重要性。

9.给患者讲解遵医嘱定时服药，维持良好血压的重要性。

第八节　腹膜透析导管

一、概述

腹膜透析（peritoneal dialysis，PD）是利用腹膜作为半透膜，通过反复置换透析液，从而使身体内的毒素和过多的水分排出体外的治疗方式，腹膜的通透性高，无论是小分子、中分子或大分子物质，都能很好地被清除。PD可用于各种需要清除毒素、毒物或水分的临床情况。

二、目的

1. 清除体内多余的水分及毒素。

2. 替代肾功能，治疗终末期肾衰竭。

三、适应证

腹膜透析适用于几乎所有急、慢性肾衰竭，容量负荷过多，电解质和酸碱平衡紊乱，急、慢性肝衰竭、药物和毒物中毒等疾病患者。并可进行腹腔给药、补充营养等治疗。

1. **慢性肾衰竭** 腹膜透析适应于多种原因所致的慢性肾衰竭患者，各个年龄阶段的慢性肾衰竭患者均适合腹膜透析替代治疗。下列情况可优先考虑腹膜透析。

（1）老年人、婴幼儿和儿童血管条件较差，与血液透析相比，腹膜透析不需要建立血管通路，此外还可避免反复血管穿刺给儿童带来的疼痛及恐惧心理。同时腹膜透析对心血管功能影响较小，老年人多并发心血管并发症，腹膜透析简便易行，可在家里进行，容易被老年人和儿童接受。

（2）有心、脑血管疾病史或心血管不稳定，如心绞痛、心肌梗死、心肌病、严重心律失常、脑血管意外、反复低血压和顽固性高血压等患者。

（3）血管条件不佳或动静脉造瘘反复失败的患者。

（4）有明显出血或出血倾向或凝血功能障碍，尤其是重要器官出血，如颅内出血、胃肠道出血、颅内血管瘤等患者。

（5）残存肾功能较好，腹膜透析对保护残存肾功能保护较好。

（6）偏好在家里进行治疗，或需要白天工作或上学者。

（7）偏远地区或远离城市的农村地区患者应优先选择腹膜透析。

2. 急性肾衰竭 一旦急性肾衰竭诊断成立，若无禁忌证应早期透析，清除体内代谢毒素，纠正水、电解质和酸碱失衡，预防各种并发症的产生并为后续的药物及营养治疗创造条件。腹膜透析尤其适用于尚未普及血液透析和 CRRT 治疗的基层医院对急性肾衰竭的抢救和治疗。急性肾衰竭多伴有高分解代谢和多器官衰竭，因此腹膜透析治疗的模式和剂量与慢性肾衰竭有所不同，腹膜透析治疗的频率和剂量要进行相应的调整，以保证小分子代谢产物及中分子物质充分清除，缓解患者的高分解状态。

3. 各种中毒性疾病 对于急性药物和毒物中毒，尤其对于有血液透析禁忌证或无条件进行血液透析的中毒患者，可考虑腹膜透析治疗。对于生物毒素所致的急性肾衰竭患者，腹膜透析既能清除毒物，又能清除代谢产物及水钠潴留。

4. 急、慢性肝衰竭 慢性肝疾病可并发肾损害甚至慢性肾衰竭，门脉高压患者可伴有腹水，肝功能失代偿期产生内源性毒物如氨、胆红素等潴留。腹膜透析可清除或部分清除上述毒物，对肝性脑病、肝肾综合征、肝硬化伴顽固性腹水也有一定疗效。腹膜透析应用于慢性肝病患者具有如下优点。

（1）不需抗凝，不会加重出血。

（2）不需体外循环，不易发生低血压。

（3）直接引流腹水有益于缓解患者腹胀症状。急性肝衰竭患者可出现严重的代谢失调、高氨血症，其他代谢产物的潴留可导致患者昏迷。腹膜透析可清除这些代谢产物，能有效地清除内源性毒素，可缓解急性肝衰竭的症状和进展，为肝移植争取时间。

5. 急性胰腺炎 急性胰腺炎特别是急性坏死性胰腺炎易伴发多器官衰竭，死亡率高。在外科和内科联合治疗的情况下，可考虑早期进行腹膜透析治疗。急性胰腺炎采用腹膜透析治疗可以在内源性毒性物质（包括脂酶、胰蛋白酶、激肽释放酶、激肽及前列腺素等）吸收之前将其清除体外，同时在腹膜透析液中加入抗生素可降低患者死亡率。

6. 经腹腔营养支持和药物治疗　腹腔可作为提供营养物质和支持治疗的一个重要途径，糖、氨基酸及脂肪均能进行跨膜运转，当胃肠道及经静脉营养不能利用时，可考虑使用腹腔作为营养治疗途径。另外，静脉输入大容量负荷困难的患者，如心功能不全的患者也可考虑经腹膜腔营养治疗（如葡萄糖、氨基酸等）。此外，腹腔也可作为体内给药的一个途径。急慢性肝衰竭、药物和毒物中毒等疾病患者也可经腹腔给药，补充营养等治疗。

四、禁忌证

1. 绝对禁忌证

（1）慢性持续性或反复发作性腹腔感染或腹腔内肿瘤广泛腹膜转移导致患者腹膜广泛纤维化、粘连，透析面积减少，影响液体在腹腔内的流动，使腹膜的超滤功能减弱或丧失，溶质的转运效能降低。

（2）严重的皮肤病、腹壁广泛感染或腹部大面积烧伤患者如无合适部位置入腹膜透析管，暂时不宜做腹膜透析。

（3）精神和生理明显异常无法进行腹膜透析操作，而又无合适助手的患者。

（4）难以纠正的机械缺陷患者。如外科难以修补的膈疝、脐突出、腹裂、膀胱外翻等影响腹膜透析有效性或增加了感染的危险性，暂时不做腹膜透析。

2. 相对禁忌证

（1）患者腹腔内有新鲜的异物，如腹腔内血管假体术，右室-

腹腔短路术后 4 个月内。

（2）腹腔有局限性炎性病灶或腹部大手术 3 日内，腹部留置引流管，若进行腹膜透析会增加感染的概率，腹部新近手术需在手术后 3 天以上才能行腹膜透析治疗。

（3）高度肠梗阻患者腹胀严重，腹腔容积缩小，腹膜透析置管困难，易出现腹透液引流不畅。炎性或缺血性肠病或反复发作的憩室炎行腹膜透析治疗，发生感染的危险性增大，故暂不宜做腹膜透析。

（4）严重的全身性血管病变和严重的椎间盘疾病、多发性血管炎、严重的动脉硬化、硬皮病等患者由于弥漫性的血管病变导致腹膜透析效能下降。严重的椎间盘疾病也可因腹内压增高而加重，故暂不宜做腹膜透析治疗。

（5）晚期妊娠、腹内巨大肿瘤及巨大多囊肾患者腹腔容量明显缩小，透析效果不好。但多囊肾等患者如腹腔有足够交换空隙和有效腹膜，仍可选择腹膜透析。

（6）慢性阻塞性肺气肿这类患者进行腹膜透析时可能使膈肌抬高影响肺通气，加重患者呼吸困难。并且膈肌抬高使肺组织受压，易并发肺部感染。

（7）高分解代谢：高分解代谢者小分子代谢产物的生成加速，对小分子物质清除的效能血液透析优于常规腹膜透析。但是如果增加腹膜透析治疗剂量和交换频率、改变透析模式如用自动腹膜透析（APD）、潮式腹膜透析（TPD）、持续流动性腹膜透析（CFPD）治疗，也可有效治疗高分解代谢性患者。

（8）硬化性腹膜炎：反复发作的腹膜炎需要长期大剂量使用高渗腹膜透析液，容易导致硬化性腹膜炎，使腹膜透析的效能下降及失超滤。

（9）极度肥胖，体表面积过大，尤其是肥胖而个子矮的患者，此类患者进行腹膜透析容易透析不充分，常需要大剂量腹膜透析液，发生漏液的现象也较常见。

（10）其他：不能耐受腹膜透析者，不合作患者。腹膜透析需长期留置腹膜透析管，如果患者不合作，给操作带来困难，容易并发腹膜炎，也不能有效进行透析。

五、常用固定方法

【方法】

敷料固定法，贴膜固定法。

【要求】

牢固，美观，舒适，清洁，通畅。

【操作前准备】

1.评估　患者的意识及病情，伤口处皮肤情况，有无分泌物，周围皮肤是否瘙痒、红肿等，评估周围环境，取得患者配合。

2.准备

（1）护士着装整齐，洗手，戴口罩及修剪指甲。

（2）弯盘，棉签，液状石蜡，手套，贴膜，胶布，敷料，纱布，换药包，无菌剪刀。

【操作流程】

1.敷料固定法

（1）护士携用物至床旁，核对患者床号、姓名，检查伤口敷料是否包扎固定良好，评估导管长度及位置，评估皮肤情况。选择合适位置固定导管，保证导管有效固定。

（2）选择 9cm×10cm 大小伤口敷料，用无菌剪刀剪出敷料开口及中心位置0.5cm直径的圆孔。准备抗过敏透气弹性胶布，按胶布背面刻度剪出 14cm×5cm 胶布 2 条，延纵向正中剪开 3 条至7cm处，中间一条宽1cm，边上两条分别宽为2cm（图8-102）。

观察导管出口处伤口，有无红肿、渗血、疼痛等问题，用聚维酮碘溶液消毒伤口处，注意严禁用乙醇消毒导管（图 8-103）。根据导管及伤口位置调整敷料位置，将敷料穿过导管，固定于患者皮肤上（图 8-104）。将一条胶布固定于敷料上，撕开胶布将未剪开的 7cm 固定于敷料上，保证胶布盖过敷料，将剪开的正中一条 1cm 宽胶布缠绕于导管上，两边两条并排贴于敷料上，长度超过敷料，部分固定于敷料，部分固定于皮肤上（图 8-105）。防止导管滑脱可在对侧重新加固一次（图 8-106），利用患者自带导管固定带，将剩余外导管固定于腹部口袋里（图 8-107）。固定完毕后检查导管固定是否牢固。

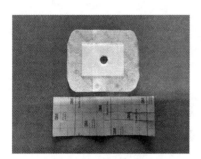

图 8-102　敷料及胶布

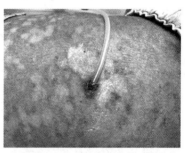

图 8-103　消毒腹膜透析管伤口处

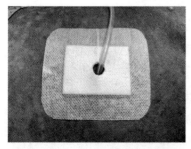

图 8-104　撕下贴纸固定好一侧

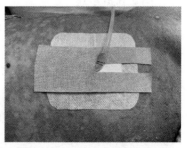

图 8-105　撕去底部贴纸固定底部

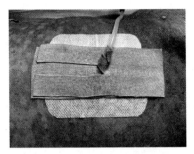

图 8-106　撕去导管固定处贴纸

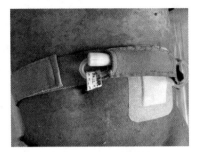

图 8-107　固定导管

2. 透明贴膜法

（1）护士携用物至床旁，核对患者床号、姓名，检查伤口敷料是否包扎固定良好，评估导管长度及位置，评估皮肤情况。选择合适位置固定导管，保证导管有效固定。

（2）选择无菌纱布一块及 10cm×12cm 透明贴膜一张（图 8-108）。观察置管处皮肤有无红肿、渗血、渗液、分泌物、疼痛等不适，消毒周围皮肤，将无菌敷料放于伤口处（图 8-109），用透明贴膜，无张力放置于敷料上方，固定好（图 8-110），固定完毕，检查导管固定情况（图 8-111）。防止固定不牢，导管脱出。

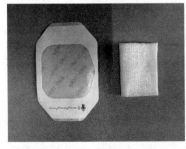

图 8-108　导管固定贴

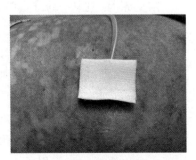

图 8-109　选择合适位置

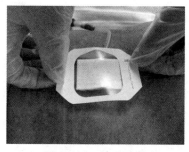

图 8-110　粘贴贴膜

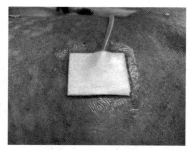

图 8-111　抚平贴膜

六、并发症及应对措施

1. 非感染性并发症

（1）腹膜透析导管功能障碍（导管移位、堵塞）

①导管移位

常见原因：置入位置不当，引出时皮下隧道方向不当，便秘或腹泻等肠蠕动异常，伤口愈合前反复牵拉导管。

应对措施：手法复位，适当增加运动，保持大便通畅。及时排尿。如果仍无效，需手术重新置管。若未影响引流，可暂时不处理，继续观察。

②堵塞

常见原因：血块、纤维蛋白凝块、脂肪球阻塞，大网膜包裹，腹膜粘连，导管受压扭曲。

应对措施：以预防为主，鼓励患者早期下床活动，保持大便通畅。如有血性腹水，可在腹膜透析液中加入肝素，避免血凝块阻塞，避免导管移位。一旦堵塞发生可用 0.9% 氯化钠注射液 50 ～ 60ml 快速、加压推入腹膜后透析导管；如果是纤维素或血块堵塞导管，使用尿激酶封管；发生便秘时，使用活动、按摩、食用粗纤维、服用缓泻剂等方法，保持大便通畅。适量增加活动量。保守治疗无效者可考虑手术处理。如果是导管扭转所致，多发生在术后腹膜透析导管从隧道引出时发生扭转，调整隧道中腹膜透析导管的角度和方向。

（2）腹腔内压力增高所致的疝、胸腔积液、渗漏

①疝

原因：各种原因导致患者腹膜薄弱；手术置管时选用腹正中切口；腹直肌后鞘缝合不紧密；腹膜透析时腹内压升高，站立位、大容量透析液以及高渗透析液的使用；患者营养状况差，切口愈合不良等。

临床表现：局部膨隆，超声检查可以辅助诊断，必要时腹部 CT 可以明确并定位。

预防：主要是避免长时间咳嗽、负重、屏气等增加腹压的动作；避免大容量腹膜透析液留置腹腔，除非病情需要；术前询问相关病史并做详细体检，如果有疝，应在置管手术前修补。

应对措施：护士临床观察有疝的可能性，立即通知医师，一般需要外科手术修补，如果疝不能回纳或有疼痛，可考虑嵌顿，此时需要紧急手术，护士配合医师完善术前准备，实施手术治疗，患者术后回病房后，护士教会患者采取降低腹腔内压的体位，促进修补口愈合。

②胸腔积液

原因：膈肌缺损及腹内压力增高所致。护士临床观察中会发现患者胸闷、气短，需报告医师及时给予处理。

预防措施：避免长时间咳嗽、负重、屏气等增加腹压的动作，避免大容量腹膜透析液留置腹腔，除非病情需要。

应对措施：观察患者呼吸情况，如影响呼吸严重，需暂停腹膜透析，必要时行胸腔穿刺引流。有条件时可行手术修补膈肌。护士可指导患者采取腹内压较低的腹膜透析如卧位、低容量等，

可避免复发。

③管周渗漏

原因：置管时腹膜荷包结扎不严密或损伤腹膜透析导管，腹膜透析液注入腹腔后导致腹内压升高。护士在观察病情时发现液体从管周流出，腹膜透析液放入时尤为明显，常发生在导管置入术后。

应对措施：引流腹膜透析液，放空腹腔，停止腹膜透析24～48小时，避免在渗漏的出口部位进行结扎以免液体进入周围皮下组织。如果在此期间必须透析，可先行小剂量透析或血透，经过腹腔休息后大多数轻度的渗漏可自愈。如果仍然存在，应拔管重置，护理方面要加强营养支持治疗。

（3）出血

①原因：凝血功能障碍，使用抗凝药物，术后不慎损伤腹壁动脉及其分支，女性月经期血液渗至腹腔。

②临床表现：腹壁血肿，手术切口、隧道口出血，血性透析液。

③预防及护理措施：做好术前评估，评估凝血功能和预防凝血，术前停用抗凝药物，如有血性腹透液，用腹膜透析液冲洗。伤口或出口出血应压迫止血，大出血需要手术处理。如与经期有关，无需特殊处理，会自行好转。

（4）腹痛：在排除腹膜炎的前提下腹痛的可能性为乳酸盐刺激腹膜引起的疼痛，可以在透析液中加入碳酸氢钠以提高透析液pH或者加入利多卡因缓解疼痛。导管移位至上腹部引起肋痛，有时可放射至肩部，腹部X线平片确定导管位置，给予复位。导管放置过深，引起会阴部疼痛，常伴有尿意和便意，此时需调整导管位置。透析液过冷或过热，入液速度过快，应调整透析液温度及速度。

2. 感染性并发症

腹膜透析相关腹膜炎：是指患者在腹膜透析治疗过程中由于接触污染、胃肠道炎症、导管相关感染及医源性操作等原因造成致病原侵入腹膜引起的腹腔内急性感染性炎症。

（1）临床表现：护理过程中发现患者出现腹痛、腹膜透析液浑浊，伴或不伴发热的情况时，考虑腹膜炎，化验透析液白细胞计数 $> 100 \times 10^6$/L，中性粒细胞比例 $> 50\%$，透析液培养有病原微生物就可以明确感染的发生。

（2）预防措施：腹膜透析管置管前，护士完善术前准备，术前备皮，保持手术区的清洁，手术过程中注意无菌操作，术后加强出口处的护理，防止出口感染，做好消毒，无菌敷料覆盖伤口，加强健康宣教，腹膜透析过程中一定要注意无菌操作。预防重于治疗，护理人员及患者的无菌操作很重要。

（3）应对措施：在无菌操作下，留取浑浊的腹膜透析液标本，查找病原菌，使用相应的抗菌药物治疗。操作过程中当透析液转清时更换链接短管。

七、注意事项

1. 鼓励患者术后早期下床活动。

2. 术后导管应制动，以利于导管出口处的愈合，减少渗漏、功能不良及导管相关感染的发生率。

3. 在出口完全愈合之前，应用透气性好的无菌纱布覆盖，通常待伤口拆线时再行清洁、换药，但遇渗液、出汗较多、感染或卫生条件不良时，应加强换药。换药应由受过训练的专业人员严格按照无菌要求操作。换药时切勿用乙醇消毒透析管，防止导管被腐蚀损坏，影响使用寿命。

4. 术后2周内应特别注意导管固定，否则可导致出口处损伤和愈合不良。使用敷料或胶布固定导管，在进行各项操作时注意不要牵扯导管。

5. 术后饮食注意事项。食用低盐低脂优质蛋白半流质食物，食用易于消化、富含纤维素、不产气、不胀气的食物。牛奶易于胀气，术后早期不要食用。食物要清洁、新鲜，避免引起腹泻。

6. 保持排便通畅。不要进食产气的食物，防止腹胀。保持良好的排便习惯，必要时可服用缓泻药或灌肠通便。

7. 以平卧或低半卧位休息为主。为防止腹膜透析管移位，不宜单向侧卧位。术后次日起床，1～3天可根据病情床边活动或在搀扶下在病区内走动，但活动量不宜过多。为防止腹膜透析管移位，可平卧位、低半卧位、坐位、左右侧卧位，避免长时间保持同一体位。要避免快速下蹲、站立，避免过度用力增加腹压。

8. 已经放置的导管需要妥善固定，保持密闭性，不可牵拉或扭曲。

9. 更换敷料时，必须严格无菌，消毒过后透析管需抬高，避免聚维酮碘溶液碰到隧道口和透析导管。

10. 固定时沿导管自身弯曲进行固定。

八、健康宣教

1. 给患者讲解留置腹膜透析管的目的、操作过程，减轻患者焦虑。

2. 给患者讲解留置腹膜透析管的重要性，防止脱出，需妥善固定。

3. 给患者讲解腹膜透析管伤口护理的过程及注意事项。

4. 给患者讲解如何观察透析液颜色、量、性质。

5. 给患者讲解腹膜透析液的使用方法、如何提前预热等。

6.给患者讲解居家护理要点。

7.给患者讲解养成每日记录个人体征、体重、出入量等个人日志的重要性。

参 考 文 献

[1]　张柳燕,丁妍,余健,等.改良留置导尿管外固定的方法[J].广东医学,2016,37(z1):267-268.

[2]　龚贤.留置导尿管不同固定方法的研究进展[J].心理医生,2017,23(14):1-2.

[3]　詹黎舒.导尿管不同固定方法对尿道并发症的影响[J].养生保健指南,2017,(21):246.

[4]　朱菱,胡晓莹,谢湘梅.留置导尿管不同固定方法的研究现状[J].实用临床医学,2017,18(3):103-104,107.

[5]　郑惠霞.导尿管留置导致尿路感染的临床分析及护理[J].中国当代医药,2013,20(35):184-187.

[6]　李友芳,张亚萍,张丽.导尿管相关尿路感染原因分析及预防[J].齐鲁护理杂志,2013,19(18):120-121.

第9章

整形专科疾病常见导管固定及护理

第一节　伤口引流管

一、概述

通过引流管将体内积聚的血液、脓液、分泌物、渗出液等排出体外。

二、目的

1. 预防严重感染。

2. 通过引流可达到减轻压力、缓解疼痛、减轻局部水肿的作用。

3. 通过引流减少对周围组织的损害，有利于伤口愈合。

三、适应证

伤口术后引流。

四、常用固定方法

【方法】

高举平台法。

【要求】

牢固，美观，舒适，清洁，通畅。

【操作前准备】

1. 评估

（1）评估引流管通畅，观察引流液颜色、性质、量。

（2）评估伤口敷料处渗液情况，以及周围皮肤情况。

2. 准备

（1）护士：护士着装整齐，洗手，戴口罩及修剪指甲。

（2）物品：弯盘、棉签、手套、胶布。

（3）环境：清洁、舒适。

（4）体位：根据导管位置选择合适的体位。

【操作流程】

高举平台法

（1）护士携用物至床旁，核对患者床号、姓名，确认患者负压引流管压力大小、数量、位置及是否通畅。

（2）洗手，戴手套，用75%乙醇消毒周围皮肤，待干。取医用胶布，按刻度剪出7cm×3cm胶布2条，修边角至美观。用高举平台法将引流管固定在距离切口20cm处，使引流管高于皮肤，目的是防止引流管紧贴皮肤将皮肤压伤（图9-1，图9-2）。

（3）引流管贴护理导管标识，脱手套，洗手。

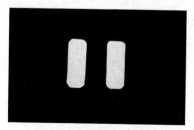

图9-1　高举平台法胶布

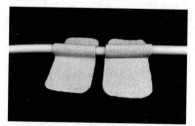

图9-2　高举平台固定法

五、并发症及应对措施

1. 引流不畅

（1）临床表现：引流管堵塞或脱落，导致引流液无法排出，皮下组织有波动感，局部胀痛。

（2）应对措施

①发生皮下积液较多时，临床上医师常规在局部麻醉下切开皮肤，戳空留置一根较细的皮下引流管连接负压引流球，以排出皮下积液。

②局部加压包扎。

2. 感染

（1）临床表现：伤口周围皮肤红肿。

（2）应对措施

①保持伤口及周围皮肤清洁干燥，伤口有液体渗出时及时更换敷料。

②保持引流通畅，严格执行拔管指征，及时拔除引流管。

3. 出血

（1）临床表现：引流管内可见新鲜血液渗出。

（2）应对措施

①发现异常立即报告医师。

②密切观察引流液颜色、性质、量，做好护理记录。

③密切观察患者生命体征及意识情况，必要时记录每小时尿量，防止患者出现休克。

④建立静脉通路，为补液、抢救做好准备。

六、注意事项

1. 引流袋不得高于伤口，倾倒引流液时应夹闭引流管，完毕后应保持引流管呈负压状态。

2.记录好引流液的颜色、性质、量，并报告医师。

3.保持引流管出口部位的敷料清洁、干燥，定时换药，以免感染。

4.固定好引流管，防止引流管脱出，固定时应避免周围皮肤受压。

5.随时观察引流管出口周围皮肤有无发红、肿胀等异常现象，一般在术后48小时后，根据渗液情况进行拔管。

七、健康宣教

1.保持引流管导管通畅，随时观察，不要受压和扭曲，以免影响引流。

2.保持引流管有效固定，避免牵拉，以免引流管脱出，导致皮下组织坏死，伤口愈合缓慢，以及瘢痕形成，影响美观。

第二节　VSD引流管(创面负压疗法)

一、概述

负压引流装置是由高分子聚合材料、聚乙烯醇制成的医用泡沫敷料，泡沫内置2根有多孔的硬性硅胶引流管包裹多侧孔引流，使泡沫材料成为引流管和被引流区之间的中介。再利用透性粘贴薄膜封闭被引流区，使之与外界隔绝，接通负压源形成一个高效负压引流系统。

二、目的

1.清除坏死组织，减少创面细菌数量。

2. 通过增加毛细血管充盈，增加创面血流。

3. 促进白细胞及纤维细胞生长，促进创面愈合。

三、适应证

1. 创面和体腔引流。

2. 体表伤口引流，如感染伤口。

3. 体表创面，慢性伤口，如结核性创面。

4. 下肢静脉溃疡。

5. 整形植皮创面。

6. 中小面积深度烧伤创面。

四、禁忌证

1. 肿瘤创面。

2. 大量坏死组织未去除的创面：如湿性坏疽、干性焦痂。

3. 感染未控制脊髓炎。

4. 创面基底有脆弱大血管。

五、常用固定方法

【方法】

高举平台法。

【要求】

牢固，美观，舒适，清洁，通畅。

【操作前准备】

1. 评估

（1）评估引流管通畅，观察引流液颜色、性质、量。

（2）评估伤口敷料处渗液情况，以及周围皮肤情况。

2. 准备

（1）护士：护士着装整齐，洗手，戴口罩及修剪指甲。

（2）物品：弯盘、棉签、手套、胶布。

（3）环境：清洁、舒适。

（4）体位：根据导管位置取合适体位。

【操作流程】

高举平台法

（1）护士携用物至床旁，核对患者床号、姓名，确认患者负压引流管压力大小、数量、位置及是否通畅。

（2）洗手，戴手套，用 75% 乙醇消毒周围皮肤，待干。取医用胶布，按刻度剪出 7cm×3cm 胶布 2 条，修边角至美观。用高举平台法将引流管固定在距离切口 20cm 处，使引流管高于皮肤，目的是防止引流管紧贴皮肤将皮肤压伤（图 9-3，图 9-4）。

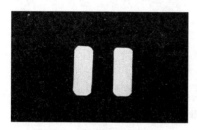
图 9-3　高举平台法胶布

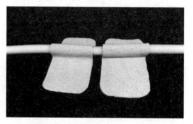
图 9-4　高举平台固定法

（3）将负压引流瓶放置于床旁。

（4）引流管、引流瓶贴护理导管标识，脱手套，洗手。

六、并发症及应对措施

1. 创面持续出血

（1）临床表现：引流管内有大量新鲜血。

（2）应对措施：禁忌使用于暴露血管和脏器（可用较低压力 40 ～ 60mmHg）。

2. 负压引流管堵塞

（1）临床表现：术后渗血或脓性分泌物堵塞导管，致使引流不畅。

（2）应对措施

①术后 48 小时内对引流管进行冲洗，以每日 500ml 冲洗量持续冲洗。

②渗出液减少后可间断冲洗。

3. 薄膜下有积液

（1）临床表现：刺破薄膜引起慢性漏气后负压过低，使渗液引流不充分积聚在薄膜下。

（2）应对措施

①术后密切观察负压引流装置的密封效果，若有漏气及时补救。

②充分做好术前皮肤准备，关节部位裁剪粘贴牢固。

4. 局部疼痛

（1）临床表现：术后负压压力大，导致患者伤口疼痛。

（2）应对措施：负压模式可调节为持续与间接相结合的低压吸引模式以减轻患者不适及疼痛。

七、注意事项

1. 保持有效负压，负压大小以能吸收渗血、渗液，且不使引流管阻塞为准。

2. 导管护理，保持引流管通畅，导管密闭无菌。引流瓶处于安全位置，低于伤口 60cm 处。

3. 引流瓶处理：更换引流瓶时，应先使用止血钳夹闭引流管，关闭负压，再更换引流瓶，调节好负压后再打开止血钳。

4. 严密观察引流液的颜色、性质、量。

八、健康宣教

1. 正确评估患者疼痛，指导患者预防或减轻疼痛的方法，疼痛加重时，可调节负压大小。

2. 在治疗期间鼓励患者进食高蛋白、高热量、富含维生素食物，加强自身营养，以促进伤口愈合。

3. 易压迫部位应经常更换体位，防止引流管被压或打折，影响引流效果。

参 考 文 献

[1]　黄璐璐 .VSD 负压引流术的临床护理 [J]. 医学美学美容 (中旬刊), 2014, (7):294-295.

[2]　潘焕丽，薛海峰，韩珊，等 . 持续负压封闭引流 (VSD) 技术在难愈性创面中的临床应用 [J]. 中国医师杂志 , 2014, (z2):141-142.

第 10 章

甲状腺及乳腺疾病常见导管固定及护理

第一节　颈前引流管

一、概述

颈前引流管经过颈前皮肤切口穿出体外，将体内积聚的脓液、渗出血液、组织液及其他液体导引出体外。

二、目的

可有效地预防切口积液、积血和继发感染，防止出现血肿压迫气管而引起的呼吸困难或窒息；还有利于减少术后残腔，并促使创面尽快愈合。

三、适应证

1. 颈部食管穿孔超过 24 小时或经非手术治疗，出现发热、白细胞计数增多、颈部纵隔感染及脓肿形成者，经颈部行手术引流。

2. 原发性和继发性甲状腺功能亢进。

3.甲状腺肿瘤和单纯性甲状腺肿。

四、禁忌证

对不伴有颈侧区淋巴结转移的甲状腺癌患者行单侧或双侧腺叶切除 + 中央区淋巴结清扫术时。

五、常用固定方法

【方法】

导管固定贴固定法,透明贴膜高举平台固定法。

【要求】

牢固,美观,舒适,清洁,通畅。

【操作前准备】

1.评估　患者的意识及病情,观察引流液的颜色、性质、量;观察伤口周围皮肤。

2.准备

(1)护士:护士着装整齐,洗手,戴口罩及修剪指甲。

(2)物品:弯盘、手套、3M 胶布两条、别针。

(3)环境:清洁、舒适。

(4)体位:端坐位或半卧位。

【操作流程】

1.导管固定贴固定法

(1)护士携用物至床旁,核对患者床号、姓名,确认患者颈前引流管位置。

(2)查看患者颈前引流管是否通畅,颈部伤口敷料是否有渗血、渗液,颈部及肩部是否有肿胀、发绀,询问患者是否有憋气等症状。

(3)取出导管固定贴,在患者颈部伤口下方,距离伤口约

20cm处粘贴伤口固定敷料,将颈前引流管放入,将固定带粘贴好,松紧适宜,不宜过紧,以免脱出;导管固定贴污染、松脱时及时更换（图10-1至图10-3）。

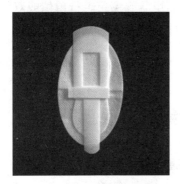

图 10-1　导管固定贴

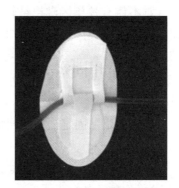

图 10-2　固定导管

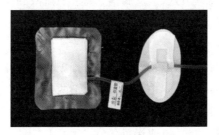

图 10-3　固定效果

2.透明贴膜高举平台固定法

（1）护士携用物至床旁，核对患者床号、姓名，确认患者颈前引流管位置。

（2）查看患者颈前引流管是否通畅，颈部伤口敷料是否有渗血、渗液，颈部及肩部是否有肿胀、发绀，询问患者是否有憋气等症状。

（3）取出透明贴膜，在患者颈部伤口下方，距离伤口约

20cm 摆正颈前引流管位置，撕开透明贴膜，将导管放于透明贴膜中央，在导管下方将贴膜对粘约 5mm，避免导管直接压在皮肤上。贴膜卷边、被污染、松脱时应随时更换（图 10-4，图 10-5）。

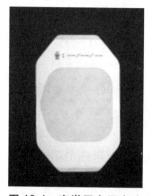

图 10-4　高举平台固定法所用贴膜

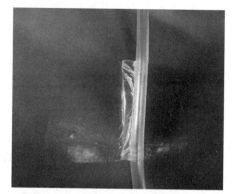

图 10-5　透明贴膜高举平台法固定

六、并发症及应对措施

1. 出血

（1）原因

①术后出血经常发生在剧烈呕吐、咳嗽、打喷嚏、排便或排尿时用力屏气和剧烈的颈部活动之后，因为这些动作可导致静脉回流压力升高，使原本闭合的血管重新开放出血。

②甲状腺上下极血管、中静脉结扎线脱落导致大出血。由于肌肉间常有一些小血管，处理不当易导致术后出血。这些血管结扎线一旦脱落，易引起大量出血，危及患者生命。

（2）应对措施

①密切观察病情，保持呼吸道通畅，观察有无声音嘶哑、

喉头水肿、舌后坠等情况。

②妥善固定引流管，检查有无漏气、打折等。密切观察引流液的颜色、量、性质、速度（每小时不超过 60ml），并记录，观察敷料处渗出情况。

③密切观察局部切口渗血情况，有无血肿发生。床旁备好气管插管吸痰等抢救物品。

④术后可使用止咳、止吐药物减少咳嗽、呕吐的发生，避免血管压力的升高。

⑤拔除引流管时应提前去除负压，禁忌动作粗暴，降低拔管过程出血发生率。

2. 呼吸困难和窒息

（1）临床表现：由于手术部位血肿、呼吸道完全堵塞等原因引起呼吸困难、窒息。

（2）应对措施：

①床边备气管切开包，如果呼吸道完全阻塞，须急行气管切开术。

②抬高床头 45°，防止手术部位形成血肿。鼓励患者深呼吸，有痰时应咳嗽。

③嘱患者少说话，让声带和喉部处于休息状态。按需给予吸氧。

④如果患者不能自主地清理呼吸道，给予吸痰。

3. 引流管脱出

（1）临床表现：与翻身活动致引流管扭曲、折叠、受压、脱落等有关。

（2）应对措施

①妥善固定，通畅引流。

②防止引流管打折、受压。

③观察并记录引流液的色、性质、量。

④观察患者呼吸及伤口有无出血、肿胀。

4. 喉上神经损伤

（1）临床表现

①外支（运动支）：与甲状腺上动脉贴近、同行，支配环甲肌，损伤后引起声带松弛、声调降低。

②内支（感觉支）：分布在喉黏膜上，手术损伤会出现反射性咳嗽、误咽、饮水呛咳。

（2）应对措施

①指导患者饮食，坐起进流质饮食或半流食、半固体食物。

②采用低头吞咽的姿势可缓解。

5. 皮瓣坏死

（1）临床表现：静脉回流不畅，引起肿胀。

（2）应对措施

①将坏死组织剪除，给予伤口换药，合理使用血管扩张药、抗生素。

②严密观察皮瓣血供，保持引流通畅。

③保持伤口周围皮肤清洁，改善末梢血供。

七、注意事项

1. 引流通畅，合理放置：根据各导管的走向，顺势放置，保持导管通畅，避免逆流；两类导管保持一定的距离，不可捆绑在一起固定，避免污染。

2. 妥善固定引流管，防止其脱落：在搬运和翻身过程中，应先夹闭导管，再用别针把引流管固定在衣裤上。体位确认后，开放夹子，保持引流通畅。各类导管都要留有足够长度，便于患者翻身、拍背和接受治疗。

3.观察引流液的量、颜色、性质，认真记录并做好交班。在临床中负压引流袋的刻度有误，记录时要将引流液置入量杯中测量再记录，以保证出入量的准确性。

4.24小时后引流液一般在50ml以下，引流物为稀薄的淡红色液体。若引流量过多，颜色鲜红，可能有出血征象。若引流量过少可能是导管堵塞或有受压、扭曲、漏气发生，应仔细观察并及时处理。

5.保持无菌密闭：经常检查引流管各连接处，确定其连接紧密，要防止漏液或脱落造成逆行感染。

6.注意引流瓶的位置不能高于患者插管口的平面。搬动患者时，应先夹闭引流管；引流液超过瓶体一半时，及时倾倒，以防因液面过高所致的逆流污染。

7.注意保持各种引流管与伤口或黏膜接触部位的洁净，以防感染。

八、健康教育

1.休息：劳逸结合，适当休息和活动。

2.饮食：指导患者进食高钙低磷饮食，如各种乳制品、豆制品、海带、水果等。戒烟酒，忌食辛辣刺激食物。

3.心理调适：引导患者正确面对疾病，合理控制情绪，保持精神愉悦。

4.向患者及家属说明留置引流管的目的、重要性，强化医疗安全意识。防止高龄患者、情绪不稳定及麻醉未清醒患者将引流管拔除，若发现引流管脱落及时通知医师，给予处理。

5.带有引流管的患者均有焦虑、恐惧等不良心理状况。向患者应充分解释以消除紧张、恐惧、焦虑等不良心理，使患者积极配合治疗，早日康复。

第二节　腋窝引流管

一、概述

腋窝引流管是腋窝手术术后留置的常用导管。

二、目的

引流术后腋下伤口的积血、积液。

三、适应证

适用于腋窝淋巴结清扫术、腋窝肿物切除术后需放置引流管的情况。

四、常用固定方法

【方法】

导管固定贴固定法，透明贴膜高举平台固定法。

【要求】

牢固，美观，舒适，清洁，通畅。

【操作前准备】

1. 评估　患者的意识及病情，腋窝引流管是否通畅，观察周围皮肤，引流液颜色、性状、量。

2. 准备

（1）护士：护士着装整齐，洗手、戴口罩。

（2）物品：弯盘、手套、导管固定贴 1 个或透明贴膜 1 张。

（3）环境：清洁、舒适。

（4）体位：端坐位或半卧位。

【操作流程】

1. 导管固定贴固定法

（1）护士携用物至床旁，核对患者床号、姓名，确认患者腋窝引流管位置。

（2）查看患者腋窝引流管是否通畅，伤口敷料是否有渗血、渗液。

（3）取出导管固定贴，在患者腋下伤口下方粘贴伤口固定敷料。将腋窝引流管放入，将固定带粘贴好，松紧适宜，不宜过紧，以免脱出。导管固定贴污染、松脱时应及时更换（图 10-6，图 10-7）。

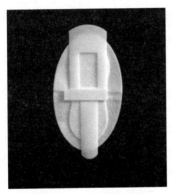
图 10-6 导管固定贴

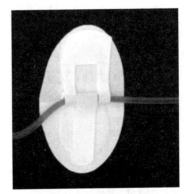
图 10-7 固定导管

2. 透明贴膜高举平台固定法

（1）护士携用物至床旁，核对患者床号、姓名，确认患者腋窝引流管位置。

（2）查看患者腋窝引流管是否通畅，伤口敷料是否有渗血、渗液。

（3）摆正腋窝引流管位置，取出透明贴膜，撕开透明贴膜，在患者腋下伤口下方将导管放于透明贴膜中央，在导管下方将贴膜对粘约 5mm，避免导管直接压在皮肤上。贴膜卷边、被污染、松脱时随时更换（图 10-8，图 10-9）。

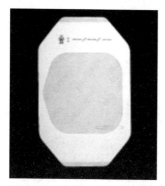 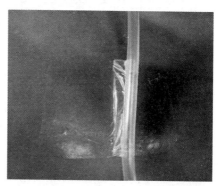

图 10-8　高举平台固定法所用贴膜　　　图 10-9　透明贴膜高举平台固定法

五、并发症及应对措施

1. 引流管堵塞

（1）原因：由于腋窝伤口积血或者血凝块未及时流出所导致。

（2）应对措施：应定时观察引流液的颜色、性质、量，准确记录；挤捏引流管，帮助积血、积液排出，加强交接班，询问患者有无不适症状，发现异常及时报告医师，必要时手术清除积血。

2. 引流管负压消失

（1）原因：负压引流球未紧密连接或墙壁负压吸引压力调节不当所致。

（2）应对措施：保持负压吸引球压缩状态；墙壁负压调节

适当，连接管紧密连接，保持负压。

3. 脱管

（1）原因：由于固定松动或者患者不慎拔除所致。

（2）应对措施：应有效固定，扩大导管固定贴及透明贴膜的固定范围，如遇污染、松动、卷边及时更换；加强交接班，向患者及家属交代注意事项。

六、注意事项

1. 固定过程中保证导管固定贴、透明贴膜黏性良好，固定妥善、美观。

2. 发现松动、污染、贴膜卷边及时给予更换。

3. 若患者躁动，应合理使用约束带，必要时通知医师适当使用镇静药物严防脱管。

4. 负压引流球或墙壁负压保持压力，有效吸引；发现压力异常，及时给予调节。

5. 教会患者及家属听闻墙壁负压吸引抽吸声，发现异常及时报告护士。

七、健康宣教

1. 放置腋窝引流管后，清淡饮食，避免辛辣、刺激食物。

2. 给患者讲解放置引流管的必要性、目的，减轻患者焦虑，取得患者配合。

3. 告诉患者如有不适，应及时告知医护人员。

4. 给患者讲解腋窝引流管固定的方法。

5. 告诉患者脱管的危害，躁动患者必要时给予约束。

第三节　腋下引流管

一、概述

腋下放置负压引流管，保持有效的负压吸引可以预防皮下积液和感染，并可以促进切口的愈合。

二、目的

为了术后做持续负压吸引，有利于切口皮瓣的贴合，促进切口的尽快愈合，防止皮下积液的发生。

三、适应证

1. 乳腺癌和部分良性乳腺癌术后。
2. 乳腺癌术后皮下积液。

四、禁忌证

腋下引流管无绝对的禁忌证。

五、常用固定方法

【方法】
导管固定贴固定法，透明贴膜高举平台固定法。
【要求】
牢固，美观，舒适，清洁，通畅。
【操作前准备】
1. 评估　患者的意识及病情，腋下引流管是否通畅，观察伤口周围皮肤，引流液颜色、性状、量。

2. 准备

(1) 护士：护士着装整齐，洗手，戴口罩及修剪指甲。

(2) 物品：弯盘、手套、导管固定贴 1 个或透明贴膜 1 张。

(3) 环境：清洁、舒适。

(4) 体位：端坐位或半卧位。

【操作流程】

1. 导管固定贴固定法

(1) 护士携用物至床旁，核对患者床号、姓名，确认患者腋下引流管位置。

(2) 查看患者腋下引流管是否通畅，伤口敷料是否有渗血、渗液。

(3) 取出导管固定贴，在患者腋下伤口下方粘贴伤口固定敷料。将腋下引流管放入，将固定带粘贴好，松紧适宜，不宜过紧，以免脱出。导管固定贴污染、松脱时应及时更换（图 10-10，图 10-11）。

2. 透明贴膜高举平台固定法

(1) 护士携用物至床旁，核对患者床号、姓名，确认患者

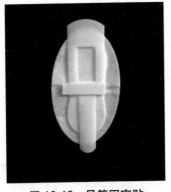

图 10-10　导管固定贴

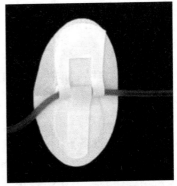

图 10-11　固定导管

腋下引流管位置。

（2）查看患者腋下引流管是否通畅，伤口敷料是否有渗血、渗液。

（3）摆正腋下引流管位置，取出透明贴膜，撕开透明贴膜，在患者腋下伤口下方将导管放于透明贴膜中央，在导管下方将贴膜对粘约 5mm，避免导管直接压在皮肤上。贴膜卷边、被污染、松脱时随时更换（图 10-12，图 10-13）。

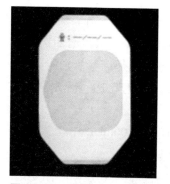
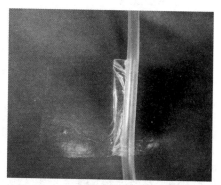

图 10-12　高举平台固定法所用贴膜　　　　图 10-13　透明贴膜高举平台固定法

六、并发症及应对措施

1. 感染

（1）临床表现：在短时间内出现鲜红色血液，引流量增多，应检查是否有活动性出血。

（2）应对措施

①维持负压状态及无菌，应定期检查引流装置是否密封，引流瓶有无裂缝，各衔接处是否完好，以免漏气或滑脱。严格按无菌操作，防止污染。患者下床活动时，应嘱患者将引流瓶

装于裤袋内或提在手中，保持引流瓶低于引流口高度，防止倒灌及逆行感染。保持负压引流管通畅，定期检查引流管是否发生曲折、受压，并定时捏挤引流管，避免管腔被凝血块阻塞。

②注意观察引流液的颜色、量、性状及流速。正常情况下，术后24小时内，引流液为血性，一般不应超过200ml，如果在短时间内出现鲜红色血液，引流量增多，应检查是否有活动性出血，立即通知医师，给予处理。

2. 导管脱落

(1) 临床表现：因护理不当，翻身、起身时导管脱出。

(2) 应对措施：及时用手指捏压伤口，立即通知医师及护士，切勿惊慌，医护人员到达后协助医师进一步消毒处理。绝不可以将脱出的引流管再插入体内，避免造成污染或损伤。

3. 出血

(1) 临床表现：如引流液每小时超过100ml并连续3小时，且为鲜红色、易凝固，说明有活动性出血。

(2) 应对措施：遵医嘱给予心电监护，密切监测心律变化，术后给予加压包扎、止血。2小时未止血，予以清创止血。

七、注意事项

1. 装置密封及无菌　在使用前应严格检查引流装置是否密封及引流管是否畅通，引流瓶有无裂缝，各衔接处包括皮肤切口处均要求密封，以免发生漏气或滑脱，并按无菌操作安装，防止污染。

2. 保持引流通畅　注意防止引流管发生曲折和受压，并定时捏挤引流管，避免管腔被凝血块阻塞。

3. 妥善固定　将引流管固定在床沿上，引流管的长度适中，避免因坐起牵拉而引发引流管口疼痛或引流管脱出。患者下床活动时，可将引流瓶放入同侧上衣口袋内，同时提醒患者在活动时注意保护引流瓶不受挤压碰撞，避免引流瓶滑脱破裂，保证患者的安全。另外，引流瓶不应高于导管出口位置，避免引流液逆流，造成感染。

4. 观察　注意观察引流液的颜色、量、性状及流速、温度。正常引流液应为暗红色，术后 24 小时内引流液约为 200ml。如果在短时间内出现鲜红色血液，触摸引流管有温热感，提示有出血，应立即通知医师处理。引流液过多时，可在引流瓶上引流液水平位置贴一细条胶布并标注，同时注明时间，便于继续观察。还可遵医嘱采取胸带加压、沙袋加压、使用止血药物等止血措施。引流量过多、过快时应及时到手术室行再次止血。每日更换引流瓶 1 次，采取无菌操作，避免污染，并测量记录 24 小时引流量。

5. 保持适宜的负压压力　负压过大会造成引流管的侧孔紧吸组织，引流不畅，渗出液聚集在体内不能及时排出，造成皮下积液和皮瓣漂浮。临床工作中，我们可掌握在用手搓捏引流管可被滑动的标准。

八、健康宣教

1. 向患者及家属耐心讲解留置腋下引流管的注意事项及重要性，缓解患者的紧张心理。

2. 注意观察伤口敷料有无渗血、渗液，如有少量渗液应及时更换敷料，防止敷料潮湿造成伤口感染。

3. 切忌洗浴时污染引流口，最好擦浴。

4. 为患者提供清洁与安静的环境，保证患者休息和足够的睡眠。

5. 给予高蛋白、高维生素饮食，保持大便通畅。

第四节　胸壁引流管

一、概述

胸壁引流管是乳腺手术术后留置的常用导管。

二、目的

引流术后胸部伤口的积血、积液。

三、适应证

适用于胸部乳腺手术后需放置引流管的情况，包括乳腺癌根治术、乳腺癌改良根治术、乳腺部分切除术、乳房肿物切除术、副乳切除术等手术。

四、常用固定方法

【方法】

导管固定贴固定法，透明贴膜高举平台固定法。

【要求】

牢固，美观，舒适，清洁，通畅。

【操作前流程】

1. 评估　患者的意识及病情，胸壁引流管是否通畅，观察周围皮肤，引流液颜色、性质、量。

2. 准备

(1) 护士：着装整齐、洗手、戴口罩。

(2) 物品：弯盘、手套、导管固定贴1个或透明贴膜1张。

(3) 环境：清洁舒适。

（4）体位：半坐卧位。

【操作流程】

1. 导管固定贴固定法

（1）护士携用物至床旁，核对患者床号、姓名，确认患者胸壁引流管位置。

（2）查看患者胸壁引流管是否通畅，伤口敷料是否有渗血、渗液，患者是否有胸闷、憋气症状。

（3）取出导管固定贴，在患者胸部伤口下方粘贴伤口固定敷料，将胸壁引流管放入，将固定带粘贴好，松紧适宜，不宜过紧，以免脱出；导管固定贴污染、松脱时应及时更换（图 10-14，图 10-15）。

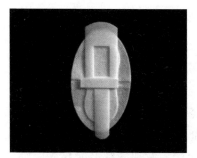 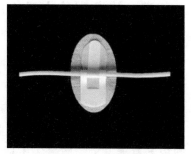

　　图 10-14　导管固定贴　　　　　　图 10-15　固定导管

2. 透明贴膜高举平台固定法

（1）护士携用物至床旁，核对患者床号、姓名，确认患者胸壁引流管位置。

（2）查看患者胸壁引流管是否通畅，伤口敷料是否有渗血、渗液，患者是否有胸闷、憋气症状。

（3）摆正胸壁引流管位置，取出透明贴膜，撕开透明贴膜，在患者胸部伤口下方将导管放于透明贴膜中央，在导管下方将贴膜对粘约 5mm，避免导管直接压在皮肤上。贴膜卷边、被污染、松脱时应随时更换（图 10-16，图 10-17）。

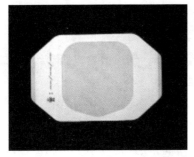 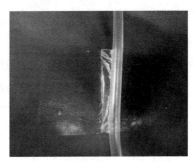

图 10-16　高举平台固定法所用贴膜　　图 10-17　透明贴膜高举平台固定法

五、并发症及应对措施

1. 引流管堵塞

（1）原因：由于胸部伤口积血或者血凝块未及时流出所导致。

（2）应对措施：应定时观察引流液的颜色、性质、量，准确记录；挤捏引流管，帮助积血、积液排出，加强交接班，询问患者有无胸闷、憋气等不适症状，发现异常及时报告医师，必要时手术清除积血。

2. 引流管负压消失

（1）原因：负压引流球未紧密连接或墙壁负压吸引压力调节不当所致。

（2）应对措施：保持负压吸引球压缩状态；墙壁负压调节适当，连接管紧密连接，保持负压。

3. 脱管

（1）原因：由于固定松动或者患者不慎拔除所致。

（2）应对措施：应有效固定，扩大导管固定贴及透明贴膜的固定范围，如遇污染、松动、卷边及时更换；加强交接班，向患者及家属交代注意事项。

六、注意事项

1. 固定过程中保证导管固定贴、透明贴膜黏性良好，固定妥善、美观。

2. 发现松动、污染、贴膜卷边及时给予更换。

3. 若患者躁动，应合理使用约束带，必要时通知医师适当使用镇静药物严防脱管。

4. 负压引流球或墙壁负压保持压力，有效吸引；发现压力异常，及时给予调节。

5. 教会患者及家属听闻墙壁负压吸引抽吸声，发现异常及时报告护士。

七、健康宣教

1. 放置胸壁引流管后，清淡饮食，避免辛辣、刺激食物。

2. 给患者讲解放置引流管的必要性、目的，减轻患者焦虑，取得患者配合。

3. 告诉患者如有胸闷、憋气等不适，应及时告知医护人员。

4. 给患者讲解胸壁引流管固定的方法。

5. 告诉患者脱管的危害，躁动患者必要时给予约束。

第 11 章
预防导管滑脱相关规定及辅助措施

第一节　住院患者导管滑脱预防及管理制度

一、概述

导管滑脱又称意外拔管（unplanned extubation，UE），是指导管意外脱落或未经医护人员同意，患者将导管拔除，也包括医护人员操作不当所致拔管。一旦发生导管滑脱，可能对患者生理及心理造成损伤、延长住院时间、增加费用，甚至导致病死。

二、导管滑脱管理制度

1. 医务人员应本着预防为主的原则，认真评估患者是否存在导管滑脱危险因素，要及时制定防范计划与措施，并做好交接班。

2. 导管分类

(1)高危导管：气管插管、气管切开套管、T管、胸腔引流管、吻合口以下的胃管（食管、胃、胰十二指肠切除术后）、胰管、前列腺及尿道术后的导尿管。

（2）中危导管：三腔二囊管、各类造瘘管、腹腔引流管、膀胱引流管、深静脉置管、PICC 等。

（3）低危导管：导尿管、普通氧气管、普通胃管。

3. 导管安全管理

（1）评估内容：留置时间、部位、深度、固定、是否通畅、局部情况、护理措施（包括宣教）等。

（2）评估时间要求：高危导管至少每班评估一次，中危和低危导管根据护理记录频次评估，所有导管有情况随时评估。告知患者及家属导管滑脱的注意事项，在患者床尾挂"防导管滑脱"标记。

（3）记录：评估内容应及时记录于病情护理记录单上，发生意外导管滑脱、拔除时均须如实及时记录。

（4）对患者及家属及时进行宣教，使其充分了解预防导管滑脱的重要意义。

（5）加强巡视，定期评估导管情况，随时了解患者情况并记好护理记录。对存在导管滑脱危险因素的患者，根据情况安排家属陪伴。

4. 导管滑脱预防管理

（1）各科室严格执行住院患者导管滑脱评估工作制度，对相关患者进行导管滑脱的风险评估，保证评估工作的连续性与动态性，对有导管滑脱风险的患者，科室应依据防范预案对患者实施护理干预。

（2）各科室定期组织安全隐患分析会，对可能造成导管滑脱的各类原因进行分析与总结，难点问题及时上报护理部。

（3）护理部定期对各科室住院患者导管滑脱的防范与管理

情况进行检查，对没有落实住院患者导管滑脱防范预案及患者发生导管滑脱隐瞒不报的科室进行质控。

（4）护理部、科室定期分析在院患者导管滑脱原因，完善防范预案，保证护理安全。

三、如何预防导管滑脱

1. 脱管相关危险因素的评估

（1）患者因素：躁动与意识不清。

①谵妄是引起患者自行拔管的重要因素。谵妄状态的患者清醒期与谵妄交替出现，昼轻夜重，夜班护士忽视患者拔管的可能而未对其进行有效的约束，导致患者自行拔管。

②意识障碍与患者的自行拔管密切相关。

③患者紧张、烦躁、悲观、绝望的情绪，其结果是不配合治疗和护理，造成意外拔管。

④疼痛引起焦虑和躁动是导致意外拔管的重要原因。

⑤夜间意外拔管多于白天，夜间迷走神经兴奋，心率、呼吸频率降低、肺泡通气不足、二氧化碳（CO_2）潴留、血氧饱和度（SpO_2）较清醒时低，易出现头痛、烦躁、幻觉等精神障碍，大部分患者在睡眠状态拔管。

⑥气管插管患者无法说话或吞咽，咳嗽时有痰或异物感，鼻黏膜、鼻翼和口唇因压迫出现红肿或压迫性溃疡导致自行拔管。

⑦术后麻醉未醒、语言表达不清的高龄患者，对插管极不耐受，是潜在的有意或无意拔管的危险因素。

（2）护士相关因素：护理工作超负荷，护理患者经验不足，责任心欠缺等。

①拔管、脱管易发生在护士工作繁忙时。

②1 名护士同时护理 2 名以上机械通气的患者时。

③对烦躁不安或意识不清的患者未使用镇静药或不能合理运用镇静药也可引起患者拔管、脱管。

④气管插管多数用胶布固定在患者面颊部，当患者出汗或分泌物多时，使胶布脱落而导管脱出。

2. 意外拔管易出现时间

（1）护士夜间换班时。

（2）护士换班前后 1 小时。

（3）患者接受护理时。

（4）缺乏经验的护士上班时。

（5）护士不在患者床旁时。

3. 采取保护性措施

（1）各种导管妥善固定，保持适度的松紧。

（2）对神志不清、烦躁不安及躁动的患者或有轻生倾向的患者，要求家属 24 小时陪护，并酌情使用保护性约束工具，或根据医嘱给予镇静药物。护士应向陪护者实施宣教告知，严禁陪护者擅自解开约束工具。

（3）加强巡视，注意观察各种导管的固定、在位及通畅情况，并按专科护理要求做好护理记录。

（4）如缝针、贴膜、胶布及固定带等受潮、松脱时应及时更换处理。更换气管插管或气管切开套管者的胶布、固定带时，应两人操作，一人固定套管，另一人更换。

（5）严格执行交接班制度，所有导管必须实行床旁交接，交接双方应对患者的置管逐一查看是否固定、通畅、引流物性状、有无渗血等，要认真检查气管套管固定带的松紧度及气囊的充盈度等。

（6）履行健康教育职责，应向患者及家属宣教置管的目的、重要性及脱管的危害性，并安慰患者，以取得患者的主动配合，特别是不能耐受气管插管或气管切开插管患者，要强化宣教和巡视。可以制定专门的导管自我护理宣教处方。

①应同时做好清醒患者和陪护的宣教。

②意识不清者在意识转清的第一时间告知患者，各导管的重要性和注意事项。

③对发生导管滑脱高危险患者陪护必须提高警觉。

④如有需要可按呼叫铃请护理人员给予协助，或需暂时离开患者时请告知护理人员，并将呼叫铃置于患者可碰触之处。住院期间的健康教育，还应包括带管出院的院外患者的导管维护指导及发生意外情况时的处理措施。

（7）护士长要对高风险患者防范措施进行检查与评估，确保各项工作的落实。

总之，置管期间应加强观察、巡视、宣教、固定、交接及记录（必须记录置管长度等）。加强易拔（脱）导管、重点患者和重点时段管理，提高患者和家属自护能力可有效预防意外拔（脱）管的发生。

四、导管滑脱的处置流程

1. 一旦发现患者意外脱管，应立即进行紧急处理，并设法通知医师，给予相应的处理，禁止将导管回送。

2. 对患者病情进行初步判断，病情加重者，立即准备急救药品、器材，就地配合医师给予处置；病情暂时平稳者要严密观察病情变化。

3. 根据情况遵医嘱进行相关的检查与治疗。

4. 认真记录患者导管滑脱经过及救治与护理过程。

5. 严密观察病情，床旁交接班。

6.逐级上报,报告程序与时限按照《护理不良事件报告制度》执行。

7.护士长组织护士检查分析滑脱原因,总结经验教训,制定整改措施。

第二节　不良事件上报制度

一、医疗安全（不良）事件的定义及范围

1.定义　是指临床诊疗活动中以及医院运行过程中,任何可能影响患者的诊疗结果、增加患者的痛苦和负担,并可能引发医疗纠纷或医疗事故,以及影响医疗工作的正常运行和医务人员人身安全的因素和事件。发生或者发现医疗安全不良事件时,医务人员应立即采取有效措施,防止损害扩大,并及时向所在科室负责人报告。

2.范围　涵盖医疗、护理、感染管理、医疗器械管理和运行、行政后勤等各个部门,具体包括如下。

（1）诊疗失误导致患者出现非正常死亡、严重并发症、严重功能障碍及住院时间延长、住院费用增加等医疗事件。

（2）患者在住院期间发生的跌倒、坠床、用药错误、走失、烫伤、误吸或窒息及其他与安全有关的意外。

（3）不符合临床诊疗规范的操作。

（4）严重药物不良反应或输血不良反应。

（5）因医疗设备器械原因给医患带来的损害。

（6）因医务人员或陪护人员给患者带来的损害。

（7）严重院内感染。

（8）门急诊、后勤、保卫、信息等不良事件。

（9）及时发现错误未造成事实的隐患事件以及各类可能引发医疗纠纷的事件。

（10）可能给医院带来经济损失的事件。

（11）可能给医务人员带来人身损害或经济损失的事件。

（12）可能给医院带来信誉等各种损失的事件。

（13）提供何种服务时发生：手术、转运、镇痛、门诊、输血、留观、介入诊疗（导管）、洗浴、医技检查、清扫、康复治疗、计划免疫、饮食、其他。

二、医疗安全（不良）事件报告目的

1. 建立不以惩罚为目的患者安全通报系统，它是缺陷管理数据的来源渠道。该渠道越畅通越好，数据越广泛越好。

2. 以发现错误、分析错误本质的原因为目的，通过了解"错误"，提高对"错误"的识别能力和"免疫"能力。

3. 避免同样的错误反复发生于不同的部门或个人。

4. 改变面对错误的态度，辅以系统性分析，有效改善作为，达到建立安全医疗环境的目的。

三、医疗安全（不良）事件分级

1. 一级不良事件（警告事件）　非预期死亡或是非疾病自然进展过程中造成的永久性功能丧失。会发展成三级以上医疗事故。

2. 二级事件（不良后果事件）　在疾病医疗过程中因诊疗活动而非疾病本身造成的患者机体与功能损害。会发展成四级医疗事故。

3. 三级事件（未造成后果事件）　虽然发生了错误，但未造成患者机体与功能任何损害，或有轻微后果而不需任何处理可完全恢复。不属于医疗事故。

4. 四级事件（隐患事件）　及时发现错误，未形成事实。不属于医疗事故。

四、医疗安全（不良）事件报告原则

分为强制性报告（包括：一、二级不良事件、被投诉的三级不良事件）和非强制性报告（包括：未被投诉的三级不良事件、四级不良事件）。

非强制性包括自愿性、非处罚性、保密性、公开性。

1. 自愿性　对于未被投诉的三、四级事件报告，各部门、科室和个人均有自愿参与（或退出）的权利，提供信息报告是报告人的自愿行为。

2. 非处罚性　报告内容不作为对报告人或他人违章处罚的依据，也不作为对所涉及人员和部门处罚的依据。

3. 保密性　该制度对报告人以及报告中涉及的其他人和部门的信息完全保密。相关受理部门和管理人员将对报告内容严格保密。

4. 公开性　医疗安全信息在院内相关部门公开和公示。分享医疗安全信息及其分析结果，用于医院和科室的质量持续改进。公开的内容仅限于事例的本身信息，不公开报告涉及人员的个人信息。

五、医疗安全（不良）事件上报形式

1. 电话报告　仅限于发生医疗安全（不良）事件时第一时间上报质控办（节假日期间上报总值班）时使用。

2. 书面报告　发生医疗安全（不良）事件电话上报后 24 小时内，当事人或其他发现人员按照要求填写书面《医疗安全

（不良）事件报告表》，一式两份上报至质控办及相应质量管理部门（医务科、护理部、药学部、设备科、总务科、保卫科等）。

六、医疗安全（不良）事件报告流程

1. 强制性上报

（1）工作日期间

①医护人员发生或发现一级、二级事件，或已遭投诉的三级不良事件，除了立即采取有效措施，防止损害扩大外，同时向所在科室负责人报告，科室负责人及时向质控办电话报告，并在 24 小时内履行书面报告。

②质控办接到电话报告后，及时通知医务科及相关质量管理部门并做好报告登记工作。医务科协同相关职能部门对所报信息立即进行调查、甄别后，报告分管院领导，必要时按《医疗纠纷（事故）处理程序》进行处理，并将事件处理结果上报质控办。

（2）夜间及节假日期间

①夜间及节假日发生医疗安全不良事件时，所在科室除立即采取有效措施，防止损害扩大外，同时电话上报总值班，并在第一时间履行书面补报。

②总值班接到报告后立即对事件进行调查核实，并向值班院领导汇报，对事件进行下一步处理。必要时按《医疗纠纷（事故）处理程序》进行处理，并在上班后第一时间内将事件处理结果上报质控办。

2. 非强制性上报

（1）医护人员发生或发现未被投诉的三级、四级事件时，当事人可在 48 小时内自愿逐级书面上报质控办及相关质量管理部门。

（2）质控办接到报告信息后，及时通知相关质量管理部门调查分析事件发生的原因、影响因素及管理等各个环节，与相关科室共同分析问题，制定对策及整改措施；在 3 个工作日内提出建议，反馈给科室，督促相关科室限期整改。

3. 处理意见或改进建议　质控办在接到医疗安全不良事件报告后，根据其报告内容对相关职能部门就此不良事件处理情况进行跟踪。每月对全院不良事件进行汇总，每季度进行总结分析，依据评定标准，提出奖惩意见，经医院医疗质量与安全管理委员会讨论，上报院长办公会决议。

质控办和相关职能部门应将上报的《医疗安全（不良）事件报告表》分别存档。

七、医疗安全（不良）事件奖惩原则

1. 奖励主动上报四级事件（隐患事件）。

2. 对个人报告者保密的前提下给予不记名的公开表彰，并根据事件是否能促进质量重大改进作用或能阻止重大安全事故发生的报告者予以奖励。

3. 鼓励自愿报告三级不良事件。事件发生后未及时上报，导致事件进一步发展或遭到患者投诉，虽未对患者造成人身损害，但给患者造成一定痛苦，延长治疗时间，或增加经济负担的，视情节予以当事人、科主任或科室绩效处罚，并在全院通报。对主动报告且积极整改者，视情节轻重可减轻或免于处罚。

4. 已构成医疗事故和差错的医疗安全(不良)事件，按照《医疗纠纷（事故）处理制度》执行。

5. 定期对收集到的不良报告进行分析，公示好的建议，并给予表扬。

6. 质控办负责把各方面报告的信息最大限度地予以收集、整理、分析汇总后在适当的场合交流，全院共享安全信息，并跟踪处理、整改意见的落实情况。

7. 每年由医院质量与安全管理委员会对不良事件报告中的突出个人和集体提出奖励建议和方案。

八、护理安全（不良）事件定义

定义：指在临床护理活动中以及医院运行过程中，任何可能影响患者的诊疗结果、增加患者的痛苦和负担，并可能引发医疗纠纷或医疗事故、影响医疗工作的正常运行和医务人员人身安全的因素和事件。

九、护理安全（不良）事件报告目的

1. 加强对护理风险的预测、预防和控制。

2. 对已经发生的护理不良事件，通过主动报告，职能部门尽早介入，指导并配合科室及时制定补救措施，可以尽力将伤害降低到最低程度，将纠纷化解于萌芽状态。

3. 职能部门对科室主动报告的不良事件定期分析，让全院共享临床工作中可能存在的医疗安全隐患信息，可有效避免类似的不良事件再次发生。

十、护理安全（不良）事件分类

1. *医疗事故*　是指医疗机构及其医务人员在医疗活动中，违反医疗卫生管理法律、行政法规、部门规章和诊疗护理规范、常规，过失造成患者人身损害的事故。

2. *护理差错*　在护理工作中因责任心不强、工作粗疏、不严格执行规章制度或违反技术规程等原因，给患者造成了精神或肉体的痛苦，或影响了医疗护理工作的正常运行，但未造成严重后果或构成事故者。

3. 护理隐患/缺陷　在护理工作中可能引发医疗护理不安全的事件。

4. 意外事件　非护理人员故意、过失、不当作为或不作为所致的不可预见的事故或不幸，可以伴随/不伴随不良后果。

十一、护理安全（不良）事件报告原则

1. 主动及时、客观真实。

2. 鼓励个人及科室积极参与护理安全不良事件防范，主动上报个人或科室的护理安全不良事件，并确保信息的可靠性。

十二、护理安全（不良）事件上报形式和流程

护理安全（不良）事件上报形式包括口头及书面报告两种形式。

1. 口头报告流程　护理不良事件一旦发生，发生或发现者立即报告护士长或当天办公班护士、相关医生；护士长或当天办公班护士接报后 1 小时内报告总护士长、科主任，并亲自或派遣病区护理骨干参与患者的救治工作；总护士长接报后 1 小时内将该事件报告护理部分管助理员。

2. 书面报告流程　护理不良事件一旦发生，当事人应在 8 小时内认真、如实填写《护理不良事件上报单》，并交予护士长。护士长接单后，在调查、核实的基础上在 24 小时内上报总护士长，同时在内网护士管理系统不良事件管理模块中填报。总护士长审核后，在 24 小时内报护理部。科室于 1 周内召开护理不良事件分析会，并将原因分析、改进措施填写完整后逐级上报，总护士长、护理部提出指导意见反馈科室，科室打印留存。当事人或科室必须主动准确报告护理不良事件，如隐匿事件或未及时报告者，追究科室护士长及当事人的责任，视情节轻重给予

质控处罚。实习生及轮转生发生差错，带教老师承担相应责任。

十三、护理安全（不良）事件奖惩原则

为鼓励科室、部门或个人主动报告护理安全不良事件，凡能主动报告，视情节轻重给予减轻或减免经济处罚；如不及时报告，视情节轻重给予加重经济处罚力度。护理部建立全院护理不良事件登记档案，并设专人管理。根据护理不良事件发生的环节、性质、严重程度与后果处置情况等，全面分析、综合评定，既要考虑责任因素又要兼顾难以预料的意外情况，实事求是地提出定性与整改意见，按照意外事件、护理隐患／缺陷、护理差错、医疗事故进行定性与处理。

1. 自愿及时上报护理缺点、一般差错但未造成不良后果，不予扣奖。

2. 自愿及时上报护理严重差错，个人减轻 50%～100% 经济处罚。

3. 护理人员从系统角度提出护理安全改善措施，并被护理部采用，则予以嘉奖。

4. 未及时上报及隐瞒不报护理工作中缺点、差错者，将视事件后果个人加重 50%～100% 的经济处罚。

5. 实习生及轮转生发生差错，带教老师承担相应责任，并及时上报。

第三节　镇静药物的选择与效果评价

一、概述

镇静药在人体中具有暂时镇静、催眠等作用。应严格按照

使用说明或医嘱适量服用，多数镇静药属于抑制精神类药品，不可滥用。镇静药和催眠药之间并没有明显区别，小剂量服用时具有镇静作用，使人安静下来。镇静药有利于睡眠，只有量的差别。适量选用镇静药有利于患者休养。

二、使用原则

1. 镇静药物初始剂量应由期望镇静水平决定。

2. 需要更深镇静或体重较大患者，适合较大剂量。

3. 需要较浅镇静、体重较轻、高龄或肝肾功能下降的患者，适用较小剂量。

4. 有酗酒或药物滥用史患者可能需要增加苯二氮䓬类药物剂量。

5. 初始治疗以间歇性单次快速静脉给药，后续每日唤醒或逐渐调整至最小剂量持续输注达到较浅镇静水平（RASS 评分 2 到 0 分）。

6. 对接受镇静治疗患者，提倡实施每日唤醒计划。

三、治疗原则

1. 尽早　指尽可能早地控制疼痛，消除疼痛记忆。

2. 有效　剂量充分，确保有效，尽量维持轻度镇静。

3. 协同　根据患者需求，采用不同作用机制的镇痛镇静药物联合使用，或交替使用，减少毒副作用。

4. 策略　应用镇静剂量前，应首先控制疼痛，纠正生理学异常如低氧血症、低血压和低血糖等。

5. 全程监测　采用无监测勿镇静原则以确保患者安全。

6. 动态调整　以适量药物达到最佳治疗效果。

7. 综合治疗　重视药物以外的治疗策略。

四、镇静药物的选择

1.目前镇静药物分为苯二氮䓬类和非苯二氮䓬类。苯二氮䓬类药物包括地西泮、咪达唑仑和劳拉西泮；非苯二氮䓬类药物包括丙泊酚、异丙酚、右美托咪定。

2.研究发现，苯二氮䓬类药物剂量依赖性并发症常见于呼吸系统和心血管抑制，若接受镇静超过48小时或接受连续输注患者可能因药物蓄积于脂肪组织引起过度镇静，容易导致ICU患者谵妄、焦虑等神经精神症状。虽然在随机、开放性实验中提示，对ICU机械通气患者镇静，非苯二氮䓬类优于苯二氮䓬类。但其实，苯二氮䓬类药物在治疗ICU患者躁动、癫痫发作、深度镇静、协同镇痛等方面具有举足轻重的作用。所以目前大多数ICU仍将苯二氮䓬类作为一线用药。

3.选择镇静药物与不良应激的病因、预期治疗持续时间、药物相互作用、期望的镇静深度和药动学修饰因子等均有关，所以，没有一种镇静药物有足够优势确保其对临床所有情况适用，必须根据患者特征和临床情况个体化选择药物。

五、镇静药物的效果评价

1.苯二氮䓬类

（1）地西泮

①地西泮是长效镇静药，能迅速进入中枢神经系统，起效快，为中枢抑制药，在ICU中主要用于控制抽搐、惊厥，反复用药因蓄积作用可导致镇静作用延长。抗焦虑作用选择性很强。较大剂量时可诱导入睡，是目前临床上最常用的催眠药。还具有较好的抗癫痫作用，对癫痫持续状态极有效。经肝代谢后仍有生物活性，故连续应用可蓄积。

②用法：开始剂量 10mg，以后按需每隔 3～4 小时加 5～10mg。24 小时总量以 40～50mg 为限。以间歇输注方式短期（＜48 小时）给药，作用持续时间 30～60 分钟。

（2）咪达唑仑

①咪达唑仑是一种作用时间相对较短的苯二氮䓬类中枢神经抑制药。适用于 ICU 短期镇静患者，无镇痛作用。其消除半衰期短，镇静、抗焦虑作用强，顺行性遗忘作用强，并且易与其他药物联合应用。但是对年老或呼吸功能不全者可能导致呼吸抑制，用药后可能引起血压下降、脉搏增快等不良反应。

②用法：小剂量每千克体重 0.02～0.03mg 静脉注射直至出现临床效果（嗜睡）；追加剂量为每 3～5 分钟 0.5～1mg，总剂量小于 5mg。

（3）劳拉西泮

①劳拉西泮为中效苯二氮䓬类中枢神经抑制药，适用于 ICU 需要较长期镇静的患者。通过刺激上行性网状激活系统内的 γ-氨基丁酸 A 型受体，提高其在中枢神经系统的抑制作用。大剂量可干扰记忆通路建立，影响近事记忆。

②用法：负荷剂量每千克体重 0.02～0.04mg（肥胖患者 1～2mg）。维持剂量：2～6 小时间每千克体重 0.02～0.06mg。间歇给药（肥胖患者 1～4mg）或每小时每千克体重 0.01～0.1mg 持续给药（肥胖患者每小时 0.5～10mg）。15～20 分钟起效。劳拉西泮以间歇输注的方式短期（＜48 小时）给药，作用持续时间 6～8 小时。较长期镇静可选择劳拉西泮，其代谢不会形成活性代谢产物，药物相互作用风险低。

2.非苯二氮䓬类

（1）丙泊酚

①丙泊酚为静脉用麻醉药，其作用机制与 γ-氨基丁酸 A

型受体激活引起脑活动抑制有关，具有抗焦虑、抗惊厥和肌肉松弛作用，无镇痛作用。常用于 ICU 成年激越患者的镇静，尤其是需要快速镇静和快速苏醒时尤为有用。丙泊酚间歇输注可能引起剂量依赖性和输注速率依赖性低血压，因此通过连续输注给药时应通过中心静脉置管给药，避免周围静脉给药引起疼痛。需要注意的是丙泊酚输注综合征（PIRS）的发生，即大剂量、长时间输注后可能引起的代谢性酸中毒、高脂血症、心力衰竭等严重并发症，甚至导致死亡。

②用法：对于没有低血压风险的患者，推荐负荷剂量为 5μg/（kg·min），持续 5 分钟，起效时间小于 1 分钟。维持剂量：连续输注，5 ～ 50μg/（kg·min），作用持续时间 3 ～ 10 分钟。每 5 ～ 10 分钟静脉推注一次，静脉推注增加剂量为 5 ～ 10μg，但不超过 67μg/（kg·min）或 4mg/（kg·h）。

（2）异丙酚

①异丙酚是快速强效的麻醉药，起效迅速、作用短暂、镇静水平易于调节，代谢产物无药理活性，停药后清醒快、不良反应发生率低，适用于 ICU 长时间镇静。具有减少脑血流、降低颅内压、降低脑氧代谢率的作用，适用于 ICU 颅脑损伤患者的镇静。单次注射时可出现暂时性呼吸抑制、血压下降（与剂量相关）、心动过缓，特别是对于心功能差、低血容量的患者血压影响较大。长期或大量应用异丙酚可能导致高甘油三酯血症、异丙酚输注综合征等严重不良反应。

②用法：间断静脉注射 10 ～ 30μg/kg 超过 1 ～ 5 分钟，或 100μg/（kg·min）连续静脉注射 3 ～ 5 分钟，然后减少至 50μg/（kg·min）产生效果。

（3）右美托咪定

①右美托咪定是一种新型的镇静药，属于咪唑类衍生物，

通过激动中枢 α_2 肾上腺受体而产生镇静作用。因其镇静可唤醒，使患者的配合度更高。兼具良好镇静与镇痛作用，没有明显心血管抑制及停药后反跳，不产生呼吸抑制，对血流动力学影响小，已越来越多地用于 ICU 镇静。

②用法：配成 4μg/ml 浓度以 1μg/ml 缓慢静注，输注时间超过 10 分钟。本品在给药前必须用 0.9% 的氯化钠溶液稀释达浓度 4μg/ml。对于老年患者或肝肾功能损害患者，从剂量范围低端开始，根据患者反应逐步缓慢调整。

第四节　临床常见约束工具的选择与使用

一、概述

医用约束工具是一种保护患者安全的装置，治疗需要时应固定患者身体某一部位，限制其身体或肢体的活动，常用于躁动、有自伤或存在坠床危险的患者，严禁使用约束工具作为处罚患者不当行为的方法或为了工作人员工作方便而使用。

二、目的

1. 为了防止精神障碍患者的兴奋、冲动行为或严重消极等导致个人或他人的伤害。

2. 意识障碍、谵妄躁动患者防止坠床发生危险。

3. 保证不合作患者的治疗和护理操作能顺利进行。

4. 防止患者自行拔出各种导管，延误治疗以及危及生命。

三、适应证

1. 凡伴有严重消极自杀之念及行为者。

2. 极度的兴奋躁动及行为紊乱者。

3. 有强烈出走意图并有行为者。

4. 各种治疗护理不合作者。

5. 严重躯体疾患伴意识不清者。

6. 木僵患者。

7. 突发冲动、自伤、伤人、毁物者。

8. 自控力不强的儿童及未成年人。

9. 特殊治疗期间的临时限制。

10. 病情危重、使用有创通气，伴有各类插管、引流管，防止发生坠床、导管滑脱、抓伤、撞伤等，保证患者安全。

四、禁忌证

1. 生理情况不稳定时。

2. 有神经及骨科上的问题。

3. 服用过量药物需监测时。

4. 使用约束后存在精神症状干扰有严重自伤、自杀倾向时。

五、常用固定方法

【方法】

腰腹部约束带约束法，膝部约束带约束法，肢体（四肢）约束带约束法，胸部（肩部）约束带约束法，手拍约束法等。

【要求】

牢固，美观，舒适，避免对患者造成伤害。

【操作前准备】

1. 评估　患者的意识及病情，有无骨质疏松或引起骨质疏松的危险因素，身上是否有首饰等硬物；被约束肢体的活动情况，有无骨折、外伤或皮肤感染；约束部位皮肤的色泽、温度、完整性及局部血供情况等；感知觉是否正确，有无焦虑恐惧症（根据病情）；患者和家属对疾病的认识程度及是否理解实行约束的目的和必要性。

2. 准备

（1）护士：护士着装整齐，洗手，戴口罩及修剪指甲。

（2）物品：根据病情准备合适的约束带。

（3）环境：清洁、舒适。

（4）体位：平卧位或功能位。

【操作流程】

1. 腰腹部约束带约束法

（1）护士携用物至床旁，核对患者床号、姓名。

（2）将腰腹部约束带平铺于腰腹部，两边带子固定于合适位置，松紧适宜；将患者的肢体摆放于良肢位；记录约束的时间及部位；整理床单位和用物（图 11-1，图 11-2）。

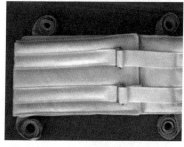 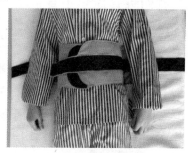

图 11-1　腰腹部约束带　　　图 11-2　腰腹部约束带约束

2. 膝部约束带约束法

（1）护士携用物至床旁，核对患者床号、姓名。

（2）膝部约束带横放于两膝上，两边带子固定于合适位置，松紧适宜；将患者的肢体摆放于良肢位；记录约束的时间及部位；整理床单位和用物（图 11-3，图 11-4）。

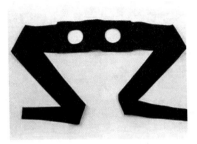 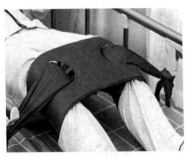

图 11-3　膝部约束带　　　　图 11-4　膝部约束带约束

3. 肢体（四肢）约束带约束法

（1）护士携用物至床旁，核对患者床号、姓名。

（2）暴露患者的腕部、踝部或膝盖，用约束带上海绵体部分包裹腕部、踝部或膝盖，松紧要适宜；根据患者体位将约束带固定于合适位置，将患者的肢体摆放于良肢位；记录约束的时间及部位；整理床单位和用物（图 11-5，图 11-6）。

4. 胸部（肩部）约束带约束法

（1）护士携用物至床旁，核对患者床号、姓名。

（2）将胸部约束带平铺于胸部，两边带子固定于合适位置，松紧适宜；将患者的肢体摆放于良肢位；记录约束的时间及部位；整理床单位和用物（图 11-7，图 11-8）。

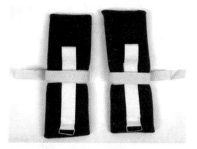

图 11-5　肢体（四肢）约束带

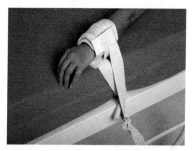

图 11-6　肢体（四肢）约束带约束法

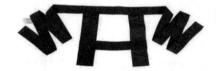

图 11-7　胸部（肩部）约束带

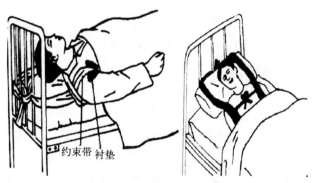

约束带 衬垫

图 11-8　胸部（肩部）约束带约束法

5. 手拍约束法

（1）护士携用物至床旁，核对患者床号、姓名。

（2）将患者手部五指并拢后套入手套，在手腕接触面垫保护垫，若未使用保护垫，松紧度可至塞入 1 ～ 2 个手指为宜，将约束绑带环绕手腕保护垫数周后打结，将患者的肢体摆放于良肢位；记录约束的时间及部位；整理床单位和用物（图11-9，图11-10）。

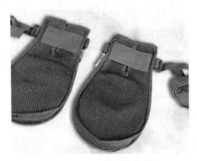

图 11-9　手拍约束带

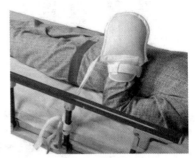

图 11-10　手拍约束法

六、并发症及应对措施

1. 患者及家属焦虑、紧张、恐惧

（1）临床表现：焦躁不安，情绪激动，言语重复，严重者出现偏执、强迫症状。

（2）应对措施

①约束前向患者和家属做好知情同意及解释工作，告知患者及家属约束的目的是为了保护患者，取得患者及家属的配合。

②严格执行约束的相关制度，如严禁采用约束法惩罚患者，对于不合作就有危险行为的精神患者要先予以警示，无效者再予约束，实施约束时应态度和蔼。

③约束后要及时做好患者及家属的安抚工作；评估患者病情，及时松解约束，必要时由医师协助解释工作，或遵医嘱使用药物，稳定患者情绪。

2. 皮肤擦伤

（1）临床表现：局部皮肤破损，可存在少许渗血、渗液等。

（2）应对措施

①约束前尽量做好患者的解释工作，争取患者的配合，避免其挣扎。

②在约束部位垫一定厚度的软棉布，注意约束的松紧度，尽量减少被约束肢体的活动度。

③根据患者病情尽早松解约束，交代患者勿抓挠，对于皮肤擦伤部位，用聚维酮碘溶液外涂，保持局部的清洁干燥，若发生溃烂破损，则进行换药处理。

3. 关节脱位或骨折

（1）临床表现：局部皮肤淤肿，肤温偏高，触之疼痛感明显，活动时受限。

（2）应对措施

①评估患者的合作程度，对情绪特别激动，反抗强烈者可暂缓执行约束。

②邀请患者信赖的人给患者解释，尽量稳定患者情绪，争取患者的配合。

③掌握正确的约束方法，避免用力过猛。

④评估约束部位的关节及肢体活动，一旦发生异常，立即报告医师，配合医师完成相关检查，请相关科室进行会诊。

4. 肢体血液回流障碍

（1）临床表现：约束肢体肤温偏低，皮肤发绀，感觉麻木等。

（2）应对措施

①使用多层软棉布、衬垫，约束后多巡视患者约束的松紧情况，避免因患者过度挣扎而至约束过紧。

②评估患者病情，及时松解约束，尽量避免长时间约束患者。

③需长时间约束者定期松解，活动肢体。

5.压力性损伤

（1）临床表现：约束部位出现皮肤和软骨组织的局部损伤，表现为完整皮肤或者开放性的溃疡，一般会出现疼痛感。

（2）应对措施

①约束时使用多层软棉布、衬垫，评估患者病情，及时松解约束，尽量避免长时间约束患者。

②需长时间约束者定期松解、活动肢体，变换约束体位及约束方法，并使受压部位轮流更换。

③保持皮肤及床单位清洁干燥，也可使用相应的伤口敷料进行治疗及预防压力性损伤。

6.疼痛

（1）临床表现：约束部位压痛、触痛、自觉疼痛感明显。

（2）应对措施

①做好解释及安抚工作，使患者从心理上接受约束这一保护性的干预措施。

②避免长时间约束患者，避免约束过紧。

③松解约束后，在工作人员保护下逐步进行肢体活动，以免产生剧烈疼痛。

七、注意事项

1.约束患者要非常谨慎，符合约束患者的适应证使用时必须得到主管医师、护士长或主班护士的同意方可执行。

2.正确使用约束带是防止患者发生意外，确保患者生命安全而采取的必要手段。不论患者是否接受约束，使用前都应该耐心向患者解释清楚。

3. 保护性约束属于制动措施，故使用时间不宜太长，病情稳定或治疗结束后应及时解除约束，需较长时间约束者应定时更换约束肢体或每 2 小时活动肢体或放松 1 次。

4. 约束只能作为保护患者安全、保证治疗的方法，不能作为惩罚患者的手段。

5. 约束时，患者四肢呈舒展状态，保持肢体功能体位。约束带的打结处和约束带另一端不得让患者的双手触及，也不能只约束单侧上肢或下肢，以免患者解开套结发生意外。

6. 做好被约束患者的生活护理，保证入量，协助患者大小便，保持床单位清洁干燥。1 小时观察 1 次约束部位的血液循环情况以及约束带的松紧程度，并及时调整。

7. 约束带的使用一定要在护士的监视之下，并保证被约束患者不受其他患者的伤害，更应防止患者挣脱约束带而发生危险。

8. 做好记录。包括约束的原因、时间、约束带的数目、约束部位，解除约束时间，执行人等，并做好交接班。

9. 使用约束带时需争取患者及患者监护人同意，必须签署知情同意书。

八、健康宣教

1. 告知患者及家属约束的必要性，以及自身疾病的健康教育。

2. 告知患者及家属不要用力撕扯或松解约束带，若有异常请及时按呼叫器呼叫医务人员。

3. 嘱咐患者及患者家属护理人员会随时来观察患者病情和约束局部皮肤情况，如有无疼痛、皮肤损伤、皮肤颜色、温度、

约束肢体末梢情况、有无定时松解等，如有异常会立即告知主
管医师并进行相应的处理。

参 考 文 献

[1] 张海燕，郭芸. 根本原因分析法在非计划性拔管事件中的应用 [J]. 齐齐哈尔医学院学报，2013, 34(12):1835-1836.

[2] 刘瑞. 气管插管非计划性拔管的原因分析及护理对策 [J]. 中国现代药物应用，2013,7(19):197-198.

[3] 张娟，宁晓东. 集束化护理策略在中心静脉导管置管患者中的应用 [J]. 护理学报，2014(2):17-19.

[4] 彭洁. 肝胆外科手术后 T 管引流护理 [J]. 医药与保健，2014, 22(1):103.

[5] 张颖. 89 例管道护理不良事件原因分析与管理对策 [J]. 内蒙古中医药，2013, 32(28):158-159.

[6] 杨英，葛英姿，陆琼. 2 种 PICC 导管致导管堵塞的比较研究 [J]. 实用临床医药杂志，2013, 17(18):39-44.

[7] 何燕燕. 细节管理在神经科病房护理管理中的应用 [J]. 齐鲁护理杂志，2013, 19(18):126-127.

[8] 秦春香. 不良事件上报障碍量表的修订及在护理中的应用 [D]. 中南大学，2014.

[9] 刘悦. 北京市医院护理不良事件上报内容的初步研究 [D]. 北京协和医学院，2015.

[10] 韩慧. 护理不良事件的理论分析与管理策略探讨 [D]. 山西医科大学，2013.

[11] 贾平. 护士无惩罚制度下护理不良事件上报意愿的原因分析 [D]. 西南交通大学，2014(20):5-8.

[12] 张伟. 护理人员对不良事件认知、态度及上报意向的调查研究 [D]. 泰山医学院，2014.

[13] 张文娴. 构建医院护理差错及不良事件自愿报告系统确保患者安全的研究进展 [D]. 广西医科大学，2008, 43(12):1142-1143.

[14] 孔颖. 盐酸右美托咪定和咪达唑仑在 ICU 机械通气患者中的应用效果研究 [J]. 安徽医药，2013, 17(7):1257-1258.

[15] 耿梦雅, 陈美华, 苏思敏, 等.ICU 机械通气患者早期运动干预研究进展 [J]. 护理学报, 2014(10):36-38.

[16] 颜丽君.ICU 机械通气患者气管切开术后的护理 [J]. 黑龙江医药, 2014(3):694-696.

[17] 薛芳. 护士在 ICU 机械通气患者撤机过程中的地位 [J]. 当代护士 (下旬刊), 2014(8):111-112.

[18] 胡萍, 王艳芳. 机械通气危重患者进行护理干预对护理质量影响的研究 [A]. 变化与应对—2014 年浙江省重症医学学术年会论文汇编 [C], 2014:700-701.

[19] 殷晓菁, 曹玮, 白姣姣, 等. 住院患者使用约束带安全性调查分析 [J]. 护理学杂志, 2012(3):17-18.

[20] 姚良悦. 规范化使用临床约束带的研究进展 [J]. 中国民康医学, 2014(12):81-84.

[21] 职彦敏. 改良后的约束用具在精神科中的应用 [A].2014 年河南省精神科护理危机管理与沟通技巧培训班论文集 [C], 2014:392-394.

[22] 黄坤鹏, 殷凤娟. 与约束相关的不良事件及应对策略 [A].2014 年河南省精神科护理危机管理与沟通技巧培训班论文集 [C], 2014:247-248.

[23] 庄晓艳. 运用医疗失效模式与效应分析降低约束患者非计划性拔管率的研究 [D]. 南京医科大学, 2014.

[24] 林金幼. 基于 Delphi 法构建精神科减少患者约束使用的策略 [D]. 浙江大学, 2015, 14(8):707-711.

第 12 章
非计划性导管滑脱的应急处理流程

一、概述

非计划性拔管（unplanned extubation，UEX）又称意外拔管（accidental extubation，AE），是指导管意外脱落或未经医护人员同意，患者将导管拔除，也包括医护人员操作不当所致拔管，分为故意拔管和意外脱管，其中以气管插管发生非计划性拔管后的危害最大。非计划拔管一直以来都是临床常见且高危的护理风险事件。一旦导管滑脱，可能会威胁患者的生命，降低生存质量，延长住院时间，增加住院费用，造成医疗资源的浪费。国内关于成人的非计划拔管研究发现，容易发生意外拔管的导管依次是：胃管＞气管插管＞静脉置管＞尿管＞引流管。为降低非计划性拔管给患者造成的伤害，医护人员需要熟练掌握应急处理流程，迅速反应，正确处置。

二、应急处理流程

（一）气管导管意外脱管应急处理
【应急措施】
见图 12-1。

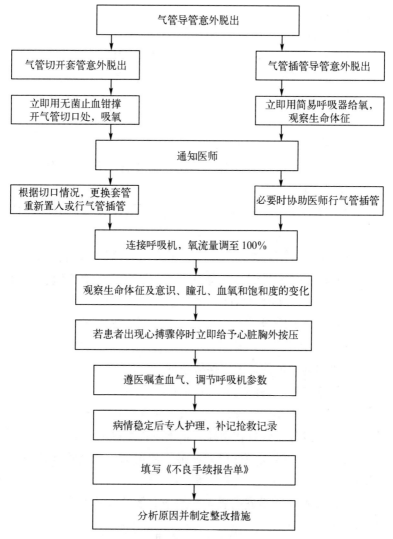

图 12-1　气管导管意外脱管应急处理流程

1. 气管切开套管意外脱出

（1）立即用无菌持物钳撑开气管切口处，给氧。或用纱布盖住切口处，面罩给氧。

（2）通知医师，根据患者情况进行处理。

（3）当患者切开时间超过1周，窦道形成时，更换套管重新置入，听诊呼吸音，连接呼吸机，氧浓度调至100%。

（4）如切开时间在1周以内，立即配合医师进行气管插管，连接呼吸机。

2.气管插管意外脱出

（1）以简易呼吸器给氧，观察患者生命体征、氧饱和度、意识状况。通知医师，必要时协助医师气管插管。

（2）迅速准备好抢救药品和物品，如患者出现心搏骤停时立即给予胸外心脏按压。

（3）配合医师急查动脉血气，根据结果调整呼吸机参数。

（4）严密观察患者生命体征及意识、瞳孔、血氧饱和度的变化，如有异常及时报告医师进行处理。

（5）病情稳定后，专人护理，并补记抢救记录。

【注意事项】

1.遇到突发事件护士应保持镇静。

2.气管套管严格消毒后方可使用。

3.注意保持环境安静，医护人员相互密切配合。

4.患者意外脱管重在预防，护士应注意以下内容。

（1）对于颈部粗短的患者，最好使用加长型气管套管并牢固固定。

（2）对于烦躁不安的患者，给予必要的肢体约束，或根据医嘱给予镇静药物。

（3）在为患者实施各种治疗（如翻身、叩背、吸痰等）时，应专人固定套管。在病情允许的情况下，尽量分离呼吸机导管，以防套管受呼吸机导管重力作用而致脱管。

（二）胸腔引流管脱落应急处理

【应急措施】

见图 12-2。

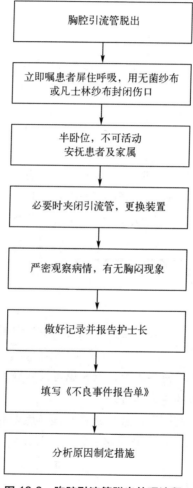

图 12-2　胸腔引流管脱出处理流程

1. 立即嘱患者屏气，用无菌纱布或凡士林纱布封闭伤口，避免胸腔与外界相通，及时报告医师。

2. 协助患者保持半卧位，不可活动，安抚患者及家属，做好心理护理。

3. 如遇引流管与引流瓶连接处脱落或引流瓶破裂，立即夹闭引流管并更换引流装置。

4. 严密观察患者生命体征，尤其是呼吸的变化，注意有无胸闷、喘息现象。

5. 做好护理记录，及时报告护士长并填写《护理不良事件报告单》。

【注意事项】

1. 引流管连接部位脱出，立即用止血钳夹闭引流管，消毒管口连接处后牢固连接，保持引流通畅。

2. 部分脱出时应立即固定，防止继续脱出，禁止将脱出部分插入体腔。

（三）腹腔引流管脱落应急处理

【应急措施】

图 12-3。

1. 腹腔引流管一旦发生脱落，立即报告医师，用无菌敷料覆盖伤口。

2. 协助患者保持半卧位，安慰患者及家属。

3. 观察患者的生命体征。

4. 密切观察腹腔引流部位敷料情况及患者的全身情况。

5. 做好护理记录，及时报告护士长并填写《护理不良事件报告单》。

【注意事项】

1. 有引流伤口者，用无菌垫保护好引流伤口。

2.发现引流管部分脱落，先稍做固定，通知医师，配合医师重新固定或拔管，必要时重新置管。

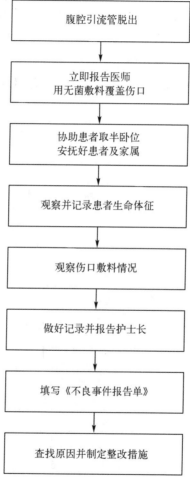

图 12-3　腹腔引流管脱出处理流程

（四）胃管脱落应急处理

【应急措施】

见图 12-4。

1. 立即报告医师，协助患者取合适体位，安抚患者。

2. 观察患者有无窒息表现，有无腹胀等。

2. 如病情需要，遵医嘱重新置管。

3. 做好护理记录，及时报告护士长并填写《护理不良事件报告单》。

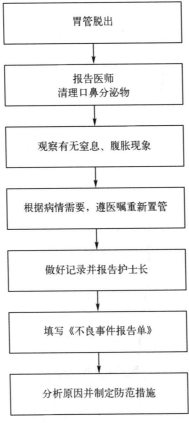

图 12-4　胃管脱出处理流程

（五）尿管脱落应急处理
【应急措施】

图 12-5。

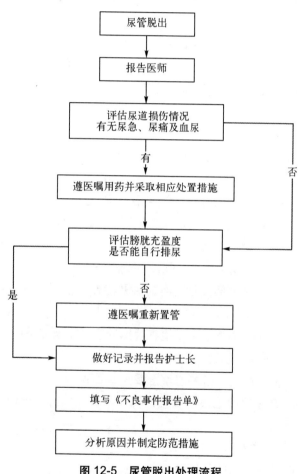

图 12-5　尿管脱出处理流程

【注意事项】

1. 观察患者有无尿道损伤，是否存在尿急、尿痛、血尿等现象。

2. 评估患者膀胱的充盈度、是否能自行排尿，必要时遵医嘱重新置管。

3. 做好护理记录，及时报告护士长并填写《护理不良事件报告单》。

（六）PICC 置管脱落应急处理

【应急措施】

图 12-6。

1. PICC 导管部分脱出

（1）立即报告医师，观察导管脱出的长度。

（2）拍 X 线胸片确认导管尖端位置。

（3）根据导管尖端位置判断导管是否可以继续使用。

2. PICC 导管完全脱出

（1）立即戴无菌手套，按压穿刺点。

（2）评估穿刺部位是否有血肿及渗血，消毒穿刺部位后用无菌敷料覆盖。

（3）安抚患者及家属，检查脱出导管长度及完整性。

（4）严密观察患者生命体征。

（5）根据情况，必要时遵医嘱重新置管。

（6）做好护理记录，及时报告护士长并填写《护理不良事件报告单》。

【注意事项】

1. 严禁将脱出的导管回送。

2. 导管完全脱出时，要压迫穿刺部位，直到完全止血。

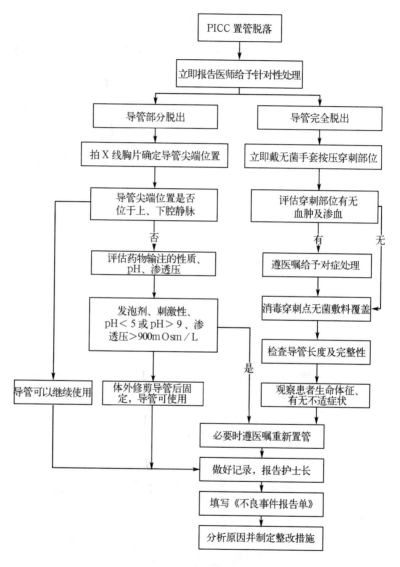

图 12-6　PICC 置管脱落处理流程

参 考 文 献

[1]   Kiekkas P, Aretha D, Panteli E, et al. Unplanned extubation in critically
       ill adults:clinical review[J]. Nursing in Critical Care, 2013, 18(3):123-
       134.

[2]   陈煌, 陈小叶. 近10年我国非计划性拔管研究的文献计量学分析 [J].
       中国护理研究, 2017, 9(31):3106-3110.